普通高等医学院校五年制临床医学专业第二轮教材

河南省"十四五"普通高等教育规划教材

U0202856

系统解剖学

（第2版）

（供临床医学类、基础医学类、公共卫生与预防医学类、口腔医学类等相关专业用）

主　编　付升旗　游言文

副主编　汪永锋　黄明玉　张义伟　钟　铧

编　者　（以姓氏笔画为序）

于　兰（桂林医学院）　　　　　　韦　力（广西医科大学）

尹克军（甘肃省人民医院）　　　　付升旗（新乡医学院）

付秀美（承德医学院）　　　　　　丛树园（云南中医药大学）

刘　建（遵义医科大学）　　　　　李　梁（包头医学院）

李建忠（长治医学院）　　　　　　汪永锋（甘肃中医药大学）

张义伟（宁夏医科大学）　　　　　张少杰（内蒙古医科大学）

陆　莹（贵州中医药大学）　　　　陈志国（新乡医学院）

苗莹莹（新乡医学院三全学院）　　欧阳厚淦（江西中医药大学）

钟　铧（成都中医药大学）　　　　贾立敏（哈尔滨医科大学）

黄明玉（青海大学医学院）　　　　游言文（河南中医药大学）

翟晓艳（山西中医药大学）

中国健康传媒集团

中国医药科技出版社

内 容 提 要

本教材是"普通高等医学院校五年制临床医学专业第二轮教材"之一，根据系统解剖学教学大纲的基本要求和课程特点编写而成。内容涵盖运动系统、消化系统、呼吸系统、泌尿系统、生殖系统、脉管系统、感觉器、神经系统和内分泌系统。本教材与国家执业医师资格考试和职称考试相对接，与住院医师规范化培训相衔接，除采用彩绘图外，适当增加部分实物标本图和影像图，具有图文并茂的特点。本教材为书网融合教材，即纸质教材有机融合电子教材、教学配套资源（PPT、微课、视频、图片等）、题库系统、数字化教学服务（在线教学、在线作业、在线考试）。

本教材主要供普通高等医学院校临床医学类、基础医学类、公共卫生与预防医学类、口腔医学类等相关专业教学使用。

图书在版编目（CIP）数据

系统解剖学/付升旗，游言文主编 . — 2 版 . —北京：中国医药科技出版社，2023.3
普通高等医学院校五年制临床医学专业第二轮教材
ISBN 978 - 7 - 5214 - 3673 - 0

Ⅰ.①系…　Ⅱ.①付…②游…　Ⅲ.①系统解剖学 - 医学院校 - 教材　Ⅳ.①R322

中国版本图书馆 CIP 数据核字（2022）第 227923 号

美术编辑　陈君杞
版式设计　友全图文

出版　**中国健康传媒集团** | 中国医药科技出版社
地址　北京市海淀区文慧园北路甲 22 号
邮编　100082
电话　发行：010 - 62227427　邮购：010 - 62236938
网址　www.cmstp.com
规格　889×1194mm $\frac{1}{16}$
印张　21 $\frac{1}{2}$
字数　665 千字
初版　2017 年 1 月第 1 版
版次　2023 年 3 月第 2 版
印次　2023 年 8 月第 2 次印刷
印刷　三河市万龙印装有限公司
经销　全国各地新华书店
书号　ISBN 978 - 7 - 5214 - 3673 - 0
定价　**85.00 元**

获取新书信息、投稿、为图书纠错，请扫码联系我们。

为了贯彻《中共中央、国务院中国教育现代化2035》"加强创新型、应用型、技能型人才培养规模"的战略任务要求，落实《国务院办公厅关于加快医学教育创新发展的指导意见》，紧密对接新医科建设对医学教育改革的新要求，满足新时代医疗卫生事业对人才培养的新需求，中国医药科技出版社在教育部、国家药品监督管理局的领导下，通过走访主要院校对2016年出版的"全国普通高等医学院校五年制临床医学专业'十三五'规划教材"进行了广泛征求意见，有针对性的制定了第二版教材的出版方案，旨在赋予再版教材以下特点。

1.立德树人，融入课程思政

把立德树人贯穿、落实到教材建设全过程的各方面、各环节。课程思政建设应体现在知识技能传授中厚植爱国主义情怀，加强品德修养、增长知识见识、培养奋斗精神，不断提高学生思想水平、政治觉悟、道德品质、文化素养等。医学教材着重体现加强救死扶伤的道术、心中有爱的仁术、知识扎实的学术、本领过硬的技术、方法科学的艺术的教育，培养医德高尚、医术精湛的人民健康守护者。

2.精准定位，培养应用人才

坚持体现《中共中央、国务院中国教育现代化2035》"加强创新型、应用型、技能型人才培养规模"的战略任务，落实《国务院办公厅关于加快医学教育创新发展的指导意见》中"立足基本国情，以服务需求为导向，以新医科建设为抓手，着力创新体制机制，分类培养研究型、复合型和应用型人才"的医学教育目标，结合医学教育发展"大国计、大民生、大学科、大专业"的新定位，注重人才培养应从疾病诊疗提升拓展为预防、诊疗和康养，以健康促进为中心，服务生命全周期、健康全过程的转变，精准定位教材内容和体系。教材编写应体现以医疗卫生事业需求为导向，以岗位胜任力为核心，以培养医工、医理、医文学科交叉融合的高素质、强能力、精专业、重实践的本科医学人才培养目标。

3.适应发展，优化教材内容

必须符合行业发展要求。构建教材内容结构，要体现医疗机构对医学人才在临床实践能力、沟通交流能力、服务意识和敬业精神等方面的要求；体现临床程序贯穿于教学的全过程，培养学生的整体临床意识；体现国家相关执业资格考试的有关新精神、新动向和新要求；注重吸收行业发展的新知识、新技术、新方法，体现学科发展前沿，并适当拓展知识面，为学生后续发展奠定必要的基础；满足以学生为中心而开展的各种教学方法的需要，充分发挥学生的主观能动性。

4.遵循规律，注重"三基""五性"

遵循教材规律。针对普通高等医学院校本科医学类专业教学需要，教材内容应注重"三基"（基本知识、基础理论、基本技能）、"五性"（思想性、科学性、先进性、启发性、适用性）；内容成熟、术语规范、文字精炼、逻辑清晰、图文并茂、易教易学；注意"适用性"，即以普通高等学校医学教育实际和学生接受能力为基准编写教材，满足多数院校的教学需要。

5.创新模式，提升学生能力

加强"三基"训练，着力提高学生分析问题和解决问题的能力。在不影响教材主体内容的基础上要保留"案例引导""学习目标""知识链接""目标检测"模块，去掉知识拓展模块。进一步优化各模块的内容，培养学生理论联系实践的实际操作能力、创新思维能力和综合分析能力；增强教材的可读性和实用性，培养学生学习的自觉性和主动性。

6.丰富资源，优化增值服务内容

搭建与教材配套的中国医药科技出版社在线学习平台"医药大学堂"（数字教材、教学课件、图片、视频、动画及练习题等），实现教学信息发布、师生答疑交流、学生在线测试、教学资源拓展等功能，促进学生自主学习。

本套教材凝聚了省属院校高等教育工作者的集体智慧，体现了凝心聚力、精益求精的工作作风，谨此向有关单位和个人致以衷心的感谢！

尽管所有参与者尽心竭力、字斟句酌，教材仍然有进一步提升的空间，敬请广大师生提出宝贵意见，以便不断修订完善！

普通高等医学院校五年制临床医学专业第二轮教材

建设指导委员会名单

主 任 委 员　樊代明

副主任委员　（以姓氏笔画为序）

于景科（济宁医学院）　　　　　　王金胜（长治医学院）

吕雄文（安徽医科大学）　　　　　朱卫丰（江西中医药大学）

杨　柱（贵州中医药大学）　　　　吴开春（第四军医大学）

何　涛（西南医科大学）　　　　　何清湖（湖南医药学院）

宋晓亮（长治医学院）　　　　　　郑金平（长治医学院）

唐世英（承德医学院）　　　　　　曾　芳（成都中医药大学）

委　　　员　（以姓氏笔画为序）

于俊岩（长治医学院附属和平　　　于振坤（南京医科大学附属南京
　　　　医院）　　　　　　　　　　　　　明基医院）

马　伟（山东大学）　　　　　　　丰慧根（新乡医学院）

王　玖（滨州医学院）　　　　　　王伊龙（首都医科大学附属北京天坛医院）

王旭霞（山东大学）　　　　　　　王育生（山西医科大学）

王桂琴（山西医科大学）　　　　　王雪梅（内蒙古医科大学附属医院）

王勤英（山西医科大学）　　　　　艾自胜（同济大学）

叶本兰（厦门大学医学院）　　　　付升旗（新乡医学院）

朱金富（新乡医学院）　　　　　　任明姬（内蒙古医科大学）

刘春扬（福建医科大学）　　　　　闫国立（河南中医药大学）

江兴林（湖南医药学院）　　　　　孙国刚（西南医科大学）

孙思琴（山东第一医科大学）　　　李永芳（山东第一医科大学）

李建华（青海大学医学院）　　　　李春辉（中南大学湘雅医学院）

杨　征（四川大学华西口腔医学院）　　杨少华（桂林医学院）

　　　　　　　　　　　　　　　杨军平（江西中医学大学）

邱丽颖（江南大学无锡医学院）　　何志巍（广东医科大学）

邹义洲（中南大学湘雅医学院）　　张　闻（昆明医科大学）

张　敏（河北医科大学）　　　　　张　燕（广西医科大学）

张秀花（江南大学无锡医学院）　　张晓霞（长治医学院）

张喜红（长治医学院）　　　　　　陈万金（福建医科大学附属第一医院）

陈云霞（长治医学院）　　　　　　陈礼刚（西南医科大学）

武俊芳（新乡医学院）　　　　　　林友文（福建医科大学）

林贤浩（福建医科大学）　　　　　明海霞（甘肃中医药大学）

罗　兰（昆明医科大学）　　　　　周新文（华中科技大学基础医学院）

郑　多（深圳大学医学院）　　　　单伟超（承德医学院）

赵幸福（南京医科大学附属无锡精神卫生中心）　　郝少峰（长治医学院）

　　　　　　　　　　　　　　　郝岗平（山东第一医科大学）

胡　东（安徽理工大学医学院）　　姚应水（皖南医学院）

夏　寅（首都医科大学附属北京天坛医院）　　夏超明（苏州大学苏州医学院）

　　　　　　　　　　　　　　　高凤敏（牡丹江医学院）

郭子健（江南大学无锡医学院）　　郭崇政（长治医学院）

郭嘉泰（长治医学院）　　　　　　黄利华（江南大学附属无锡五院）

曹玉萍（中南大学湘雅二医院）　　曹颖平（福建医科大学）

彭鸿娟（南方医科大学）　　　　　韩光亮（新乡医学院）

韩晶岩（北京大学医学部）　　　　游言文（河南中医药大学）

数字化教材编委会

主　　编　付升旗　游言文
副主编　　汪永锋　黄明玉　张义伟　钟　铧
编　　者　（以姓氏笔画为序）
　　　　　于　兰（桂林医学院）
　　　　　韦　力（广西医科大学）
　　　　　尹克军（甘肃省人民医院）
　　　　　邓晓慧（四川大学华西基础医学与法医学院）
　　　　　付升旗（新乡医学院）
　　　　　付秀美（承德医学院）
　　　　　付钰蕾（新乡医学院三全学院）
　　　　　丛树园（云南中医药大学）
　　　　　刘　建（遵义医科大学）
　　　　　孙春莉（新乡医学院）
　　　　　李　梁（包头医学院）
　　　　　李建忠（长治医学院）
　　　　　汪永锋（甘肃中医药大学）
　　　　　张义伟（宁夏医科大学）
　　　　　张少杰（内蒙古医科大学）
　　　　　陆　莹（贵州中医药大学）
　　　　　陈志国（新乡医学院）
　　　　　苗莹莹（新乡医学院三全学院）
　　　　　欧阳厚淦（江西中医药大学）
　　　　　钟　铧（成都中医药大学）
　　　　　贾立敏（哈尔滨医科大学）
　　　　　陶　晶（新乡医学院）
　　　　　黄明玉（青海大学医学院）
　　　　　游言文（河南中医药大学）
　　　　　翟晓艳（山西中医药大学）

本教材是"普通高等医学院校五年制临床医学专业第二轮教材"之一,也是河南省"十四五"普通高等教育规划教材,系根据教育部医学教育以"5 + 3"为主体的临床医学教育综合改革为引领,以提升临床胜任力为导向,体现"早临床、多临床、反复临床"的教育改革精神,推进医学基础课程与临床课程相结合的要求,在上一版的基础上编写而成。本教材围绕临床医学专业培养目标,满足培养应用型临床医学人才的要求,注重"三基"(基本理论、基础知识、基本技能)、"五性"(思想性、科学性、先进性、启发性、适用性)、"三特定"(特定学制、特定专业方向、特定对象),做到"文字精练、逻辑清晰、图文并茂、便教易学"。

系统解剖学是按照人体系统的器官功能来阐述人体正常器官的形态结构的科学,是医学科学中的一门基础课程,是医学生的必修课。医学的学习是一个循序渐进的过程,有了为治病救人学习知识的愿望,首先要知道本教材阐述的人体正常形态结构,才能认识人体的生理功能和病理变化,然后进一步学习有关疾病的预防、诊断、治疗和康复的对策,逐渐成长为医德高尚、技术精湛、救死扶伤的医师。

本教材主要分为6篇20章,根据人体的器官功能,分为运动系统、消化系统、呼吸系统、泌尿系统、生殖系统、脉管系统、感觉器、神经系统和内分泌系统的内容。每章的文字内容与国家执业医师资格考试和职称考试相对接,与住院医师规范化培训相衔接,同时设有"学习目标""案例引导""知识链接""目标检测""本章小结"5个模块,在"知识链接"模块和正文中融入课程思政的内容,以培养学生的爱国主义情怀;插图除彩绘图外,适当增加部分实物标本图和影像图,突出了图文并茂的特点。本教材密切结合临床,适当反映新进展,满足培养应用型、复合型、技能型临床医学人才和"学生好学、老师好教"的需求。

本教材由来自全国20所医学院校、医院的解剖学专家、教授编写而成,是集体智慧的结晶。编写分工为:绪论(付升旗、游言文),第一篇运动系统(翟晓艳、张少杰、李建忠),第二篇内脏学(汪永锋、付秀美、陆莹、贾立敏、刘建),第三篇脉管系统(陈志国、张义伟),第四篇感觉器(丛树园、于兰),第五篇神经系统(黄明玉、苗莹莹、钟铧、尹克军、李梁、欧阳厚淦、刘建),第六篇内分泌系统(韦力)。

本教材主要供普通高等医学院校临床医学类、基础医学类、公共卫生与预防医学类、口腔医学类等相关专业教学使用,也可作为医药类高等职业院校和临床医师、青年教师的重要参考书。

本教材在编写过程中,得到了各参编院校及同仁们的大力支持,在此表示衷心感谢!虽然编者们尽最大努力,力求精益求精,但由于水平所限,疏漏和不尽如人意之处在所难免,敬请读者批评指正。

编 者
2023 年 1 月

目 录 CONTENTS

第一篇 运动系统

第二篇　内脏学

第三篇　脉管系统

第四篇　感觉器

第五篇　神经系统

第六篇 内分泌系统

绪　论

📖 **学习目标**

1. 掌握　解剖学姿势和方位术语。

2. 熟悉　轴和面的方位；正常、变异和畸形的区别；系统解剖学的学习方法。

3. 了解　系统解剖学的定义和地位；系统解剖学的发展简史。

4. 学会解剖学常用方位术语的确认方法，具备准确描述人体器官结构的位置及毗邻关系的能力。

一、系统解剖学的定义和地位

系统解剖学 systematic anatomy 是按照人体器官功能系统来阐述人体正常器官的形态结构及其发生、发展规律的科学，是医学学科中重要的一门基础课程。学习系统解剖学的目的在于理解和掌握人体各系统器官的形态结构、位置毗邻及其功能和临床意义，为学习其他基础医学和临床医学课程奠定坚实的基础。人体器官的形态结构是判断其异常与否的标准，因此，只有掌握正常人体的形态结构，才能正确掌握人体的生理功能和病理变化，才能正确判断人体的正常与异常，才能正确区别生理与病理状况，否则就不可能对疾病做出正确的判断与治疗。恩格斯曾经说过"没有解剖学，就没有医学"，可见解剖学是医学学科体系不可动摇的基石。

系统解剖学属于形态科学，是**人体解剖学 human anatomy** 3 大分科（系统解剖学、局部解剖学、断层解剖学）中的基础。"解剖"一词是"用刀分割、剖开"的意思，学习和研究人体形态结构的最基本方法就是暴露、观察、描述。基于研究角度、方法和目的的不同，人体解剖学衍生出许多分科。系统解剖学的内容可分为运动系统、消化系统、呼吸系统、泌尿系统、生殖系统、脉管系统、感觉器、神经系统和内分泌系统，是学习其他解剖学的基础。**局部解剖学 topographic anatomy** 是按照人体的局部分区，研究各区域内器官和结构的位置、毗邻关系和层次结构的科学，可分为头部、颈部、胸部、腹部、盆部与会阴、脊柱区、上肢和下肢。**断层解剖学 sectional anatomy** 是运用切片和断层成像技术来研究人体不同方位层面上器官结构的形态及毗邻关系的科学。系统解剖学、局部解剖学和断层解剖学主要是用肉眼观察机体的宏观结构，又称**宏观解剖学 macroanatomy**。组织学、细胞学和胚胎学主要是用显微镜观察机体的细微结构，又称**微观解剖学 microanatomy**。解剖学根据研究的方法和目的的不同，又可分为若干门类，如密切联系手术的外科解剖学，密切联系体育运动的运动解剖学，专门介绍体表结构的表面解剖学，与康复治疗有关的功能解剖学，与临床麻醉有关的麻醉解剖学，与护理操作有关的护理解剖学，与口腔治疗有关的口腔解剖学等。

二、系统解剖学的发展简史

解剖学是西方医学的奠基石，人们在很早以前就对人体结构有所认识。公元前 3000 年左右，古埃及人已经开始用香料、药品涂抹尸体来制作"木乃伊"，将遗体永久保存。古希腊著名医生 Hippocrates（前 460—前 377 年）最早对解剖结构进行过记载，他认为人有 2 个心室和 2 个心房。世界古代史上伟大的哲学家、科学家和教育家 Aristotle（前 384—前 322 年）对动物进行了大量的解剖观察和比较，指出多数动脉和静脉是伴行的，是血液循环的中心，并将神经和肌腱区分开来。古希腊医学家 Herophilus（前 335—前 280 年）是第一个系统研究脑和脊髓的人，曾清晰地论述了脑是神经系统的中心器官和智慧所在，命名了"十二指肠""前列腺""睫状体""视网膜"和"淋巴"等。

14—16 世纪，欧洲文艺复兴时期，Leonardo Da Vinci（1457—1519 年）解剖了 30 多具尸体，用蜡灌注人体管道，探明了血管的走行，证明血管起源于心。A. Vesalius（1513—1564 年）是西方现代解剖学的奠基人，亲自从事人的尸体解剖并进行了细致的观察，其出版的《人体结构》这一开拓性的解剖学巨著，遵循解剖的顺序全面记述了人体器官系统的形态结构，对此前流行的一些错误论点予以纠正，为医学的发展开辟了新道路，奠定了人体解剖学的科学基础。17 世纪，W. Harvey（1578—1657 年）利用动物实验证明了血液循环的原理，首次提出心血管是一套封闭的管道系统，为生理学发展成为一门独立的学科开辟了道路。M. Malpighi（1628—1694 年）用显微镜观察到蛙的微循环血管，证明动脉和静脉是连通的，为微循环学说的建立提供了形态学基础，也为组织学从解剖学中派生出来并形成一门新学科奠定了基础。19 世纪，C. Darwin（1809—1882 年）的《物种起源》等巨著问世，建立了崭新的人类起源和进化的理论，使探索人体形态结构的工作有了正确的遵循依据并走上了科学发展的道路。

20 世纪问世的电子显微镜，广泛应用于细胞的超微结构与三维构筑的研究，使形态科学研究达到细胞和亚细胞水平并进而步入分子水平。形态学科随着新技术的进步和创新方法的接连出现而不断发展，形成了宏观解剖学、微观解剖学和超微结构解剖学 3 个标志不同的阶段。

宏观解剖学的发展并没有因为微观解剖学和超微结构解剖学的出现而停止，相反，随着科学技术的发展和研究方法的改进，X 线技术在医学中的应用与时俱进。计算机 X 线断层成像（computed tomography，CT）技术的产生和推广应用，带动了断层解剖学的发展。随着计算机科学和技术的发展，数字解剖学应运而生；人体铣削技术的出现，实现了全身和主要器官的计算机三维可视化。医学的发展对解剖学提出了新的要求，并同时促进了解剖学的发展，如应用力学原理分析骨骼的形态结构、应用流体力学原理研究心血管的形态结构等，器官移植外科的发展推动了对心的内部结构、肺段、肝段、肾段和脾段等器官及功能的研究。随着 3D 打印技术的出现，人们对人体器官的表面结构和内部构造的了解更加详尽，使解剖学和临床应用结合得更加紧密，更富有可操作性。

20 世纪 30 年代组织化学技术的应用，尤其是 20 世纪 70 年代免疫组织（细胞）化学技术的广泛推广，对解剖学的研究起到了极大的推动作用。随着分子生物学技术的发展，20 世纪诞生了原位分子杂交技术、激光共聚焦显微镜技术，使人体解剖学的研究层次由整体、器官、组织和细胞水平提升到了分子水平。

三、我国系统解剖学的发展历程

在我国悠久的文化历史长河中，传统医学对人体解剖的记载较早。春秋战国时期（前 300—前 200 年），《黄帝内经》记载"若夫八尺之士，皮肉在此，外可度量切循而得之，其尸可解剖而视之……""唇至齿长九分，口广二寸半。齿以后至会厌，深三寸半，大容五合。舌重十两，长七寸，广二寸半"等。这些对人体器官结构详细的描述足以证明，两千多年前，我国医学家已经有尸体解剖的记录。

秦汉时期的《汉书·王莽传》曾有记载（公元 16 年），王莽令太医尚方和巧屠一起解剖被处死刑者公孙庆的尸体，不仅度量其五脏，而且"以竹筵导其脉，知其始终，云可治病"，这是我国古代解剖学工作者对世界医学的重要贡献。三国时期的名医华佗不仅擅长医术，还对人体器官结构有较为深入的了解，并能够应用麻醉剂进行外科手术。

晋代，针灸得到空前发展，王叔和著《脉经》，皇甫谧著《甲乙经》，这些著作中有许多关于内脏器官度量衡的记载。宋代王唯一铸铜人，分脏腑十二经和旁注腧穴，可视为早期的人体模型。

两宋时期，曾有尸体解剖的记载和《存真图》的绘制。宋慈著《洗冤集录》（1247 年），通过验尸描述记载了大量的解剖学知识，对全身骨骼和胚胎的记载尤为详细，并附有检骨图。

清代道光年间，王清任（1768—1831 年）编著《医林改错》，亲自解剖、观察 30 余具尸体，描述了人体各系统器官的形态结构；对骨骼和内脏的记载非常详细，对古医书中的错误做了订正。

虽然我国古代的解剖学研究开始较早，成果显著，但由于长期受封建社会制度的约束，科学技术发展滞后，没有得到快速发展，所获得的解剖资料大多不完整、不系统，没有形成独立的科学体系。光绪七年（1881 年），清朝在天津开办医学馆，光绪 19 年（1893 年）更名为北洋医学堂，课程设置包含《人体解剖学》。至此，解剖学在我国才成为一门独立的科学，但发展仍然较为缓慢。

我国的现代解剖学是在 19 世纪由西欧传入之后发展起来的。随着西医的传入，我国开始建立医学院校和医院，开设解剖学课程，从而建立起一支由中国人自己组成的人体解剖学教师队伍。中华人民共和国成立以前，我国解剖学工作者团队仅 80 余人，现在已经发展成为一支集教学、科研、学科建设为一体，人数众多，朝气蓬勃的学术队伍，在解剖学教材建设、研究水平、国际交流与合作等诸多方面均得到了空前发展。

四、解剖学姿势和基本术语 📱微课

在日常生活中，人体各部与器官结构的位置关系是变化的，为了能正确描述人体各器官的位置和形态结构，需要有公认的统一标准和规范化语言，以避免错误描述。

1. 解剖学姿势 anatomical position　身体直立，双眼平视前方，两腿并拢，足尖向前，上肢下垂于躯干两侧，掌心向前。无论人体处于何种姿势，如直立位、仰卧位、俯卧位、侧卧位或倒立位，均应按照解剖学姿势来描述人体器官及结构的方位。

2. 方位术语

（1）**上 superior** 和**下 inferior**　描述部位的高低。近头部者为上或颅侧，近足部者为下或尾侧。如口腔位于鼻腔的下方。

（2）**前 anterior** 和**后 posterior**　近腹侧者为前或腹侧，近背侧者为后或背侧。

（3）**内侧 medial** 和**外侧 lateral**　近正中矢状面者为内侧，远离者为外侧，描述各部位与正中矢状面相对距离的位置关系。

（4）**内 internal** 和**外 external**　描述空腔脏器的相互位置关系。在内腔者为内，不在内腔者为外。

（5）**浅 superficial** 和**深 deep**　以体表为准，近表面者为浅，远离表面者为深。

对四肢的描述常用下列术语。①**近侧 proximal** 和**远侧 distal**：靠近躯干者为近侧，远离躯干者为远侧。②由于前臂内侧有尺骨、外侧有桡骨，上肢的内侧为**尺侧 ulnar**，外侧为**桡侧 radial**；由于小腿内侧有胫骨、外侧有腓骨，下肢的内侧为**胫侧 tibial**，外侧为**腓侧 fibular**。③手部的前面为**掌侧 palmar**，后面为**背侧 dorsal**；足部的下面为**跖侧 plantar**，上面为背侧。

3. 轴和面　根据解剖学姿势，人体任何部位均可设置为 3 个互相垂直的轴和面（绪图 -1）。

（1）**轴 axis**　是描述关节运动时的术语。①**垂直轴 vertical axis**：是上下方向垂直于地平面的轴。②**矢状轴 sagittal axis**：是前后方向垂直于垂直轴的轴。③**冠状轴 coronal axis**：是左右方向垂直于垂直轴和冠状轴的轴。

（2）**面 plane**　①**矢状面 sagittal plane**：沿矢状轴将人体分为左、右侧 2 部分的纵切面，其中，正中矢状面将人体分为左、右侧对等的 2 部分。②**冠状面 coronal plane**：沿冠状轴将人体分为前、后部分的纵切面。③**水平面 horizontal plane**：又称横切面，是与垂直轴相垂直，将人体分为上、下部分的横切面。

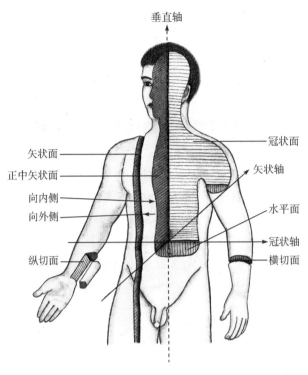

绪图 - 1　人体的轴和面

在描述器官的切面时，以其自身长轴为准，与其长轴平行的切面，称**纵切面 longitudinal section**；与长轴相垂直的切面，称**横切面 transverse section**。

五、人体器官结构的变异和畸形

人体器官结构的形态和位置存在个体差异，通常将统计学上占优势的形态学现象称为**正常 normal**。人体解剖学描述的器官结构均属于正常的形态结构。有些人的某些器官的形态、位置、结构、大小与正常者不完全相同，但与正常值比较接近，又不影响其生理功能，称**变异 variation**；若超出一般的变异范围，统计学上出现概率极低甚至影响其正常生理功能者，称**畸形 malformation**。

六、系统解剖学的学习方法

系统解剖学属于形态科学，名词繁多是其主要特点之一。如何发现规律，结合自己的学习习惯，找出较为理想的学习方法，是初学者经常遇到的困难。解剖学名词有较强的科学规律性，许多解剖名词与形状、大小、作用、方位等有关。如果不求甚解、死记硬背，既难于记忆，又容易混淆。因此，在看懂教材插图和理解器官结构的基础上加强记忆是学好解剖学的重要方法。

学习解剖学时，应利用辩证唯物主义、历史唯物主义的观点去分析问题和解决问题。以下 4 个观点是学习系统解剖学的基本观点。

1. 进化发展的观点　人类是经过亿万年由低等动物进化而来的，人类器官的形态结构与动物有许多相同和相似之处。从种系进化来看，由无脊椎到有脊椎，由有鳃有尾到无鳃无尾；从个体发生来看，人的发育是由单细胞到多细胞、由简单组织到发育成各个复杂系统器官的历史过程；现代人类仍在不断地变化与发展，社会因素和自然因素也深刻影响着人体形态的发展与变化。在这些进化、演变、发生、发育过程中，人体的一些器官的位置、形态及结构可出现返祖（如多乳）、发育不全（如缺肾）、发育停滞（如隐睾）等变异和畸形。

2. 形态与功能相联系的观点　人体任何器官的形态结构均与其行使的功能相一致。形态特征在一定程度上决定功能，功能又能够反作用于形态而使其重塑。如经常锻炼者的骨和骨骼肌会变得粗壮，长期卧床则会导致骨骼肌萎缩、骨质疏松。

3. 局部与整体相统一的观点　人体虽然由不同的系统和器官构成，但神经系统和体液调节相互协调、相互联系，是一个密不可分的有机整体。故学习人体器官及结构时，要考虑到该器官及结构在人体整体中的位置关系。

4. 理论联系实际的观点　学习系统解剖学是为深入了解各器官及结构的功能和诊治疾病奠定基础，因此必须联系临床上的常见疾病。此外，联系实际还包括不能够只听理论课、只读书本，一定要结合形态学特点，重视观察实物标本、模型、三维动画等，对有些表浅结构还要结合活体观察等实践性手段，只有这样才能学习得更全面、记忆更深刻。

目标检测

答案解析

1. 简述解剖学姿势在医学中的意义。
2. 简述外鼻与眼睑、口唇的位置关系。
3. 简述内与内侧、外与外侧的区别。
4. 简述人体切面与器官切面的区别。

（付升旗　游言文）

书网融合……

本章小结　　　　　微课　　　　　题库

第一篇 运动系统

运动系统 locomotor system 由骨、骨连结和骨骼肌组成，占成人体重的 60% ~ 70%，对人体起着支持、保护和运动作用。骨借助骨连结形成骨骼，构成人体的力学支架。骨骼肌多附着于骨，收缩时以骨连结的关节为支点牵引骨进行运动。在运动中，骨起着杠杆作用，关节是运动的枢纽，骨骼肌是运动的动力器官。

第一章 骨 学

PPT

📖 **学习目标**

1. **掌握** 骨的形态分类和构造；躯干骨的组成及配布；椎骨的一般形态；颅骨的组成及配布；颅前窝、颅中窝、颅后窝的境界及其重要的孔、裂；四肢骨的组成及配布。

2. **熟悉** 颈椎、胸椎和腰椎的特点；胸骨的分部；骨性鼻腔、鼻旁窦和翼点的构成；四肢骨中参与构成关节的结构和重要的骨性体表标志。

3. **了解** 骨的化学成分和物理性质；颅的顶面观、后面观、外面观；骨性眶腔和翼腭窝的构成；新生儿颅的特征及出生后的变化。

4. 学会骨的辨认方法和重要骨性体表标志的触摸方法，具备辨认全身骨和利用骨性体表标志进行定位、测量的能力。

第一节 总 论

成人**骨 bone** 共 206 块（包括 6 块听小骨），按照部位分为颅骨、躯干骨和四肢骨（图 1 - 1）。每块骨均为一个器官，主要由骨组织构成，具有一定的形态和功能，坚硬而富有弹性，有丰富的血管、神经和淋巴管，能够不断地进行新陈代谢和生长发育，并具有改建、修复和再生能力。

一、骨的分类

骨按照形态分为长骨、短骨、扁骨和不规则骨 4 类（图 1 - 2）。

1. **长骨 long bone** 呈长管状，多分布于四肢，可分为一体两端。体又称为骨干，骨质致密，内部的空腔，称**髓腔 medullary cavity**，容纳骨髓。体的表面有 1 ~ 2 个血管出入的滋养孔。长骨的两端膨大，称**骺 epiphysis**，有光滑的关节面，覆盖有关节软骨。幼年时，骨干与骺之间有骺软骨，不断增生骨

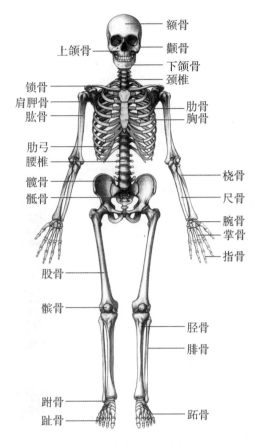

图 1-1 全身骨（前面观）

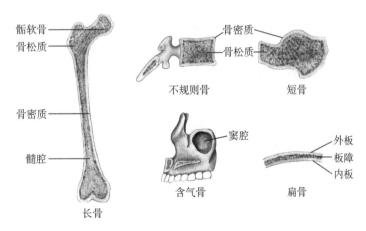

图 1-2 骨的分类

化，使骨的长度增加。成年后，骺软骨骨化，骨干与骺融为一体，融合后遗留下的痕迹为骺线。

2. 短骨 short bone 多呈立方体，大多成群分布于承受重量较多且运动灵活的部位，如手部的腕骨和足部的跗骨。短骨能承受压力，连结牢固，起支持作用。

3. 扁骨 flat bone 多呈板状，分布于颅顶、胸部和盆部，参与围成颅腔、胸腔和盆腔，对腔内器官及结构有保护作用。

4. 不规则骨 irregular bone 形状不规则，功能多样，如椎骨。有些不规则骨内含气腔，称含气骨，如上颌骨，发音时能起共鸣作用，并能减轻骨的重量。

此外，尚有发生于四肢某些肌腱内的**籽骨 sesamoid bones**，具有在运动中减少摩擦和转变骨骼肌的牵引方向的作用。髌骨是人体最大的籽骨。

二、骨的构造

骨由骨质、骨膜和骨髓构成，并有神经和血管、淋巴管分布（图 1 - 3）。

1. 骨质 bony substance　是骨的主要组成部分，可分为骨密质和骨松质（图 1 - 4）。**骨密质 compact bone** 致密坚硬，耐压性较强，分布于骨的表面，在长骨的骨干处较厚。**骨松质 spongy bone** 由许多片状的骨小梁交织成海绵状，骨小梁的排列方向与承受的压力和张力方向一致。颅顶骨内、外面的骨密质分别称为内板和外板。内、外板之间的骨松质，称**板障 diploë**，内有板障静脉通过。

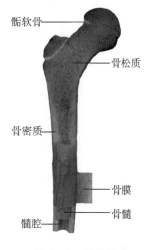

图 1 - 3　骨的构造

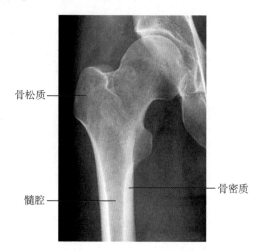

图 1 - 4　骨质（髋关节 X 线正位片）

2. 骨膜 periosteum　由纤维结缔组织构成。覆盖于骨外面的膜，称骨外膜，可分为内、外层，外层致密，内含许多胶原纤维束穿入骨质；内层较疏松，含有成骨细胞和破骨细胞。衬在髓腔内面和骨松质间隙内的膜，称骨内膜，是菲薄的结缔组织，也含有成骨细胞和破骨细胞。骨外膜内层和骨内膜具有产生新骨和破坏原骨质的功能。骨膜富有血管、神经和淋巴管，对骨的营养、再生和感觉有重要作用。

3. 骨髓 bone marrow　充满于髓腔和骨松质的间隙中，可分为红骨髓和黄骨髓。**红骨髓 red bone marrow** 有造血功能，含有大量不同发育阶段的红细胞和一些白细胞，呈红色。**黄骨髓 yellow bone marrow** 含有大量脂肪组织，呈黄色。胎儿和幼儿的骨内全部为红骨髓，5 岁以后，长骨骨髓腔内的红骨髓逐渐被脂肪组织替代而转化为黄骨髓，失去造血功能。当大量出血或长期贫血时，少部分黄骨髓又能转化为红骨髓，恢复其造血功能。

椎骨、髂骨、肋骨、胸骨等的骨松质内终生存在红骨髓，临床上常在胸骨或髂骨翼等处进行骨髓穿刺，用于血细胞形态学检查、造血干细胞培养、细胞遗传学分析和病原生物学检查等，以协助临床诊断、观察疗效和判断预后。

⊕ **知识链接**

骨髓穿刺术与白血病

骨髓穿刺术是诊断血液病的常用且可靠的手段。通过"骨穿"抽取骨髓液，进行骨髓细胞的形态学、组织化学、细胞遗传学和超微结构检查以及骨髓干细胞培养、细菌培养及寄生虫检查，对血液系统疾病的诊断有重要作用，对各类贫血、血液病、骨髓增生异常综合征、骨髓瘤等疾病具有决定性的诊断价值。因此，临床上常在髂后上棘等处做骨髓穿刺，检查骨髓象以诊断某些血液疾病。

白血病是一种血液系统的恶性疾病，骨髓移植即造血干细胞移植是目前临床上治疗白血病最有效的手段，然而白血病患者的死亡率仍然居高不下，缺少适合的骨髓是其中一个重要因素。只有患者和供体骨髓配型成功，才可实施骨髓移植手术，而目前我国骨髓库储备严重不足，因此呼吁广大有志之士积极加入骨髓（造血干细胞）捐献的队伍，奉献一份爱心，拯救他人生命。

三、骨的化学成分和物理性质

骨由有机物和无机物构成。有机物主要有骨胶原纤维和糖胺多糖，使骨具有韧性和弹性。无机物主要有磷酸钙和碳酸钙，使骨具有硬度。幼儿骨的有机物含量较多，因而较柔软，可塑性好，易发生变形；老年人的骨则与此相反，无机物含量较多，因而较脆，易发生骨折；中年人骨的有机物和无机物之比约为 3∶7，因而骨既有硬度，又富有弹性和韧性。

第二节　中轴骨

中轴骨包括躯干骨和颅骨。

一、躯干骨

躯干骨包括 24 块椎骨、1 块骶骨、1 块尾骨、1 块胸骨和 12 对肋骨，共 51 块，分别参与构成脊柱、骨性胸廓和骨盆。

（一）椎骨

幼年时，**椎骨 vertebrae** 有 32 或 33 块，即 7 块颈椎、12 块胸椎、5 块腰椎、5 块骶椎和 3~4 块尾椎。成年后，骶椎融合成 1 块骶骨，尾椎融合为 1 块尾骨。

1. 椎骨的一般形态　椎骨由前方的椎体和后方的椎弓构成（图 1-5）。椎体和椎弓共同围成**椎孔 vertebral foramen**，所有椎骨的椎孔连接成**椎管 vertebral canal**，容纳脊髓。

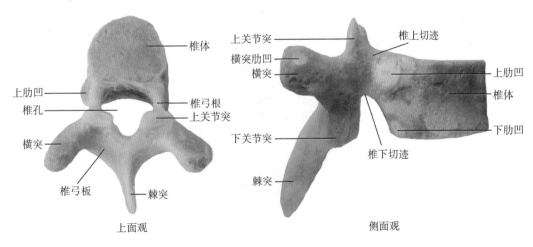

图 1-5　胸椎

（1）**椎体 vertebral body**　呈短圆柱状，是椎骨负重的主要部分。

（2）**椎弓 vertebral arch**　为呈弓形的骨板，由椎弓根和椎弓板构成。**椎弓根 pedicle of vertebral** arch 是椎弓与椎体相接处的缩窄部分，其上、下缘各有一个切迹，分别称为椎上切迹和椎下切迹。相邻椎骨的椎上、下切迹共同围成**椎间孔 intervertebral foramen**，有脊神经和血管通过。两侧的椎弓根向后内侧扩展变宽，称**椎弓板 lamina of vertebral arch**。自椎弓上发出 7 个突起：向后方或后下方发出的 1 个突起，称**棘突 spinous process**；向两侧各发出 1 个突起，称**横突 transverse process**；向上、下方各发出 1 对突起，分别称上、下**关节突 articular process**。

2. 各部椎骨的特征

（1）**胸椎 thoracic vertebra**　椎体的横切面呈心形。在椎体侧面后份的上、下缘处，各有一个浅凹，分别称上、下**肋凹 costal fovea**，与肋头相关节。在横突末端的前面，有呈圆形的横突肋凹，与肋结节相关节。胸椎的棘突较长，伸向后下方，呈叠瓦状排列（图 1－5）。

（2）**颈椎 cervical vertebra**　椎体较小，横切面呈椭圆形；椎孔较大。横突根部有**横突孔 transverse foramen**，内有椎血管通过（图 1－6）。第 6 颈椎横突的前结节较大，称颈动脉结节，颈总动脉从其前方经过，当头部出血时，可将颈总动脉压向此结节进行暂时性止血。第 2～6 颈椎的棘突短而分叉。

第 1 颈椎又称为**寰椎 atlas**，呈环状，无椎体、棘突和关节突，由前弓、后弓和 1 对侧块构成（图 1－7）。前弓较短，其后面的正中有齿突凹，与第 2 颈椎的齿突相关节。后弓较长，上面有椎动脉沟。侧块连接前、后弓，上面有呈椭圆形的上关节凹，与枕髁相关节；下面有呈圆形的下关节面，与第 2 颈椎的上关节面相关节。

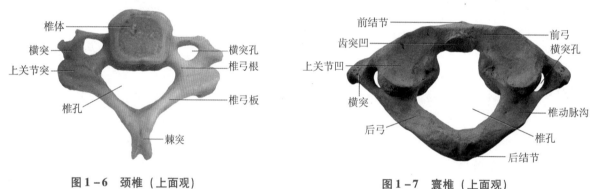

图 1－6　颈椎（上面观）　　　　　图 1－7　寰椎（上面观）

第 2 颈椎又称为**枢椎 axis**，在椎体上方伸出的突起，称**齿突 dens**，与寰椎的齿突凹相关节（图 1－8）。

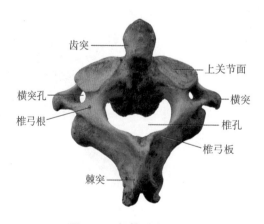

图 1－8　枢椎（上面观）

第 7 颈椎又称为**隆椎 vertebra prominens**，棘突特别长，末端不分叉，在体表易于触及，常作为计数椎骨序数的标志。

（3）**腰椎 lumbar vertebra** 椎体最大，横切面呈肾形；椎孔较大。棘突呈板状，水平伸向后方（图1-9）。在横突根部有一个较明显的突起，称副突；上关节突外侧面的突起，称乳突。乳突和副突之间的浅沟，称乳突副突间沟，是骨纤维管的主要构成结构。

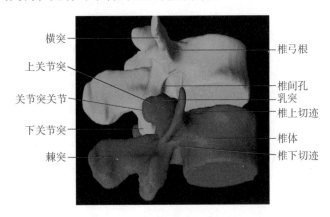

图1-9 腰椎（CT三维重建，侧面观）

（4）**骶骨 sacrum** 由5块骶椎融合形成，呈三角形，底向上，尖朝下。骶骨底的中部有呈椭圆形的粗糙面，与第5腰椎体相连接，其向前方突出，称**岬 promontory**，是测量骨盆上口径线的重要标志。骶骨尖向下与尾骨相连。骶骨的盆面光滑凹陷，中部有4条横线，是骶椎体融合的痕迹；横线的两端有4对骶前孔。骶骨的背侧面粗糙隆凸，正中线上骶椎棘突融合形成骶正中嵴，其外侧有4对骶后孔。骶前孔和骶后孔均通入骶管，分别有骶神经的前、后支通过。骶管向上与椎管相连续，向下开口于**骶管裂孔 sacral hiatus**。裂孔两侧有向下突出的**骶角 sacral cornu**。临床上进行骶管麻醉时，常以骶角作为确定骶管裂孔的标志。骶骨侧部的上份有耳状面，与髂骨的耳状面相关节（图1-10、图1-11）。

（5）**尾骨 coccyx** 由3～4块退化的尾椎融合形成，向上连接骶骨，下端游离（图1-10、图1-11）。

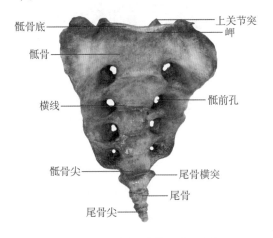

图1-10 骶骨和尾骨（前面观）

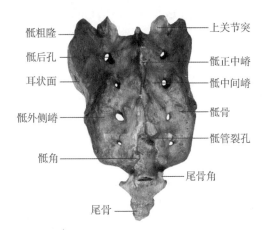

图1-11 骶骨和尾骨（后面观）

（二）肋

肋 ribs 包括肋骨和肋软骨2部分，共12对。第1～7对肋的前端直接与胸骨连结，称真肋，其中，第1对肋与胸骨柄之间是软骨结合，第2～7对肋与胸骨构成微动的胸肋关节。第8～10对肋不直接与胸骨相连，称假肋；肋前端借肋软骨与上位肋软骨依次相连，形成**肋弓 costal arch**。第11、12对肋的前端游离于腹壁肌层中，称浮肋。

1. 肋骨 costal bone 细长，为呈弓状的扁骨，共12对（图1-12）。每一个肋骨分为中部的肋骨体和前、后端。后端膨大，称肋头，有关节面与胸椎的上、下肋凹相关节。肋头外侧较细，称肋颈，其外侧多数有突出的肋结节，有关节面与胸椎横突肋凹相关节。肋骨体扁而长，可分为内、外面和上、下缘。内面靠近下缘处有**肋沟 costal groove**，内有肋间神经和肋间后血管走行。肋体的后份急转处，称**肋角 costal angle**。肋骨的前端连接肋软骨。

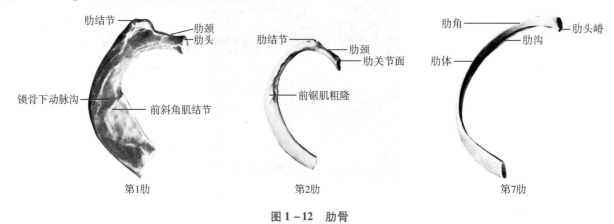

图 1 – 12　肋骨

第1肋　　第2肋　　第7肋

2. 肋软骨 costal cartilage　为透明软骨，连接于各肋骨的前端。

（三）胸骨

胸骨 sternum 位于胸前壁的正中，自上而下分为胸骨柄、胸骨体和剑突3部分。胸骨柄上宽下窄，上缘的中份凹陷，称颈静脉切迹；两侧是锁切迹，与锁骨相关节。胸骨柄与胸骨体连结处形成微向前突的隆起，称**胸骨角 sternal angle**，可在体表触摸到，两侧平对第2肋软骨，可作为计数肋的重要标志。胸骨体是呈长方形的骨板，侧缘连接第 2 ~ 7 肋软骨。**剑突 xiphoid process** 连接于胸骨体的下端，其形状变化较大，末端游离，在体表可触摸到（图 1 – 13）。

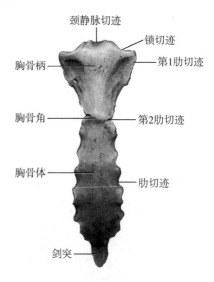

图 1 – 13　胸骨

二、颅

颅 skull 由 23 块形状、大小不同的颅骨相连结构成，颅骨按照位置分为脑颅骨和面颅骨 2 部分。

（一）脑颅骨

位于颅的后上部，共 8 块，围成颅腔，包括成对的颞骨、顶骨和不成对的额骨、枕骨、蝶骨、筛骨。

1. 额骨 frontal bone　位于颅的前上方，呈贝壳状，可分为额鳞、眶部和鼻部 3 部分，构成颅顶和颅底的前部（图 1 – 22）。额骨的前下部内有含气腔，称额窦。

2. 枕骨 occipital bone　位于颅的后下部，呈勺状，其前下部有枕骨大孔，此孔的前部是基底部，后部是枕鳞，两侧是侧部（图 1 – 20）。枕骨大孔下面的两侧有呈椭圆形的枕髁，后上方有隆起的枕外隆凸。

3. 蝶骨 sphenoid bone　呈展翅的蝴蝶状，位于颅底的中央，嵌于颅底诸骨之间，可分为蝶骨体、大翼、小翼和翼突 4 部分（图 1 – 14）。蝶骨体位于中央，其上面的凹陷，称垂体窝，内有 1 对含气腔，称蝶窦。大翼是起自蝶骨体向两侧，平伸并略翘向上方的骨片，其根部自前内侧向后外侧可见圆孔、卵圆孔和棘孔。小翼是自蝶骨体前上方向外侧突出的 1 对三角形骨片，与蝶骨体的交界处可见视神经管，与蝶骨大翼之间的不规则状裂隙称为眶上裂。自蝶骨体与大翼交界处垂向下方形成 1 对翼突，其根部有呈矢状位的翼管。

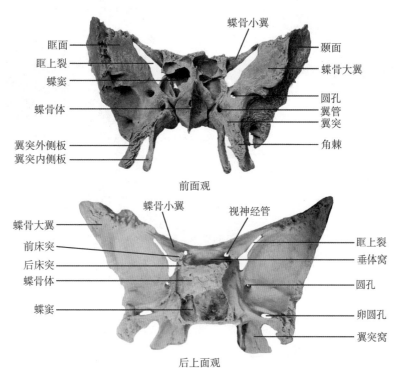

前面观

后上面观

图 1 – 14 蝶骨

4. 筛骨 ethmoid bone 从前面观呈 "巾" 字形，位于蝶骨的前方和两眶之间，呈水平位的中间骨板，称筛板，其上有多个筛孔，分隔颅腔与鼻腔。筛板正中向下延伸的正中矢状位的骨板，称垂直板，参与构成骨性鼻中隔。筛骨迷路位于垂直板的两侧，由菲薄的骨片围成许多含气小腔，称筛小房，又称筛窦。筛骨迷路的内侧壁上有上、下 2 个弯曲骨片，分别称上鼻甲和中鼻甲（图 1 – 15）。

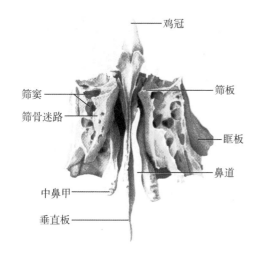

图 1 – 15 筛骨

5. 颞骨 temporal bone 呈不规则状，位于颅腔的侧壁和颅底，介于顶骨、蝶骨和枕骨之间（图 1 – 16）。以外耳门为中心分为 3 部分：位于外耳门前上方呈鳞片状的鳞部，下面的深窝称为下颌窝，其前缘的横行突起为关节结节；围绕外耳门前下部呈卷曲状骨板的鼓部；在外耳门内侧伸向前内侧呈三棱锥状骨突的岩部，其后面的中央部可见内耳门。岩部后下方的向下突起，称乳突；其前内侧的细长骨突，称茎突。岩部下面的后外侧与鼓部之间的裂隙，称岩鼓裂。

6. 顶骨 parietal bone 位于颅顶的中部，多呈四边形，为外凸内凹的扁骨（图 1 – 26）。

（二）面颅骨

位于颅的前下部，共 15 块，包括成对的上颌骨、颧骨、泪骨、鼻骨、下鼻甲、腭骨和不成对的下颌骨、犁骨、舌骨，构成面部的支架。

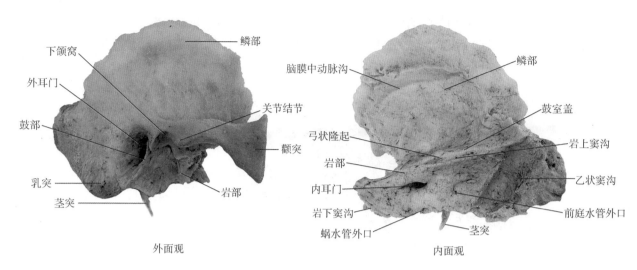

图 1-16　颞骨

1. 上颌骨 maxilla　呈不规则状，位于面部的中央，左右各一，参与构成鼻腔外侧壁、口腔顶和眶下壁的大部分。上颌骨的中部是上颌体，其前面的上份有眶下孔，上颌体内含一个较大的空腔，称上颌窦。自上颌体发出 4 个突起，即向上的额突、伸向外侧的颧突、向下呈弓形的牙槽突和向内侧呈水平位的腭突（图 1-17）。

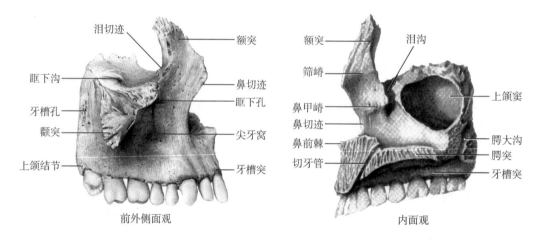

图 1-17　上颌骨

2. 颧骨 zygomatic bone　位于眶的外下方，呈菱形（图 1-26），形成面颊部的骨性突起。

3. 泪骨 lacrimal bone　位于眶腔内侧壁的前部，为菲薄的方形小骨片（图 1-26）。

4. 鼻骨 nasal bone　位于鼻背，为呈长条形的小骨片（图 1-22），构成鼻背的基础。

5. 下鼻甲 inferior nasal concha　为薄而卷曲的小骨片，附着于骨性鼻腔下部的外侧壁上（图 1-23）。

6. 腭骨 palatine bone　呈"L"字形，位于上颌骨的后方，可分为水平板和垂直板，分别构成骨腭的后份和骨性鼻腔外侧壁的后份（图 1-23）。

7. 下颌骨 mandible　位于面部的前下份，可分为一体两支（图 1-18）。

下颌体 body of mandible 呈弓形凸向前，其上缘为牙槽弓，容纳下颌各牙根；下缘坚厚而圆钝，构成下颌底。下颌体的外面正中下份有凸向前的颏隆凸。下颌体的前外侧面上，平对第 2 前磨牙的下方有颏孔。下颌体内面近正中线处的 2 对颗粒状小突起，称颏棘。

自下颌体向后上方伸出的一对方形骨板，称**下颌支 ramus of mandible**。下颌支的末端有 2 个突起，前方一个称为冠突，后方一个称为髁突，二突之间的凹陷是下颌切迹。髁突的上端膨大，称**下颌头 head of mandible**，与颞骨的下颌窝等构成颞下颌关节。下颌头下方的缩细部分，称下颌颈。下颌支内面的中央有下颌孔，经下颌骨内的下颌管通颏孔。下颌支的后缘与下颌底相交处，称**下颌角 angle of mandible**。下颌支后下方的内、外面粗糙，分别称为翼肌粗隆和咬肌粗隆，有相应的骨骼肌附着。

8. 犁骨 vomer 为位于鼻腔正中的斜方形骨板，形成鼻中隔的后下份（图 1-21）。

9. 舌骨 hyoid bone 位于下颌骨的下后方，喉的上方，呈马蹄铁形，可分为中央部的舌骨体，以及自体的两端向后外侧伸出的大角和舌骨体与大角交界处向上呈棘状的小角（图 1-19）。

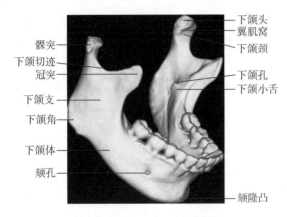

图 1-18 下颌骨（CT 三维重建，侧面观）

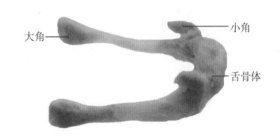

图 1-19 舌骨（侧面观）

（三）颅的整体观

1. 颅的顶面观 颅顶呈卵圆形，前窄后宽。各骨间以纤维相连结，形成 3 条缝。前方的额骨和两侧顶骨之间是冠状缝，顶骨之间是矢状缝，左、右顶骨和枕骨之间是"人"字缝。顶骨中央部的最隆凸处，称顶结节。

2. 颅的后面观 枕骨后面中央部的隆起，称**枕外隆凸 external occipital protuberance**。由此隆凸向两侧延伸到颞骨乳突的弓形骨嵴，称上项线。

3. 颅底内面观 颅底内面高低不平，形成阶梯状的 3 个窝，包括前部最高的颅前窝、中部的颅中窝和后部最低的颅后窝（图 1-20）。

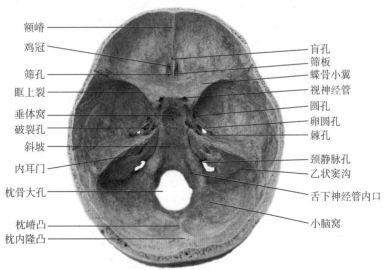

图 1-20 颅底内面观

（1）**颅前窝 anterior cranial fossa**　由额骨、筛骨的筛板和蝶骨小翼构成，以蝶骨小翼后缘与颅中窝分界。筛板的正中有呈矢状位突起的鸡冠。筛板上有多个**筛孔 cribriform foramina**，内有嗅神经通过。此窝的额骨眶板和筛骨筛板的骨质菲薄，故易发生骨折。

（2）**颅中窝 middle cranial fossa**　由蝶骨体和大翼、颞骨岩部和鳞部、顶骨前下部构成，以颞骨岩部上缘、鞍背与颅后窝分界。蝶骨体上面正中有一个容纳垂体的凹陷，称**垂体窝 hypophysial fossa**，其前方有一条横行的交叉前沟，借**视神经管 optic canal**通入眶腔。垂体窝两侧的浅沟是颈动脉沟，在后方的**破裂孔 foramen lacerum**处续于颈动脉管内口。颈动脉沟的前外侧有蝶骨大、小翼之间的**眶上裂 superior orbital fissure**，向前通入眶腔。

在蝶骨大翼根部，自前内侧向后外侧依次排列有**圆孔 foramen rotundum**、**卵圆孔 foramen ovale**和**棘孔 foramen spinosum**。由棘孔向外侧形成呈树枝状的脑膜中动脉沟。在颞骨岩部尖端处有一个指状压迹，称三叉神经压迹，其后外侧的圆形隆起为弓状隆起。弓状隆起和颞骨鳞部之间的薄骨板，称鼓室盖，构成中耳鼓室的上壁。

（3）**颅后窝 posterior cranial fossa**　是由枕骨和颞骨岩部后面构成的最深、最大的窝，其中央最低处有**枕骨大孔 foramen magnum**。孔的前方有斜向前上方的斜面，称斜坡；孔的前外侧部有一个骨管的开口，称**舌下神经管内口 internal orifice of hypoglossal nerve canal**，通入舌下神经管。枕骨大孔后上方的"十"字形隆起与枕外隆凸相对，称枕内隆凸，由此向上延续为上矢状窦沟，向外侧延伸形成横窦沟，继而向前下内侧弯曲为乙状窦沟，末端续于**颈静脉孔 jugular foramen**。颞骨岩部后面的中央处有一个较大的开口，称**内耳门 internal acoustic pore**，通入内耳道。

4. 颅底外面观　颅底外面高低不平，有许多神经和血管通过的孔、裂（图 1 – 21）。

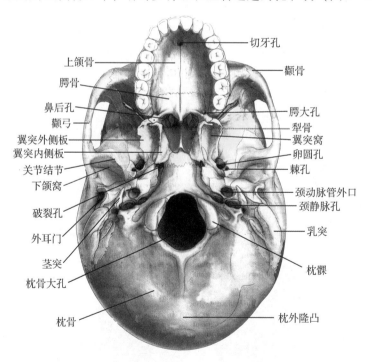

图 1 – 21　颅底外面观

前部中央有上颌骨的腭突和腭骨水平板构成的骨腭，其后方的鼻腔被犁骨分成左、右侧的鼻后孔。骨腭周缘向下的弓状隆起形成牙槽弓，前部正中有切牙孔，后外侧有腭大孔。鼻后孔的两侧是翼突，在翼突根部的后外侧可见卵圆孔、棘孔及其后方的破裂孔。颅底外面后部的正中有枕骨大孔，其两侧隆起的椭圆形关节面是枕髁，与寰椎的上关节凹形成寰枕关节。枕髁的前外上方可见舌下神经管外口，其前外侧有大而呈不规则状的颈静脉孔。此孔前方有呈卵圆形的颈动脉管外口，经颈动脉管连续于颈动脉管内口。乳突前内侧有一个伸向下方的细长突起，称**茎突 styloid process**。茎突根部与乳突之间有较小的茎乳孔，面神经由此孔出入颅腔。茎突前外侧的深窝，称**下颌窝 mandibular fossa**，与下颌头形成关节，其前缘隆起形成**关节结节 articular tubercle**。

5. 颅的前面观　颅前面的中部有呈梨形的梨状孔，向后连通骨性鼻腔，其上外侧是容纳视器的眶，下方是由上颌骨、腭骨和下颌骨围成的骨性口腔（图 1-22）。

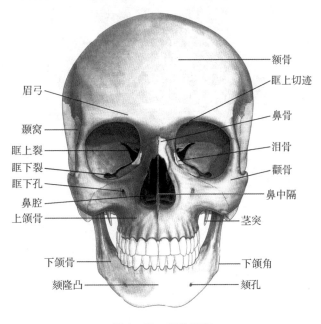

图 1-22　颅前面观

（1）**骨性鼻腔 bony nasal cavity**　介于左、右眶和上颌骨之间，其顶借筛板与颅腔相邻，底以骨腭与口腔相隔，向前开口于梨状孔，向后连通鼻后孔。骨性鼻腔的内侧壁是由犁骨和筛骨垂直板构成的骨性鼻中隔，将鼻腔分为左、右侧部。外侧壁上有上、中、下 3 个向下卷曲的骨片，分别称为**上鼻甲 superior nasal concha**、**中鼻甲 middle nasal concha** 和**下鼻甲 inferior nasal concha**，在各鼻甲的下方有相应的鼻道，分别称为上鼻道、中鼻道和下鼻道。上鼻甲后上方与蝶骨体之间的浅窝，称**蝶筛隐窝 sphenoethmoidal recess**（图 1-23）。

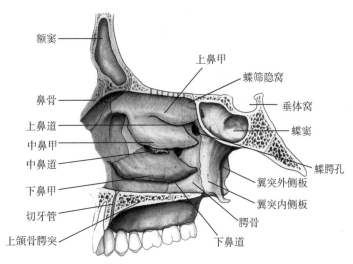

图 1-23　鼻腔外侧壁

（2）**鼻旁窦 paranasal sinuses**　位于骨性鼻腔周围的颅骨内，有 4 对含气空腔（图 1 - 23、图 1 - 24），具有减轻颅骨重量和发音共鸣的作用。

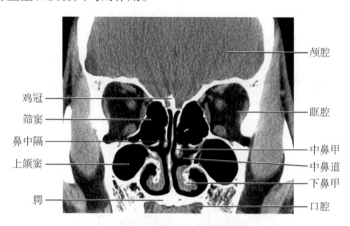

图 1 - 24　鼻旁窦（CT 冠状影像）

①**额窦 frontal sinus**：位于额骨内，眉弓的深处，左右各一，底向下，尖向上，呈三棱锥体形。额窦大小不一，多有中隔，常偏向一侧。额窦口位于窦底部，开口于中鼻道。

②**蝶窦 sphenoidal sinus**：位于蝶骨体内，被窦中隔分为左、右腔，容量平均 7.5ml，窦口直径 2 ~ 3mm，开口于蝶筛隐窝。

③**筛窦 ethmoidal sinuses**：由大小不一、排列不规则的小气房构成，位于鼻腔外侧壁上方与两眶之间的筛骨迷路内，每侧有 3 ~ 18 个。根据窦口的部位，可分为前筛窦、中筛窦和后筛窦。前筛窦有 5 ~ 6 个气房，中筛窦有 1 ~ 7 个气房。前筛窦、中筛窦开口于中鼻道；后筛窦开口较小，位于后部，开口于上鼻道。后筛窦与视神经管相毗邻，若发生感染可向周围蔓延，引起视神经炎。

④**上颌窦 maxillary sinus**：位于上颌体内，成人的上颌窦高 33mm、宽 23mm、长 34mm，容量约为 14ml，呈三角锥体形，有 5 个壁。前壁是上颌体前面的尖牙窝，骨质较薄；后壁与翼腭窝相毗邻；上壁是眶下壁；底壁即上颌骨的牙槽突，常低于鼻腔。上颌第 2 前磨牙与第 1、2 磨牙根部邻近，仅相隔一层很薄的骨质，甚至牙根直接埋藏于上颌窦黏膜的深面，故牙根的感染极易侵入上颌窦。上颌窦的内侧壁即鼻腔的外侧壁，由中鼻道和大部分下鼻道构成。上颌窦开口于中鼻道的半月裂孔，其直径约 3mm。上颌窦的窦口位置高于窦底，当窦内发生炎症后，分泌物不易排出，故急性上颌窦炎易转化为慢性炎症。

（3）**眶 orbit**　呈尖伸向后内侧、底朝向前外侧的四棱锥体形（图 1 - 25）。尖附近有视神经管，与颅中窝相通。底的上、下缘分别称为眶上缘和眶下缘。眶上缘中、内 1/3 交界处有眶上切迹或眶上孔，眶下缘中份下方有眶下孔。上壁由额骨眶部和蝶骨小翼构成，其前外侧的深窝，称泪腺窝，容纳泪腺。外侧壁较厚，由颧骨和蝶骨大翼构成，上壁与外侧壁之间后方的裂隙是眶上裂。下壁由上颌骨构成，与外侧壁之间交界处的后份有眶下裂。在下壁上，有走向前方的眶下沟，其前端贯穿骨质，形成眶下管，开口于眶下孔。内侧壁由上颌骨额突、泪骨、筛骨眶板和蝶骨体构成，其前下份有呈长圆形的深窝，称泪囊窝，向下经鼻泪管通向下鼻道。

（4）**骨性口腔 bony oral cavity**　由上颌骨、腭骨和下颌骨围成（图 1 - 21、图 1 - 22），底被软组织封闭，向后通咽。

6. 颅的侧面观　主要由额骨、蝶骨、顶骨、颞骨和枕骨构成（图 1 - 26）。在颞骨**乳突 mastoid process** 的前方有一个开口，称**外耳门 external acoustic pore**，其前上方有颞骨伸向颧骨的突起和颧骨体伸向颞骨的突起共同形成一个骨梁，称**颧弓 zygomatic arch**。以颧弓为界，可分为上方的颞窝和下方的颞下窝。在颞窝底的前下部，有额骨、顶骨、颞骨、蝶骨会合处形成的"H"字形缝，称**翼点 pterion**，

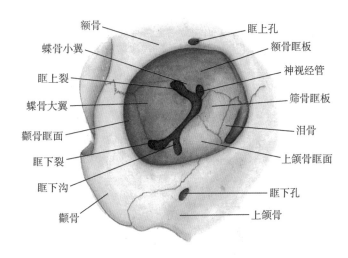

图 1-25　眶

内面紧邻脑膜中动脉前支。若此处骨折，易使血管受损，引起颅腔内出血。颞下窝内侧壁的上颌骨和蝶骨翼突之间的裂隙，称翼上颌裂，向内侧通入深部的翼腭窝。 e微课

　　翼腭窝 pterygopalatine fossa 是上颌体、蝶骨翼突和腭骨之间的狭窄腔隙，深藏于颞下窝的内侧（图 1-27）。此窝向外侧借翼上颌裂通颞下窝，向前借眶下裂通眶，向内侧借腭骨与蝶骨围成的蝶腭孔通鼻腔，向后上借圆孔通颅中窝，向后下借翼管通颅底外面，向下移行于翼腭管，继经腭大、小管和腭大、小孔通口腔。

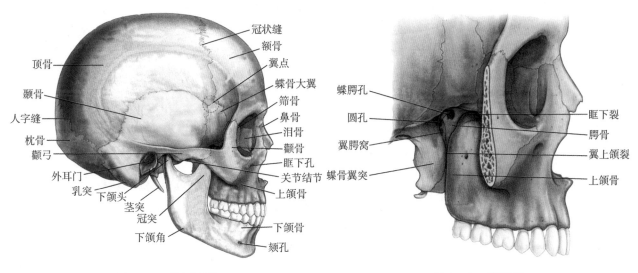

图 1-26　颅侧面观　　　　　　　　　　　　　　图 1-27　翼腭窝

⇨ **案例引导**

　　案例　患者，男性，35 岁。左颞部被木棒击伤，昏迷半小时后清醒，3 小时后又转入昏迷状态。头颅 CT 检查显示左颞部颅骨内侧有呈双面凸透镜形的高密度影。经诊断，该患者为颅侧面的翼点受到损伤导致左侧颞部硬脑膜外血肿。

　　讨论　1. 翼点位于何处？有何结构特点？

　　　　　　2. 为什么外伤伤及翼点后会导致硬膜外血肿？

　　　　　　3. 硬膜外血肿较大时，为什么易形成脑疝而致死亡？

（四）新生儿颅的特征

在胎儿时期，由于脑和感觉器官的发育早于上、下颌骨等咀嚼器官和呼吸器官，新生儿的脑颅明显大于面颅（图1-28），比例约为8:1，成年人约为4:1。新生儿颅的额结节、顶结节和枕鳞均为骨化的中心部位，发育较明显，故颅顶面多呈五角形。脑颅骨尚未完全发育，骨与骨之间的缝隙较大，被结缔组织膜封闭，称**颅囟 cranial fontanelles**。最大的囟位于矢状缝与冠状缝相交处，呈菱形，称**前囟 anterior fontanelles** 或额囟，于出生后1~2岁闭合，常将其作为婴儿发育的标志和颅腔内压变化的测试处。在矢状缝与人字缝相接处呈三角形的颅囟，称**后囟 posterior fontanelles** 或枕囟，于出生后不久闭合。

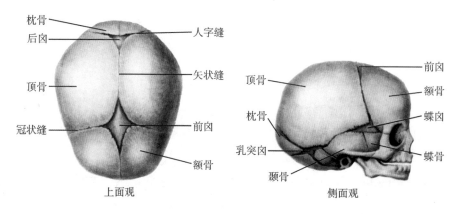

图1-28 新生儿颅

第三节 四肢骨

四肢骨包括上肢骨和下肢骨。

一、上肢骨

每侧有32块，共64块，由上肢带骨和自由上肢骨2部分组成。

（一）上肢带骨

1. 锁骨 clavicle 略呈横位"S"字形弯曲，架于胸廓的前上方，全长可在体表触摸到。锁骨的上面平滑，下面粗糙。内侧2/3凸向前，呈三棱形；外侧1/3凸向后，扁平状。锁骨的外、中1/3交界处较细，故此处易发生骨折。锁骨的内侧端粗大，称胸骨端，与胸骨柄的锁切迹形成胸锁关节；外侧端扁平，称肩峰端，有小关节面与肩胛骨的肩峰相关节（图1-29）。

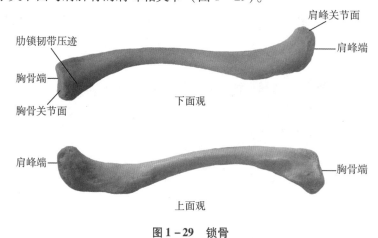

图1-29 锁骨

2. 肩胛骨 scapula 为呈三角形的扁骨，贴附于胸廓后外侧上份的第 2 ~ 7 肋骨间，可分为 3 缘、3 角和 2 面（图 1 – 30）。

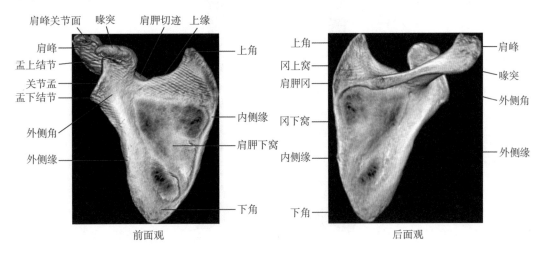

前面观   后面观

图 1 – 30 肩胛骨（CT 三维重建）

肩胛骨的上缘薄而短，靠近外侧有一个切迹，称肩胛切迹。在切迹外侧有一个向前弯曲的指状突起，称**喙突 coracoid process**。外侧缘肥厚，邻近腋窝。内侧缘锐薄而长，对向脊柱。

外侧角肥厚，是外侧缘与上缘的会合处，有朝向外侧的梨形关节面，称**关节盂 glenoid cavity**，与肱骨头相关节。在关节盂的上、下方各有一个小的粗糙隆起，分别称为盂上结节和盂下结节。上角是上缘与内侧缘的会合处，平对第 2 肋骨。下角是内、外侧缘的会合处，平对第 7 肋或第 7 肋间隙，是确定肋序数的体表标志之一。

肩胛骨的前面是一个大浅窝，称**肩胛下窝 subscapular fossa**；后面有一条横行的骨嵴，称**肩胛冈 spine of scapula**。肩胛冈的上、下方各有一个窝，分别称为冈上窝和冈下窝。肩胛冈的外侧端向前外侧伸展扩大形成**肩峰 acromion**，其末端朝向内侧，小而平坦的关节面为肩峰关节面，与锁骨肩峰端相关节。肩峰位于肩关节的上方，是肩部的最高点。

（二）自由上肢骨

自由上肢骨包括肱骨、尺骨、桡骨和手骨。

1. 肱骨 humerus 位于臂部，是典型的长骨（图 1 – 31）。

（1）上端 膨大，有一个朝向上后内侧呈球形的**肱骨头 head of humerus**，与肩胛骨的关节盂形成肩关节。肱骨头周围形成稍缩窄的环形沟，称**解剖颈 anatomical neck**。上端外侧和前方各有一个突起，分别称为肱骨大、小结节；2 个结节向下分别延伸为肱骨大、小结节嵴；2 个结节之间有一条纵沟，称结节间沟。肱骨的上端与体交界处较细，称**外科颈 surgical neck**，是骨折的好发部位。

（2）肱骨体 上部呈圆柱状，下部呈三棱状。在外侧面中部有一个呈 "V" 字形的粗糙隆起，称三角肌粗隆，是三角肌的附着处。肱骨体的后面中份有一条自内上方斜向外下方略呈螺旋状的浅沟，称**桡神经沟 sulcus for radial nerve**，桡神经等紧贴此沟经过，故此段骨折易伤及桡神经。

（3）下端 前后略扁，向前略弯曲。下端外侧份有呈半球形的**肱骨小头 capitulum of humerus**，与桡骨头相关节；内侧份有如滑车的**肱骨滑车 trochlea of humerus**，与尺骨的滑车切迹相关节。肱骨小头和肱骨滑车上方各有一个窝，分别称为桡窝和冠突窝；肱骨滑车后面上方的深窝是鹰嘴窝。肱骨下端的内、外侧各有一个突起，分别称为内上髁和外上髁。内上髁后下方的浅沟，称**尺神经沟 sulcus for ulnar nerve**，有尺神经经过。

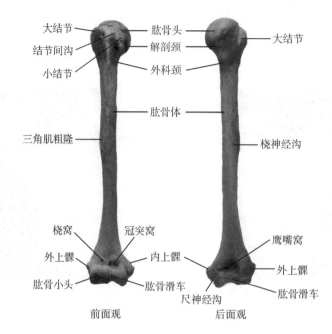

大结节　　　　　肱骨头
结节间沟　　　　解剖颈
小结节　　　　　外科颈
　　　　　　　　肱骨体　　　　　　　大结节

三角肌粗隆　　　　　　　　　　　桡神经沟

桡窝　　　　冠突窝
外上髁　　　　　　　　　　鹰嘴窝
　　　　　　内上髁
肱骨小头　　　肱骨滑车　　　外上髁
　　　　　　尺神经沟　　　肱骨滑车

前面观　　　　　后面观

图 1-31　肱骨

2. 尺骨 ulna　为位于前臂内侧的长骨，可分为一体两端。上端粗大，下端较小（图 1-32）。

（1）上端　前面有呈半月形凹陷的**滑车切迹 trochlear notch**，与肱骨滑车相关节。滑车切迹的前下方和后上方各有一个明显突起，分别称为冠突和**鹰嘴 olecranon**。冠突外侧有一个小关节面，称桡切迹，与桡骨头相关节；冠突前下方的粗糙隆起，称尺骨粗隆。

（2）尺骨体　上部较粗，下部较细且呈圆柱状，外侧缘锐薄，与桡骨的骨间缘相对，亦称骨间缘。

（3）下端　为**尺骨头 head of ulna**，其前侧、外侧、后方 3 个面有与桡骨的尺切迹相关节的环状关节面；后内侧有一个向下的突起，称**尺骨茎突 styloid process of ulna**，较桡骨茎突高约 1cm。

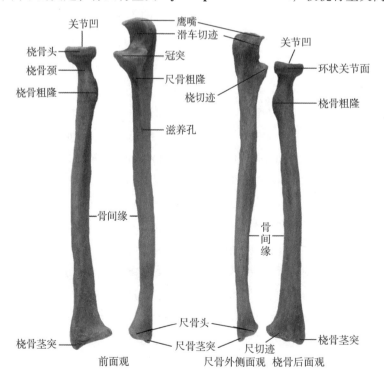

关节凹
桡骨头　　　　　　　鹰嘴
桡骨颈　　　　　　滑车切迹　　　关节凹
桡骨粗隆　　　　　冠突　　　　　　环状关节面
　　　　　　　　尺骨粗隆
　　　　　　　　桡切迹　　　　　桡骨粗隆

　　　　　　　　滋养孔

骨间缘　　　　　　　　　　　　骨间缘

　　　　　　　　尺骨头
桡骨茎突　　　　尺骨茎突　　　尺切迹　　桡骨茎突
前面观　　　　　　　尺骨外侧面观　桡骨后面观

图 1-32　桡骨和尺骨

3. 桡骨 radius　为位于前臂外侧的长骨，可分为一体两端（图 1-32）。

（1）上端　较下端细小，顶端稍膨大，**称桡骨头 head of radius**，其上面的关节凹与肱骨小头相关节；桡骨头周围有环状关节面，与尺骨的桡切迹形成桡尺近侧关节。桡骨头下方缩细的部分，称桡骨颈。

（2）桡骨体　呈三棱柱形，内侧缘为锐薄的骨间缘。桡骨体上份的前内侧处，有呈卵圆形隆起的桡骨粗隆。

（3）下端　略弯向前，左右较宽，其外侧向下的突出部分，**称桡骨茎突 styloid process of radius**。下端内侧的关节面，称尺切迹；下方的腕关节面与腕骨相关节。桡骨下端突然变宽，且骨松质较多，故此处易发生骨折。

4. 手骨 bones of hand　包括 8 块腕骨、5 块掌骨和 14 块指骨（图 1-33）。

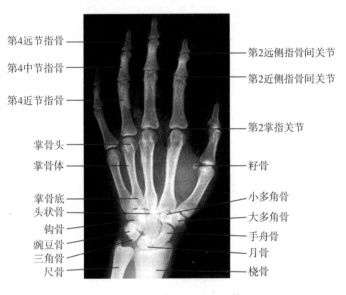

图 1-33　手骨（X 线正位片）

（1）**腕骨 carpal bones**　属于短骨，排列成近、远侧列 2 列，每列 4 块。自桡侧向尺侧，近侧列依次为**手舟骨 scaphoid bone**、**月骨 lunate bone**、**三角骨 triquetral bone** 和**豌豆骨 pisiform bone**；远侧列依次为**大多角骨 trapezium bone**、**小多角骨 trapezoid bone**、**头状骨 capitate bone** 和**钩骨 hamate bone**。8 块腕骨构成一个掌面凹陷的腕骨沟。腕骨骨折多由间接暴力引起，以手舟骨骨折最为多见。

（2）**掌骨 metacarpal bones**　属于长骨，自桡侧向尺侧依次为第 1～5 掌骨。掌骨的上端是掌骨底，中部是掌骨体，下端是掌骨头。掌骨头与近节指骨形成掌指关节。

（3）**指骨 phalanges of fingers**　属于长骨，拇指有 2 节指骨，其余各指均为 3 节，自上向下依次为近节指骨、中节指骨和远节指骨。每节指骨均分为指骨底、指骨体和指骨头 3 部分。远节指骨下端的掌面膨大粗糙，称远节指骨粗隆。

二、下肢骨

每侧有 31 块，共 62 块，由下肢带骨和自由下肢骨 2 部分组成。

（一）下肢带骨

髋骨 hip bone　为不规则骨，由髂骨、坐骨和耻骨融合形成。3 块骨在幼年时借透明软骨结合，约 16 岁后，软骨逐渐骨化，且互相融合形成髋骨（图 1-34）。髋骨外面中央的圆形深窝，**称髋臼 acetabulum**，是 3 块骨的体会合之处。髋臼内的半月形关节面，称月状面，与股骨头相关节；窝的中央未形成关节面的部分，称髋臼窝；其下缘缺口处，称髋臼切迹。髋臼下方有一个大孔，称**闭孔 obturator fora-men**，由耻骨和坐骨围成，被闭孔膜封闭。

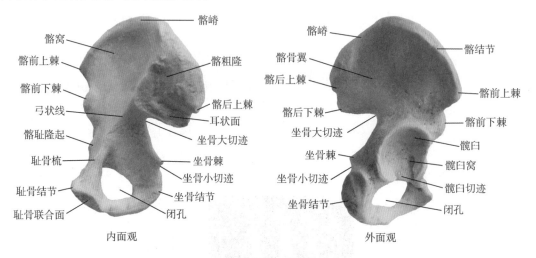

图 1-34 髋骨

1. 髂骨 ilium 位于髋骨的后上部，可分为肥厚粗壮的髂骨体和扁阔的髂骨翼 2 部分。髂骨体占髋臼的上 2/5，对承受上半身重量起着重要作用。髂骨翼位于髂骨体的上方，上缘肥厚，略呈长 "S" 字形，称**髂嵴 iliac crest**；其前、中 1/3 交界处的向外突起，称髂结节，是重要的体表标志。髂嵴的前、后端分别称为**髂前上棘 anterior superior iliac spine** 和**髂后上棘 posterior superior iliac spine**，二者的下方各有一个骨突，分别称为髂前下棘和髂后下棘。髂骨翼内面的前部光滑稍凹陷，称髂窝；其后部粗糙，前下份呈耳状的关节面，称耳状面，后上份为髂粗隆。在髂窝下界，自耳状面下缘斜行向前下方的隆起，称弓状线。

2. 坐骨 ischium 位于髋骨的后下部，可分为坐骨体和坐骨支。坐骨体粗壮，构成髋臼的后下 2/5。由坐骨体向后下方伸出的突起，称坐骨支，其下端后下份的肥厚粗大处，称**坐骨结节 ischial tuberosity**，是髋骨的最低处。在髂后下棘与坐骨结节之间，有 2 个切迹和 1 个突起。上方大而深的切迹，称**坐骨大切迹 greater sciatic notch**，在男性窄而深，在女性则宽而浅；下方小而浅的切迹，称**坐骨小切迹 lesser sciatic notch**。坐骨大、小结节之间呈三角形的突起，称**坐骨棘 ischial spine**。坐骨结节向前内侧变细而延伸的坐骨支，其末端与耻骨下支相结合。

3. 耻骨 pubis 位于髋骨的前下部，可分为耻骨体和耻骨上、下支。耻骨体构成髋臼的前下 1/5。耻骨体与髂骨体结合处的上面粗糙且稍凸，称髂耻隆起，由耻骨体向前内侧延伸为耻骨上支，其上缘锐薄，为耻骨梳，经髂耻隆起向后方与弓状线相延续。耻骨梳前端的圆形隆起，称**耻骨结节 pubic tuber-cle**。耻骨结节向内侧延伸至前正中线的骨嵴，称耻骨嵴。耻骨上支末端急转向下后方延续为耻骨下支，其末端与坐骨支相结合。耻骨上、下支移行处的内侧有一个长圆形的粗糙面，称耻骨联合面。

（二）自由下肢骨

由股骨、髌骨、胫骨、腓骨和足骨组成。

1. 股骨 femur 位于股部，是全身最长、最粗壮的长骨，全长约占身高的 1/4，可分为一体两端（图 1-35）。

（1）上端 有一个朝向前内上方呈半球形的**股骨头 femoral head**，与髋臼的月状面形成髋关节。股骨头中央的稍下方有一个小凹，称股骨头凹；股骨头外下方的缩细部分，称**股骨颈 femoral neck**。在股骨颈与体交界处外上侧的方形粗糙隆起，称大转子；内下方向后内侧的突起，称小转子。大转子内侧面

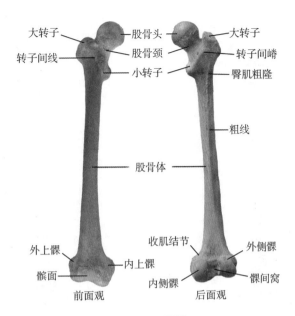

图 1-35 股骨

的凹陷，称转子窝。在大、小转子之间，股骨后方的隆起，称转子间嵴；前方的隆起，称转子间线。

（2）股骨体 呈弓状略凸向前，上部呈圆柱状，中部呈三棱柱形，下部的前后略扁。股骨体后方呈纵行的骨嵴，称粗线。

（3）下端 略向后弯曲成 2 个向后下方的膨大，分别称为**内侧髁 medial condyle** 和**外侧髁 lateral condyle**。二者之间的深窝是髁间窝，二髁的关节面在前面会合形成髌面。内、外侧髁的侧面最突起处，分别称为内上髁和外上髁。内上髁上方的三角形突起，称收肌结节。

2. 髌骨 patella 位于膝关节前方的股四头肌肌腱内，是全身最大的籽骨。髌骨略呈三角形，上宽为髌底，下尖为髌尖，前面粗糙，后面是与股骨髌面相关节的关节面（图 1-36）。

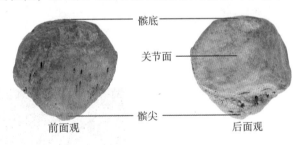

图 1-36 髌骨

3. 胫骨 tibia 为位于小腿内侧的长骨，呈三棱柱状，可分为一体两端，对支撑体重起着重要作用（图 1-37）。

（1）上端 膨大，向两侧突出并稍向后倾，形成内侧髁和外侧髁。二者上面各有一个上关节面，两面之间有一个向上的突起，称**髁间隆起 intercondylar eminence**。外侧髁后外侧的一个小关节面，称腓关节面，与腓骨头相关节。

（2）胫骨体 前缘上端处，有一个呈"V"字形的粗隆，称**胫骨粗隆 tibial tuberosity**；外侧缘为骨间缘，是小腿骨间膜附着处；后面上部自外上方斜向内下方的粗线，称比目鱼肌线。

（3）下端 下面是下关节面；内侧有伸向下方的突起，称**内踝 medial malleolus**；外侧凹陷形成腓切迹，容纳腓骨下端。

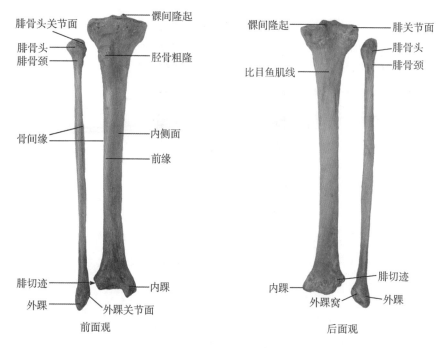

图 1 -37 胫骨和腓骨

4. 腓骨 fibula 为位于小腿外侧的长骨，外形细长，可分为一体两端（图 1 -37）。

（1）上端 稍膨大，称**腓骨头 fibular head**，其前内侧的关节面与胫骨相关节；腓骨头的下方缩窄，称腓骨颈。

（2）腓骨体 内侧锐利形成骨间缘，与胫骨骨间缘相对，小腿骨间膜附着于此处。

（3）下端 膨大部称为**外踝 lateral malleolus**，其内侧面有外踝关节面。

5. 足骨 bones of foot 包括 7 块跗骨、5 块跖骨和 14 块趾骨（图 1 -38、图 1 -39）。

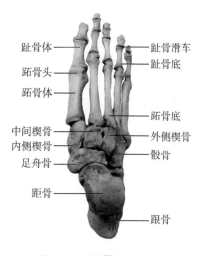

图 1 -38 足骨（上面观）

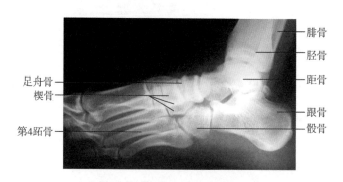

图 1 -39 足骨（X 线侧位片）

（1）**跗骨 tarsal bones** 属于短骨，排成近、远侧 2 列。近侧列有**跟骨 calcaneus**、**距骨 talus** 和**足舟骨 navicular bone**，远侧列自内侧向外侧依次为**内侧楔骨 medial cuneiform bone**、**中间楔骨 intermedium cuneiform bone**、**外侧楔骨 lateral cuneiform bone** 和**骰骨 cuboid bone**。距骨位于跗骨的最上方，其上面有前宽后窄的关节面，称**距骨滑车 talus trochlea**；跟骨位于距骨下方；足舟骨介于距骨与 3 块楔骨之间。

（2）**跖骨 metatarsal bones** 属于长骨，自内侧向外侧依次为第 1~5 跖骨。每块跖骨均分为后端的跖骨底、中部的跖骨体和前端的跖骨头 3 部分。跖骨底分别与 3 块楔骨和骰骨相关节。第 5 跖骨底向后外侧突出，称第 5 跖骨粗隆。

（3）**趾骨 phalanges of toes** 属于长骨，除踇趾为 2 节外，其余各趾均为 3 节，分别是近节趾骨、中节趾骨和远节趾骨。每块趾骨分为趾骨底、趾骨体和趾骨头 3 部分。

⊕ **知识链接**

骨性体表标志

在体表可看到或摸到骨的隆起或凹陷，作为确定深部器官结构的位置、判断神经和血管的走行、确定手术切口的部位及穿刺定位的依据，这些隆起或凹陷称为骨性标志。常用的骨性标志有头部的枕外隆凸、乳突、颧弓、眶上切迹、下颌头、下颌角等，躯干部的颈静脉切迹、胸骨角、肋弓、骶管裂孔等，上肢的肩峰、肩胛下角、肱骨大结节、肱骨小结节、桡骨茎突等，下肢的髂嵴、坐骨结节、股骨大转子、股骨内侧髁、股骨外侧髁、髌骨、胫骨粗隆、腓骨头、外踝、内踝等。

目标检测

答案解析

1. 简述全身骨的形态分类及主要构造。
2. 使长骨增长和增粗的结构分别是什么？
3. 简述颈椎、胸椎、腰椎的形态特点及鉴别方法。
4. 简述颅底内面的重要孔、裂及临床意义。
5. 简述鼻旁窦的位置及开口部位。
6. 简述人颅在各年龄阶段的变化特点。
7. 简述上、下肢骨的异同点。
8. 根据四肢骨的形态结构特点，分析说明：何处易发生骨折？何处易损伤神经？

（翟晓艳）

书网融合……

本章小结　　　　微课　　　　标本图片　　　　题库

第二章　骨连结

PPT

第一节　总　论 📱微课

　　骨与骨之间借纤维结缔组织、软骨或骨相连，称**骨连结 osseous junction**。骨连结的形式分为直接连结和间接连结（图 2-1）。

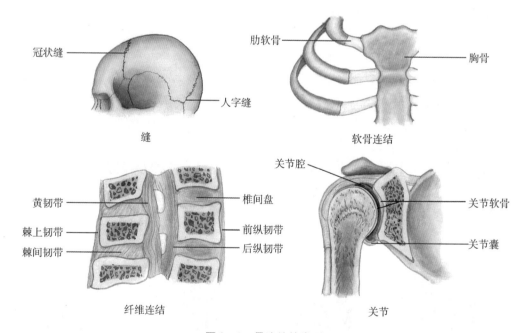

图 2-1　骨连结的类型

一、直接连结

　　直接连结较牢固，不活动或有少许活动，可分为**纤维连结 fibrous joint**、**软骨连结 cartilaginous joint** 和**骨性结合 synostosis** 3 类。

（一）纤维连结

两骨之间以纤维结缔组织相连结，可分为2种。

1. 韧带连结 syndesmosis　连接两骨的纤维结缔组织呈条索状或膜板状，如椎体前方的前纵韧带和前臂骨间膜等。

2. 缝 suture　两骨间借少量纤维结缔组织相连，如新生儿颅的矢状缝和冠状缝等，随着年龄的增长，可骨化形成骨性结合。

（二）软骨连结

两骨之间以软骨相连结，可分为2种。

1. 透明软骨结合 synchondrosis　如长骨骨干与骺之间的骺软骨、蝶骨与枕骨的蝶枕结合等，多见于幼年发育时期，随着年龄增长，可骨化形成骨性结合。

2. 纤维软骨结合 symphysis　如椎体之间的椎间盘和耻骨联合的耻骨间盘等，一般终生不骨化。

（三）骨性结合

两骨之间以骨组织相连结，常由缝或透明软骨结合骨化形成，如顶骨之间的矢状缝和髂骨、耻骨、坐骨在髋臼处的透明软骨结合等。

二、间接连结

间接连结又称为**关节 articulation** 或滑膜关节，由2块或2块以上骨构成，相对骨面间互相分离并存在缝隙，借其周围的结缔组织相连结，一般具有较大的活动性（图2-2）。

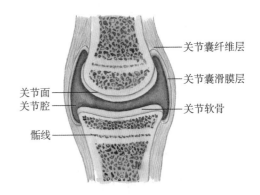

图2-2　关节的结构

关节囊纤维层
关节囊滑膜层
关节面
关节腔
关节软骨
骺线

（一）关节的基本构造

1. 关节面 articular surface　是参与构成关节的各相关骨的接触面。每一个关节至少包括2个关节面，一般是一凸一凹，凸者称为**关节头 articular head**，凹者称为**关节窝 articular fossa**。关节面上覆盖有关节软骨。关节软骨不仅使关节面变得更加光滑，同时在运动时可减少关节面之间的摩擦，缓冲震荡和冲击力。

2. 关节囊 articular capsule　是由纤维结缔组织膜构成的囊，附着于关节的周围，封闭关节腔。可分为两层。外层是**纤维膜 fibrous membrane**，由致密纤维结缔组织构成，厚而坚韧，含有丰富的血管和神经。纤维膜的厚薄通常与关节的功能有关。内层是**滑膜 synovial membrane**，由疏松纤维结缔组织膜构成，衬贴于纤维膜的内面，其边缘附着于关节软骨的周缘，覆盖于关节内除关节软骨、关节唇和关节盘外的所有结构。滑膜能够产生滑液，其为呈透明的蛋清样液体，不仅能够增加润滑，也是关节软骨、半月板等进行新陈代谢的重要物质。

3. 关节腔 articular cavity　是关节囊滑膜层和关节软骨共同围成的密闭腔隙，含有少量滑液。关节腔呈负压，对维持关节的稳固性有一定作用。

（二）关节的辅助结构

关节除具备上述基本结构外，大部分关节为适应其功能，还形成了一些特殊的辅助结构，对增加关节的灵活性或稳固性均有重要作用。

1. 韧带 ligament　是连于相邻两骨之间的致密纤维结缔组织束，有加强关节的稳固性或限制其过度运动的作用。位于关节囊外者称为**囊外韧带 extracapsular ligament**，如髋关节的髂股韧带和膝关节的腓侧副韧带等。位于关节囊内者称为**囊内韧带 intracapsular ligament**，有滑膜包裹，如膝关节囊内的交叉韧带等。

2. 关节盘 articular disc 是位于两骨关节面之间的纤维软骨盘，其周缘附着于关节囊，多呈圆盘状，将关节腔分为 2 部分；中部稍薄，周缘略厚。有的关节盘呈半月形，称半月板。关节盘可减少外力对关节的冲击和震荡。此外，分隔形成的 2 个腔可增加关节运动的形式及范围，如颞下颌关节囊内的关节盘等，增加了关节的灵活性。

3. 关节唇 articular labrum 是附着于关节窝周缘的纤维软骨环，可加深关节窝，增大关节接触面，如髋臼唇等，增加了关节的稳固性。

4. 滑膜襞 synovial fold 和滑膜囊 synovial bursa ①滑膜襞：是关节囊的滑膜层重叠卷折并突入关节腔内形成的。滑膜襞内含脂肪组织，形成滑膜脂垫。在关节运动时，关节腔的形状、容积、压力发生改变，滑膜脂垫可起调节或填充作用，同时也扩大了滑膜的面积，有利于滑液的分泌和吸收。②滑膜囊：是滑膜层从关节囊纤维层的薄弱或缺如处呈囊状膨出，充填于肌腱与骨面之间，可减少骨骼肌活动时与骨面之间的摩擦。

（三）关节的运动

关节面的形态、运动轴的数量及位置，决定了运动的形式及范围。关节是沿 3 个互相垂直的轴进行运动。

1. 屈 flexion 和伸 extension 是指关节沿冠状轴进行的运动。运动时，构成关节的两骨之间的角度变小，称屈，反之为伸。较为特殊的踝关节，足尖上抬，足背向小腿前面靠拢为踝关节的伸，习惯上称为背屈；足尖下垂为踝关节的屈，习惯上称为跖屈。拇指腕掌关节的屈伸是围绕矢状轴进行运动。

2. 收 adduction 和展 abduction 是关节沿矢状轴进行的运动。运动时，骨向正中矢状面靠拢，称收，反之为展。对于手指和足趾的收展，则人为地规定为以中指和第 2 趾为中轴的靠拢或散开的运动。而拇指的收展是围绕冠状轴进行运动，拇指向示指靠拢称为收，远离示指称为展。

3. 旋转 rotation 是关节沿垂直轴进行的运动。骨向前内侧旋转，称**旋内 medial rotation**；向后外侧旋转，称**旋外 lateral rotation**。前臂的运动则是围绕桡骨头中心至尺骨茎突基底部的轴线旋转，将手背转向前方的运动称为**旋前 pronation**，将手背转向后方的运动称为**旋后 supination**。

4. 环转 circumduction 骨的上端在原位转动，下端做圆周运动。如肩关节、髋关节和桡腕关节等均可做环转。环转运动实际上是沿冠状轴和矢状轴进行屈、展、伸、收依次结合的连续动作。

（四）关节的分类

关节有多种分类方法，按照构成关节骨的数目，分为单关节（2 块骨构成）和复关节（2 块以上骨构成）；按照一个或多个关节同时运动的方式，分为单动关节（如肘关节、肩关节等）和联动关节（如两侧的颞下颌关节等）。常用的关节分类是按照关节运动轴的数目和关节面的形态进行，可分为以下 3 类（图 2 - 3）。

1. 单轴关节 关节仅能绕一个运动轴做一组运动，包括 2 种关节。

（1）**屈戌关节 hinge joint** 又称滑车关节。一块骨的关节头呈滑车状，另一块骨有相应的关节窝。通常仅能绕冠状轴做屈伸运动，如指骨间关节。

（2）**车轴关节 trochoid joint** 由圆柱状的关节头与凹面状的关节窝构成，关节窝常由骨和韧带连成环。仅能沿垂直轴做旋转运动，如寰枢正中关节和桡尺近侧关节等。

2. 双轴关节 关节能绕 2 个互相垂直的运动轴进行 2 组运动，也可进行环转运动，包括 2 种关节。

（1）**椭圆关节 ellipsoidal joint** 关节头呈椭圆形凸面，关节窝呈相应椭圆形凹面，可沿冠状轴做屈、伸运动，沿矢状轴做收、展运动，并可做环转运动，如桡腕关节和寰枕关节等。

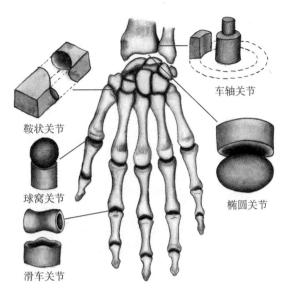

图 2-3 关节的分类

（2）**鞍状关节 sellar joint**　两骨的关节面均呈鞍状，互为关节头和关节窝。通常有冠状轴和矢状轴2个运动轴，可做屈、伸、收、展和环转运动，如拇指腕掌关节。

3. 多轴关节　关节具有 2 个以上的运动轴，可做多方向的运动，通常也包括 2 种关节。

（1）**球窝关节 spheroidal joint**　关节头较大，呈球形；关节窝浅而小，与关节头的接触面积不到1/3，如肩关节。可做屈、伸、收、展、旋内、旋外和环转运动。也有的关节窝特别深，包绕关节头的大部分，虽然也属于球窝关节，但其运动范围受到一定限制，如髋关节。掌指关节亦属于球窝关节，因其侧副韧带较强，旋转运动受限。

（2）**平面关节 plane joint**　两骨的关节面均较平坦而光滑，但仍有一定的弯曲或弧度，也可列入多轴关节，可做多轴性的滑动或转动，如腕骨间关节和肩锁关节等。

第二节　中轴骨连结

中轴骨连结包括颅骨连结和躯干骨连结。

一、躯干骨连结

51 块躯干骨借骨连结分别构成脊柱和胸廓，以直接连结为主要骨连结形式。

（一）脊柱

脊柱 vertebral column 由 24 块椎骨、1 块骶骨和 1 块尾骨借骨连结形成。

1. 椎骨间的连结　各椎骨之间借韧带、软骨和关节相连结，可分为椎体间连结和椎弓间连结。

（1）椎体间连结　椎体之间借椎间盘和前纵韧带、后纵韧带相连（图 2-4、图 2-5）。

①**椎间盘 intervertebral discs**：是连结相邻 2 个椎体的纤维软骨盘，有 23 个。椎间盘的中央部是**髓核 nucleus pulposus**，为柔软而富有弹性的胶状物质；周围部是**纤维环 anulus fibrosus**，由多层纤维软骨环按照同心圆排列构成，富有坚韧性，牢固连结各椎体的上、下面，保护髓核，并限制髓核向周围膨出。椎间盘既坚韧，又富有弹性，具有"弹性垫"样作用，可缓冲外力对脊柱的震动，也可增加脊柱的运动幅度。

中胸部的椎间盘最薄，颈部较厚，腰部最厚，因此，颈椎、腰椎的活动幅度较大。纤维环是前厚后薄，退行性变化、外伤或劳损等因素易造成髓核向后外侧脱出，突入椎管或椎间孔，压迫脊髓或脊神经，临床上称椎间盘脱出。

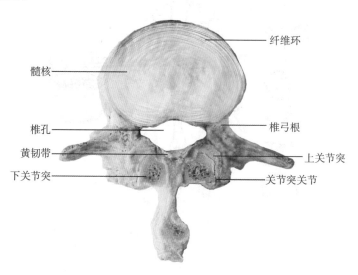

图 2-4　椎间盘和关节突关节

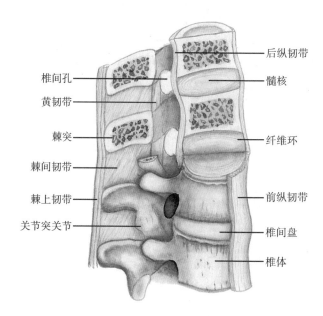

图 2-5　椎骨间的连结

②**前纵韧带 anterior longitudinal ligament**：是椎体前方的一束坚固的纤维束，宽而坚韧，上方起自枕骨大孔前缘，向下到达第 1 或第 2 骶椎椎体，有防止脊柱过度后伸和椎间盘向前脱出的作用。

③**后纵韧带 posterior longitudinal ligament**：位于椎管内的椎体后方，窄而坚韧。起自枢椎，向下到达骶管，有限制脊柱过度前屈和椎间盘向正后方脱出的作用。

（2）椎弓间连结　包括椎弓板和各突起之间的连结（图 2-4、图 2-5）。

①**黄韧带 ligamenta flava**：由黄色弹性纤维构成，连结相邻 2 个椎弓板，协助围成椎管，并有限制脊柱过度前屈的作用。

②**棘间韧带 interspinal ligament**：是连结相邻棘突之间的薄层纤维，附着于棘突根部至棘突尖。

③**棘上韧带 supraspinal ligament**：是连结胸椎、腰椎、骶椎各棘突尖之间的纵行韧带，前部与棘间

韧带相融合，均有限制脊柱前屈的作用。在颈部，从颈椎棘突尖向后扩展成三角形板状的弹性膜层，称**项韧带 ligamentum nuchae**。

④**横突间韧带 intertransverse ligament**：是位于相邻椎骨横突之间的纤维索。

⑤**关节突关节 zygapophyseal joint**：由相邻椎骨的上、下关节突的关节面构成，仅能做轻微滑动。

2. 寰椎与枕骨、枢椎的连结（图2－6）

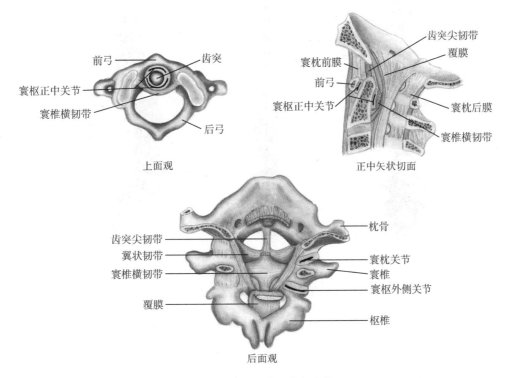

图2－6 寰枕关节和寰枢关节

（1）**寰枕关节 atlantooccipital joint** 是由两侧枕髁与寰椎侧块的上关节凹构成的联合关节，可使头部做俯仰和侧屈。

（2）**寰枢关节 atlantoaxial joint** 包括3个关节：由寰椎侧块的下关节面与枢椎上关节面构成2个寰枢外侧关节，由齿突与寰椎前弓后面的关节面、寰椎横韧带共同构成寰枢正中关节。寰枢关节使头部连同寰椎围绕齿突的垂直轴做旋转运动。

3. 脊柱的整体观及其运动（图2－7、图2－8）

（1）**脊柱的整体观** 脊柱的功能是支持躯干和保护脊髓。成年男性脊柱长约70cm，女性略短。

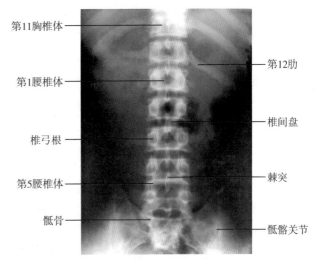

图2－7 脊柱（腰段，X线正位片）

①脊柱前面观：从前面观察脊柱，自上而下随负载增加而逐渐加宽，至第2骶椎为最宽处。重力由骶骨的耳状面传至下肢骨，故骶骨和尾骨的体积迅速缩小。

②脊柱后面观：从后面观察脊柱，可见所有椎骨棘突连成纵嵴，位于背部正中线上。

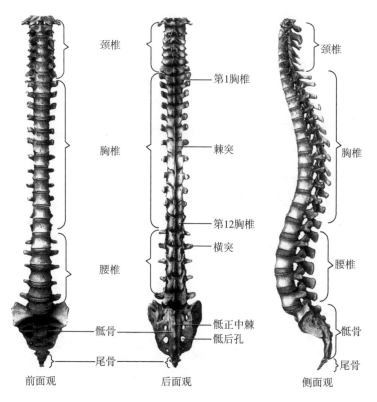

图 2-8　脊柱的整体观

③脊柱侧面观：从侧面观察脊柱，可见成人脊柱有**颈曲 cervical flexure**、**胸曲 pectoral flexure**、**腰曲 lumbar flexure** 和**骶曲 sacral flexure** 4 个生理性弯曲。其中，颈曲和腰曲凸向前，胸曲和骶曲凸向后。脊柱的这些弯曲增加了脊柱的弹性，对维持人体的重心稳定和减轻震荡有重要意义。

（2）脊柱的运动　虽然相邻 2 个椎骨之间的运动幅度很小，但整个脊柱的活动范围较大，可做屈、伸、侧屈、旋转和环转运动。

（二）胸廓

胸廓 thorax 由 12 块胸椎、12 对肋、1 块胸骨及其骨连结构成，主要关节有肋椎关节和胸肋关节。

1. 肋椎关节 costovertebral joint　是肋骨与脊柱的连结，包括肋头关节和肋横突关节。**肋头关节 joint of costal head** 由肋头的关节面与相邻胸椎椎体的肋凹构成，**肋横突关节 costotransverse joint** 由肋结节关节面与相应椎骨的横突肋凹构成。这 2 个关节在功能上是联合关节，运动时肋骨沿肋头至肋结节的轴线旋转，使肋上升或下降，以增大或缩小胸廓的前后径和横径，从而改变胸腔的容积，有助于呼吸（图 2-9）。

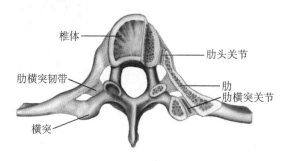

图 2-9　肋椎关节

2. 胸肋关节 sternocostal joint 由第 2~7 肋软骨与胸骨相应的肋切迹构成。第 1 肋与胸骨柄之间的连结是软骨结合。第 8~10 肋软骨的前端不直接与胸骨相连，依次与上位肋软骨相连结形成**肋弓 costal arch**。第 11、12 肋的前端游离于腹壁肌中（图 2-10）。

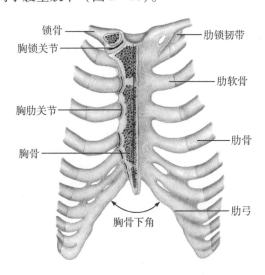

图 2-10 胸肋关节和胸锁关节

3. 胸廓的整体观及其运动 成人胸廓近似呈圆锥体，容纳并保护胸腔脏器。胸廓有上、下口和前、后、外侧壁。胸廓上口较小，由胸骨柄上缘、第 1 肋和第 1 胸椎体围成，是胸腔与颈部的通道。胸廓下口宽而不规整，由剑突、肋弓、第 12 胸椎和第 11、12 对肋的前端围成。膈肌封闭胸腔底。两侧肋弓在中线形成向下开放的**胸骨下角 infrasternal angle**，剑突将其分为左、右**剑肋角 xiphocostal angle**。胸廓前壁最短，由胸骨、肋软骨和肋骨前端构成。后壁较长，由胸椎和肋角内侧的部分肋骨构成。外侧壁最长，由肋骨体构成。相邻 2 个肋之间的区域，称**肋间隙 intercostal spaces**（图 2-11）。

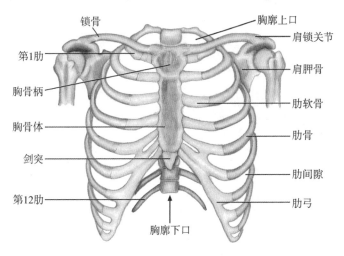

图 2-11 胸廓

胸廓除保护、支持功能外，主要参与呼吸运动。吸气时，在骨骼肌的作用下，肋的前部抬高，伴以胸骨上升，从而加大了胸廓的前后径；肋上提时，肋体向外扩展，加大了胸廓横径，使胸腔容积增大。呼气时，在重力和骨骼肌的作用下，胸廓做相反的运动，使胸腔容积减小。胸腔容积的改变，促成了肺呼吸。

胸廓的形状及大小变化

胸廓的形状及大小有明显的个体差异,与性别、年龄、健康状况和职业等因素有关。新生儿的胸廓呈桶状,横径与前后径大致相等。成年女性的胸廓较男性略短而圆,各径线均较男性小。老年人的胸廓因弹性减小,运动减弱,导致胸廓下塌,从而变得长而扁。佝偻病儿童因缺乏钙盐,骨质疏松,骨易变形,胸廓的前后径增大,胸骨明显突出,形成"鸡胸"。患慢性支气管炎、肺气肿的老年人,因长期咳喘,胸廓各径线增大而形成"桶状胸"。

二、颅骨连结

颅骨连结分为直接连结和间接连结(关节),以直接连结为主要骨连结形式。

(一)直接连结

各颅骨之间借缝、软骨和骨相连结,彼此之间结合较为牢固。

颅顶骨之间留有薄层纤维结缔组织膜,构成缝,有冠状缝、矢状缝、"人"字缝和蝶顶缝等。颅底骨之间的连结是透明软骨连结,如成年前蝶骨体和枕骨基底部之间的蝶枕软骨结合,此外尚有蝶岩软骨结合、岩枕软骨结合等。随着年龄的增长,缝和透明软骨结合均可骨化而成为骨性结合。

(二)颞下颌关节

颞下颌关节 temporomandibular joint 由下颌骨的下颌头和颞骨的下颌窝、关节结节构成(图 2-12)。关节囊松弛,囊外有外侧韧带加强。关节囊内有呈椭圆形的关节盘,上面如鞍状,前凹后凸,与关节结节和下颌窝的形状相对应。关节盘的周缘与关节囊相连,将关节腔分为上、下部。关节囊的前份较薄弱,颞下颌关节易向前脱位。

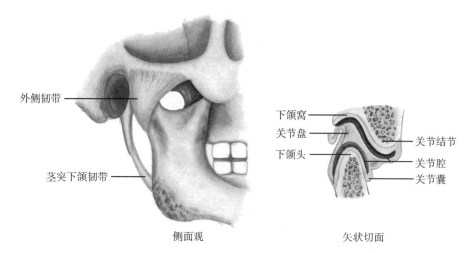

外侧韧带

茎突下颌韧带

下颌窝
关节盘
下颌头
关节结节
关节腔
关节囊

侧面观　　　　矢状切面

图 2-12　颞下颌关节

颞下颌关节属于联合关节,两侧必须同时运动。下颌骨可做上提、下降、前进、后退和侧方运动。其中,下颌骨的上提和下降运动发生在下关节腔;前进和后退运动发生在上关节腔;侧方运动是一侧的下颌头对关节盘做旋转运动,而对侧的下颌头和关节盘一起对关节窝做前进运动。张口是下颌骨下降并伴有前进运动,闭口则是下颌骨上提并伴有下颌头和关节盘一起后退滑回下颌窝的运动,咀嚼是下颌骨的反复侧方运动。

颞下颌关节运动中相互碰撞和张口过大、韧带松弛时，下颌头可滑至关节结节前方而不能退回下颌窝，导致颞下颌关节脱位。

第三节　四肢骨连结

四肢骨连结以间接连结（关节）为主，可分为上肢骨连结和下肢骨连结。其中，上肢关节运动以灵活性为主，下肢关节运动以稳定性为主。

一、上肢骨连结

（一）上肢带连结

1. 胸锁关节 sternoclavicular joint　是上肢骨与躯干骨之间连结的唯一关节（图2-10），由锁骨的胸骨端和胸骨的锁切迹、第1肋软骨的上面构成。关节囊坚韧，由胸锁前、后韧带和锁间韧带、肋锁韧带等囊外韧带加强。囊内有纤维软骨形成的关节盘，将关节腔分为外上部和内下部。关节盘使关节头和关节窝相适应。胸锁关节允许锁骨外侧端向前、后运动和向上、下运动，并绕冠状轴做微小的旋转和环转运动。胸锁关节的活动度虽小，但以此关节为支点则增大了上肢的活动范围。

2. 肩锁关节 acromioclavicular joint　由锁骨的肩峰端和肩峰的关节面构成（图2-11），是肩胛骨活动的支点，关节的活动度小。

3. 喙肩韧带 coracoacromial ligament　是连于肩胛骨的喙突和肩峰之间的三角形扁韧带（图2-14），与喙突、肩峰共同构成喙肩弓，架于肩关节上方，有防止肱骨头向上脱位的作用。

（二）自由上肢骨连结

1. 肩关节 shoulder joint　由肱骨头和肩胛骨的关节盂构成（图2-13、图2-14）。

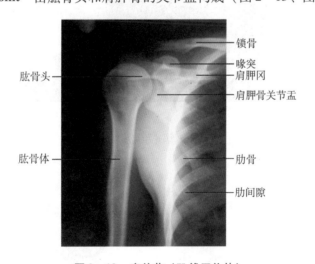

肱骨头 ——

肱骨体 ——

锁骨
喙突
肩胛冈
肩胛骨关节盂

肋骨

肋间隙

图2-13　肩关节（X线正位片）

肱骨头大，关节盂浅而小，虽然关节盂周缘有纤维软骨构成的盂唇来加深关节窝，仍仅能容纳关节头的1/4～1/3。关节囊薄而松弛，其肩胛骨端附着于关节盂缘，肱骨端附着于肱骨解剖颈，在内侧可到达肱骨外科颈。肱二头肌长头腱穿过关节囊，附着于关节盂的盂上结节。关节囊的上壁有喙肱韧带，与冈上肌腱交织在一起并融入关节囊的纤维层。关节囊的前壁和后壁也有许多肌腱加入，以增加关节的稳固性。

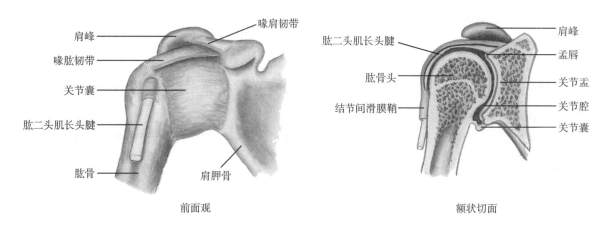

前面观 　　　　　　　　　　　　额状切面

图 2 - 14　肩关节及其韧带

　　肩关节是全身最灵活的关节，可做屈伸、收展、旋转和环转运动。关节囊的下壁相对薄弱，故肩关节脱位时肱骨头常从下部滑出，发生前下方脱位。

　　2. 肘关节 elbow joint　由肱骨下端和桡骨、尺骨上端构成（图 2 - 15、图 2 - 16），包括 3 个关节。①**肱尺关节 humeroulnar joint**：由肱骨滑车和尺骨滑车切迹构成。②**肱桡关节 humeroradial joint**：由肱骨小头和桡骨头的关节凹构成。③**桡尺近侧关节 proximal radioulnar joint**：由桡骨环状关节面和尺骨桡切迹构成。

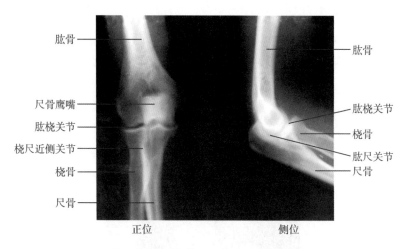

正位 　　　　　　　　　侧位

图 2 - 15　肘关节（X 线正、侧位片）

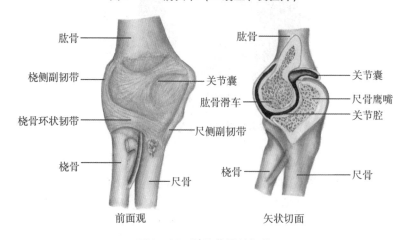

前面观 　　　　　　　　　矢状切面

图 2 - 16　肘关节及其韧带

上述 3 个关节包裹在一个关节囊内，肘关节囊的前、后壁薄而松弛，侧壁厚而紧张，并有**桡侧副韧带 radial collateral ligament** 和**尺侧副韧带 ulnar collateral ligament** 加强。位于桡骨头周围的**桡骨环状韧带 annular ligament of radius**，其两端附着于尺骨桡切迹的前、后缘，与尺骨桡切迹共同形成一个上口大、下口小的骨纤维环，容纳桡骨头以防止桡骨头脱出。幼儿 4 岁以前，桡骨头尚在发育之中，若桡骨环状韧带松弛，在肘关节伸直位用力牵拉前臂时，桡骨头易被桡骨环状韧带卡住，或桡骨环状韧带部分夹于肱骨与桡骨之间，从而发生桡骨小头半脱位。

肘关节囊的后壁最薄弱，故常见桡、尺骨向后脱位。肘关节的运动以肱尺关节为主，主要做屈、伸运动。肱桡关节、桡尺近侧关节和桡尺远侧关节联合，可使前臂做旋前和旋后运动。

3. 桡尺骨连结　桡、尺骨借桡尺近侧关节、桡尺远侧关节和前臂骨间膜相连（图 2 - 17）。

（1）**前臂骨间膜 interosseous membrane of forearm** 是连结于桡、尺骨的骨间缘之间的坚韧纤维膜，纤维方向自桡骨斜向下内侧到达尺骨。

（2）**桡尺远侧关节 distal radioulnar joint**　由尺骨头环状关节面和桡骨的尺切迹构成，关节囊松弛，附着于关节周缘。

桡尺近侧关节和桡尺远侧关节是联合关节，前臂可做旋转运动，其旋转轴为通过桡骨头中心至尺骨头中心的连线。运动时，桡骨头在原位自转，桡骨下端围绕尺骨头旋转，实际上只是桡骨做旋转运动。

4. 手关节 joints of hand　包括桡腕关节、腕骨间关节、腕掌关节、掌骨间关节、掌指关节和指骨间关节（图 2 - 18）

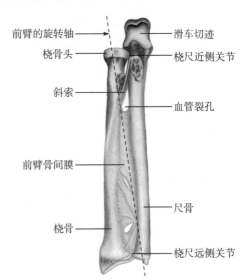

图 2 - 17　前臂骨连结

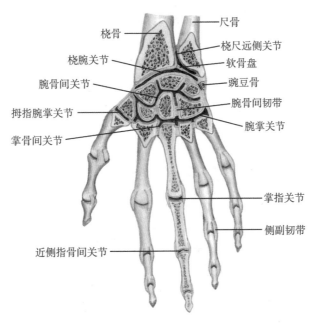

图 2 - 18　手关节（冠状切面）

（1）**桡腕关节 radiocarpal joint** 又称**腕关节 wrist joint**，由手舟骨、月骨和三角骨的近侧关节面作为关节头，桡骨的腕关节面和尺骨头下方的纤维软骨盘作为关节窝构成。关节囊松弛，关节的前、后方和两侧均有韧带加强，其中，掌侧韧带最为坚韧，因而腕部的后伸运动受限。桡腕关节可做屈、伸、收、展和环转运动。

（2）**腕骨间关节 intercarpal joint** 是相邻各腕骨之间构成的关节，各腕骨之间借韧带连结成一个整体，各关节腔彼此相通，仅能做轻微的滑动和转动。

（3）**腕掌关节 carpometacarpal joint** 由远侧列腕骨和5个掌骨底构成，除拇指和小指的腕掌关节外，其余各指的腕掌关节运动范围极小。

拇指腕掌关节 carpometacarpal joint of thumb 由大多角骨和第1掌骨底构成，属于鞍状关节，为人类及灵长目动物所特有。关节囊厚而松弛，可做屈、伸、收、展、环转和对掌运动，对掌运动是拇指向掌心，拇指尖与其余4指尖掌侧面相接触的运动，这一运动加深了手掌的凹陷，是人类进行握持和精细操作时所必需的主要动作。

（4）**掌骨间关节 intermetacarpal joint** 是第2～5掌骨底相互之间的平面关节，关节腔与腕掌关节腔相通。

（5）**掌指关节 metacarpophalangeal joint** 由掌骨头和近节指骨底构成，共5个。关节囊薄而松弛，其前、后方均有韧带加强，掌侧韧带较坚韧，并含有纤维软骨板。关节囊的两侧有侧副韧带，从掌骨头两侧延伸向下，附着于指骨底两侧，此韧带在屈指时紧张，伸指时松弛。当手指处于伸位时，掌指关节可做屈、伸、收、展和环转运动，环转运动因受韧带限制而幅度较小。当掌指关节处于屈位时，仅允许做屈、伸运动。手指的收、展是以通过中指的正中线为准，向中线靠拢为收，远离中线为展。握拳时，掌指关节显露于手背的凸出处是掌骨头。

（6）**指骨间关节 interphalangeal joint** 由各指相邻2节指骨的底和滑车构成，共9个。关节囊松弛，两侧有韧带加强，仅能做屈、伸运动。

二、下肢骨连结

（一）下肢带连结

1. 骶髂关节 sacroiliac joint 由骶骨的耳状面和髂骨的耳状面构成，关节面凸凹不平，彼此结合紧密。关节囊紧张，有骶髂前、后韧带加强（图2-19）。骶髂关节具有相当大的稳固性，以适应支持体重的功能。在妊娠妇女，其活动度可稍增大。

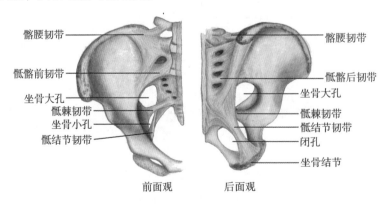

图2-19 骨盆的韧带

2. 髋骨与脊柱之间的韧带连结　髋骨与脊柱之间的韧带如下（图 2 – 19）。①**髂腰韧带 iliolumbar ligament**：由第 5 腰椎横突横行放散至髂嵴的后上部。②**骶结节韧带 sacrotuberous ligament**：起自骶、尾骨的侧缘，呈扇形，集中附着于坐骨结节内侧缘。③**骶棘韧带 sacrospinous ligament**：起自骶、尾骨侧缘，呈三角形，止于坐骨棘。

骶棘韧带和坐骨大切迹围成**坐骨大孔 greater sciatic foramen**，骶棘韧带、骶结节韧带和坐骨小切迹围成**坐骨小孔 lesser sciatic foramen**，内有骨骼肌、血管和神经等自盆腔经坐骨大孔到达臀部，再经坐骨小孔到达会阴。

3. 耻骨联合 pubic symphysis　由两侧耻骨联合面借纤维软骨构成的耻骨间盘连结构成。耻骨间盘中往往出现一个矢状位的裂隙，女性较男性厚，裂隙也较大，孕妇和经产妇尤为显著。在耻骨联合的上、下方，分别有连结两侧耻骨的耻骨上韧带和耻骨弓状韧带。耻骨联合的活动甚微，但在分娩过程中，耻骨间盘中的裂隙增宽，以增大骨盆的径线。

4. 髋骨的固有韧带　亦即闭孔膜，封闭闭孔并为盆腔内、外骨骼肌提供附着处。闭孔膜的上部和闭孔沟围成闭膜管，内有神经、血管通过。

5. 骨盆 pelvis　由左、右髋骨和骶、尾骨及其连结构成（图 2 – 20），自骶骨岬向两侧经弓状线、耻骨梳、耻骨结节至耻骨联合上缘构成**界线 terminal line**，将盆腔分为上方的大骨盆（假骨盆）和下方的小骨盆（真骨盆）。

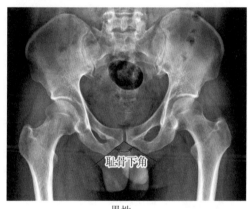

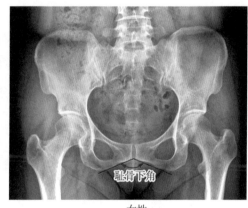

男性　　　　　　　　　　　　　　　　女性

图 2 – 20　男、女性骨盆（X 线正位片）

小骨盆是大骨盆向下延伸的骨性狭窄部，可分为骨盆上、下口和骨盆腔。骨盆上口由界线围成，呈圆形或卵圆形。骨盆下口由尾骨尖、骶结节韧带、坐骨结节、坐骨支、耻骨下支和耻骨联合下缘围成，呈菱形。坐骨支和耻骨下支连成**耻骨弓 pubic arch**，两侧耻骨弓之间的夹角，称**耻骨下角 subpubic angle**。小骨盆的上、下口之间为骨盆腔（固有盆腔），在女性是胎儿娩出的通道，其中轴为骨盆轴，分娩时胎儿沿此轴娩出。

在人类全身骨骼中，性别差异最显著的是骨盆。女性骨盆的特点主要与妊娠、分娩有关，男、女性的骨盆形态约在 10 岁以后出现差异。女性骨盆的外形宽而短，骨盆上口较宽大，近似呈圆形，骨盆腔的形态呈圆桶状，骨盆下口较大，耻骨下角为 90°～100°；男性骨盆窄而长，骨盆上口较小，呈心形，骨盆腔的形态呈漏斗状，骨盆下口较小，耻骨下角为 70°～75°。

骨盆是躯干与自由下肢骨之间的骨性成分，起着传递重力和支持、保护盆腔脏器的作用。

骨盆倾斜度

　　骨盆的位置可因人体姿势不同而变动。人体直立时，骨盆向前倾斜，骨盆上口的平面与水平面构成50°～55°角（在女性约60°角），称骨盆倾斜度。骨盆倾斜度的增减将影响脊柱的弯曲，如倾斜度增大则重心前移，必然导致腰曲前凸增大，反之则腰曲前凸减小。

（二）自由下肢骨连结

1. 髋关节 hip joint　由髋臼和股骨头构成（图2-21）。

　　股骨头大，髋臼深，髋臼周缘附着的纤维软骨构成髋臼唇，髋臼切迹被髋臼横韧带封闭。关节囊坚韧致密，向上附着于髋臼周缘及髋臼横韧带，向下附着于股骨颈，前面到达转子间线，后面包裹股骨颈的内侧2/3，故股骨颈骨折有囊内、外骨折之分。关节囊周围有韧带加强。①髂股韧带：位于关节囊的前方，最为强大，起自髂前下棘，呈"人"字形向下经关节囊的前方，止于转子间线，可限制大腿过伸，维持人体直立姿势。②股骨头韧带 ligament of femoral head：位于关节囊内，连于股骨头凹和髋臼横韧带之间，被滑膜覆盖，内有营养股骨头的血管。③耻股韧带：位于关节囊内侧壁，自耻骨上支向外下融合于关节囊前下壁，可限制大腿的外展和旋外运动。④坐股韧带：位于关节囊的后部，起自坐骨体，斜向外上与关节囊融合，附着于大转子根部，可限制大腿的旋内运动。

　　髋关节可做屈伸、收展、旋转和环转运动。由于股骨头深藏于髋臼内，关节囊相对紧张而坚韧，且受多条韧带限制，其运动幅度远不及肩关节，因而具有较大的稳固性，以适应其承重和行走功能。髋关节囊的后下部相对较薄弱，脱位时股骨头易向后下方脱出。

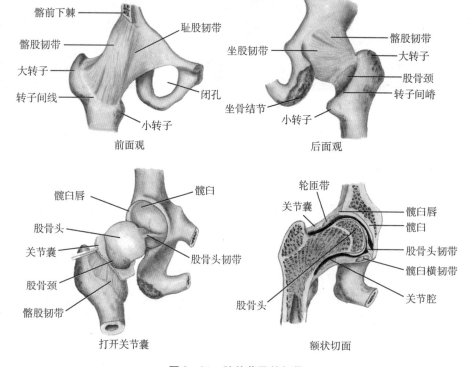

图2-21　髋关节及其韧带

2. 膝关节 knee joint　由股骨下端、胫骨上端和髌骨构成（图2-22、图2-23），是人体最大、最复杂的关节。

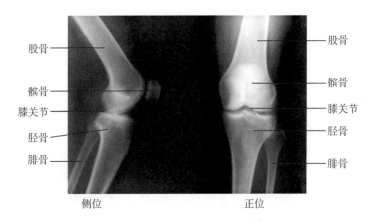

图 2 - 22　膝关节（X 线正、侧位片）

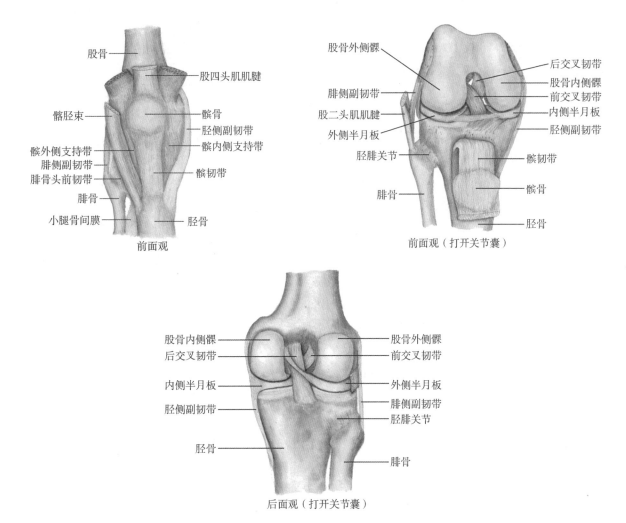

图 2 - 23　膝关节及其韧带

　　股骨的内、外侧髁分别与胫骨的内、外侧髁相对，关节囊薄而松弛，周围有韧带加固。①**髌韧带 patellar ligament**：位于关节囊的前方，是股四头肌肌腱的中央部纤维索，自髌骨向下，止于胫骨粗隆，髌韧带扁平而强韧，其浅层纤维越过髌骨连于股四头肌肌腱。②**腓侧副韧带 fibular collateral ligament**：位于关节囊外侧，为条索状坚韧的纤维索，起自股骨外上髁，向下延伸至腓骨头。③**胫侧副韧带 tibial collateral ligament**：位于关节囊内侧，呈宽扁束状，起自股骨内上髁，向下附着于胫骨内侧髁，与关节囊和内侧半月板紧密结合。

交叉韧带位于膝关节囊内，被滑膜覆盖，根据起点位置分为前、后交叉韧带。**前交叉韧带 anterior cruciate ligament** 起自胫骨髁间隆起的前方，与外侧半月板的前角相愈着，斜向后外上方，纤维呈扇形附着于股骨外侧髁的内侧。**后交叉韧带 posterior cruciate ligament** 起自胫骨髁间隆起的后方，斜向前内上方，附着于股骨内侧髁的外侧。交叉韧带可防止胫骨向前、后移位，前交叉韧带在伸膝时紧张，可防止胫骨前移；后交叉韧带在屈膝时紧张，可防止胫骨后移。

半月板是衬垫在股骨内、外侧髁与胫骨内、外侧髁关节面之间的 2 块呈半月形的纤维软骨板，根据位置分为内、外侧半月板（图 2 - 24）。**内侧半月板 medial meniscus** 较大，呈大写"C"字形，前端窄、后份宽，外缘与关节囊和胫侧副韧带紧密相连。**外侧半月板 lateral meniscus** 较小，呈小写"c"字形，外缘亦与关节囊相连。

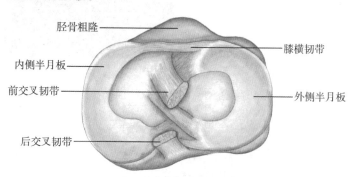

图 2 - 24　膝关节的半月板（上面观）

（图中标注：胫骨粗隆、内侧半月板、前交叉韧带、后交叉韧带、膝横韧带、外侧半月板）

膝关节的滑膜层宽阔，在关节囊内覆盖除关节软骨和半月板外的所有结构。滑膜层在髌骨上缘向上突起形成**髌上囊 suprapatellar bursa**。在髌骨下方的中线两侧，部分滑膜层突向关节腔内形成一对**翼状襞 alar folds**，内含脂肪组织，充填于关节腔内的空隙中。

膝关节主要做屈伸运动。由于胫侧副韧带和腓侧副韧带在伸膝时紧张，屈膝时松弛，半屈膝时最松弛，半屈膝位时，允许膝关节做少许旋内和旋外运动。

⇒ **案例引导**

案例　患者，男性，18 岁。3 个月前因踢足球损伤而出现左膝关节疼痛，予冷敷后症状稍有缓解，随后患者反复出现左膝关节疼痛，伴关节不稳，前抽屉试验阳性。经诊断，该患者为前交叉韧带损伤。

讨论　1. 前交叉韧带的起止点和作用是什么？
　　　2. 前交叉韧带在什么情况下易损伤？
　　　3. 前交叉韧带损伤后，为什么会出现"抽屉现象"？

3. 胫腓骨连结　胫、腓骨连结紧密，上端由胫骨外侧髁和腓骨头构成微动的**胫腓关节 tibiofibular joint**（图 2 - 23），两骨干之间有坚韧的小腿骨间膜相连，下端借胫腓前、后韧带构成坚强的胫腓连结。两骨间几乎没有运动。

4. 足关节 joints of foot　包括距小腿关节、跗骨间关节、跗跖关节、跖骨间关节、跖趾关节和趾骨间关节（图 2 - 25）。

（1）距小腿关节 talocrural joint　又称**踝关节 ankle joint**，由胫、腓骨的下端和距骨滑车构成。关节囊的前、后壁薄而松弛，内侧有内侧韧带（三角韧带），是坚韧的三角形纤维索，起自内踝尖，向下呈扇形展开，止于足舟骨、距骨和跟骨；外侧有外侧韧带，由不连续的距腓前韧带、跟腓韧带和距腓后韧带 3 条独立韧带组成，均起自外踝，分别向前、下、后方止于距骨、跟骨（图 2 - 26），均较薄弱。踝关节可做背屈（伸）和跖屈（屈）运动。

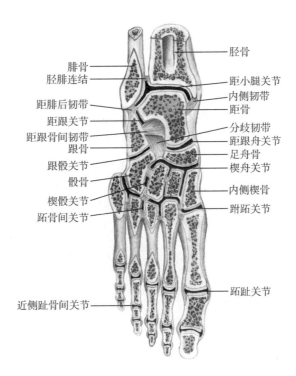

腓骨
胫腓连结
距腓后韧带
距跟关节
距跟骨间韧带
跟骨
跟骰关节
骰骨
楔骰关节
跖骨间关节
近侧趾骨间关节

胫骨
距小腿关节
内侧韧带
距骨
分歧韧带
距跟舟关节
足舟骨
楔舟关节
内侧楔骨
跗跖关节
跖趾关节

图 2-25　足关节（斜横切面）

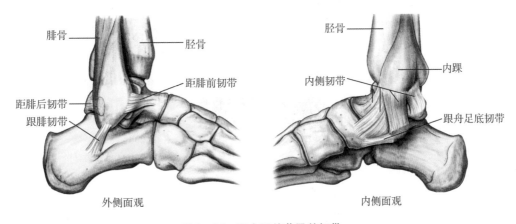

腓骨
距腓后韧带
跟腓韧带

胫骨
距腓前韧带

外侧面观

胫骨
内侧韧带

内踝
跟舟足底韧带

内侧面观

图 2-26　距小腿关节及其韧带

（2）**跗骨间关节 intertarsal joint**　以距跟关节、距跟舟关节和跟骰关节较为重要（图 2-25）。距跟关节和距跟舟关节在功能上是联合关节，运动时，跟骨和足舟骨连同其余的足骨一起对距骨做内翻或外翻运动。足的内侧缘提起，足底转向内侧，称**内翻 varus**。足的外侧缘提起，足底转向外侧，称**外翻 eversion**。内、外翻常与踝关节协同运动，即内翻常伴有足的跖屈，外翻常伴有足的背屈。跟骰关节和距跟舟关节联合构成跗横关节，呈横位的"S"字形，临床上常可沿此线进行足的离断。跗骨之间借许多坚强的韧带相连结，如跟舟足底韧带和分歧韧带。跟舟足底韧带为宽而肥厚的纤维带，位于足底，连于跟骨和足舟骨之间（图 2-26），对维持足的内侧纵弓起着重要作用；分歧韧带呈"Y"字形，起自跟骨前部的背面，向前方分为 2 股，分别止于足舟骨和骰骨。

（3）**跗跖关节 tarsometatarsal joint**　由 3 块楔骨、骰骨前端和 5 块跖骨底构成，可做轻微滑动。

（4）**跖骨间关节 intermetatarsal joint**　由第 2～5 跖骨底的相邻面构成，属于平面关节，连结紧密，活动甚微。

（5）**跖趾关节 metatarsophalangeal joint**　由跖骨头和近节趾骨底构成，可做轻微的屈、伸、收、展运动。

（6）**趾骨间关节 interphalangeal joint**　由各趾相邻的 2 节趾骨的底和滑车构成，可做屈、伸运动。

5. 足弓 arch of foot　由跗骨和跖骨及其连结构成，可分为前后方向的内、外侧纵弓和内外侧方向的横弓（图 2-27）。内侧纵弓由跟骨、距骨、足舟骨、3 块楔骨和内侧的 3 块跖骨连结构成，弓的最高点为距骨头。外侧纵弓由跟骨、骰骨和外侧的 2 块跖骨连结构成，弓的最高点为骰骨。外侧纵弓的活动度较小，适于传递重力和推力。横弓由骰骨、3 块楔骨和跖骨连结构成，弓的最高点为中间楔骨。

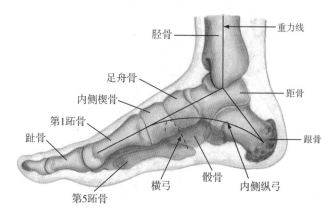

图 2-27　足弓

足弓是人类站立、行走和负重的重要装置。站立时以跟骨结节、第 1 跖骨头和第 5 跖骨头这 3 点着地，保证其稳定性。在行走和跳跃时，足弓可发挥弹性和缓冲震荡的作用，同时也可保护通过足底的血管、神经免受压迫。如果维持正常足弓的肌腱、韧带等损伤，足弓就会塌陷而形成扁平足。

目标检测

答案解析

1. 简述关节的运动轴数目、关节面形态与关节运动的关系。
2. 简述全身主要关节的分类及运动。
3. 简述椎间盘的形态变化及其易脱出的原因。
4. 简述颞下颌关节的构造特点、运动及常见损伤。
5. 比较肩关节和髋关节构造及运动的异同点。
6. 简述骨盆的构成、分部、性别差异及功能。
7. 简述膝关节在踢足球中易发生半月板破裂的原因。

（张少杰）

书网融合……

本章小结

微课

标本图片

题库

第三章　肌　学

PPT

📖 **学习目标**

1. 掌握　骨骼肌的分类、构造和起止点；咀嚼肌的名称、位置及作用；胸锁乳突肌的位置、起止及作用；胸大肌、前锯肌和肋间肌的位置、起止及作用；膈肌和腹前外侧群肌的位置、结构特点及作用；三角肌、肱二头肌和肱三头肌的位置、起止及作用；臀大肌、股四头肌和小腿三头肌的位置、起止及作用。

2. 熟悉　骨骼肌的配布；斜角肌间隙的围成及通过结构；背阔肌和斜方肌的位置、起止及作用；上肢带肌的位置、组成及作用；臂肌和前臂肌的分群、位置及作用；髋肌的位置、组成及作用；大腿肌和小腿肌的分群、组成及作用。

3. 了解　骨骼肌的命名；表情肌的组成、分布特点及作用；颈肌的组成、位置及作用；腹肌的分群及组成；手肌的分群、组成及作用；足肌的分群、位置及作用；主要的肌性标志。

4. 学会骨骼肌的识别方式和重要肌性标志的触摸方法，具备分析骨骼肌的作用及损伤后对关节运动影响的能力。

第一节　总　论

肌 muscle 根据结构及功能，分为骨骼肌、心肌和平滑肌 3 类。骨骼肌是运动系统的动力部分，一般均附着于骨，可随人的意志而活动，故称随意肌。心肌和平滑肌不受人的意志支配，属于不随意肌。心肌是构成心壁的主要结构，平滑肌主要分布于内脏的中空性器官和血管壁。

骨骼肌在人体内分布极为广泛，有 600 多块，约占体重的 40%。每块肌均具有一定的形态、结构、位置和辅助装置，有丰富的血管、淋巴管和神经分布，具有一定的功能，因此，每块肌均可视为一个器官。

一、肌的构造和形态

骨骼肌由**肌腹 muscle belly** 和**肌腱 tendon** 两部分构成。肌腹主要由肌纤维（肌细胞）构成，色红、柔软，有收缩能力。肌的外面覆盖有结缔组织，称肌外膜，由肌外膜发出若干纤维隔伸入肌腹内，将其分隔成较小的肌束；包裹肌束的结缔组织，称肌束膜；肌束内，每条肌纤维包裹有一层薄的结缔组织膜，称肌内膜。供应肌的血管、神经和淋巴管等沿着这些结缔组织深入肌内。肌腱位于肌的两端，附着于骨，主要由平行排列致密的胶原纤维束构成，色白、强韧，无收缩功能，但能抵抗较大的张力。

肌的形态多样，按照外形分为长肌、短肌、扁肌和轮匝肌 4 类（图 3-1）。**长肌 long muscle** 多分布于四肢和颈部，收缩时显著缩短，故能产生大幅度的运动。有些长肌有 2 个以上的起始头，然后再会合形成一个肌腹，分别称为二头肌、三头肌、四头肌；有些长肌的肌腹被中间腱划分成 2 个以上的肌腹，如二腹肌。**短肌 short muscle** 多分布于躯干部的深层，具有明显的节段性，收缩幅度较小。**扁肌 flat muscle** 多分布于躯干部的浅层和头部，除具有运动功能外，还兼有保护内脏器官的作用。扁肌的肌腱呈薄膜状，称**腱膜 aponeurosis**。**轮匝肌 orbicular muscle** 分布于面部孔裂的周围，由环形的肌纤维构成，收缩时可关闭孔裂，如眼轮匝肌。

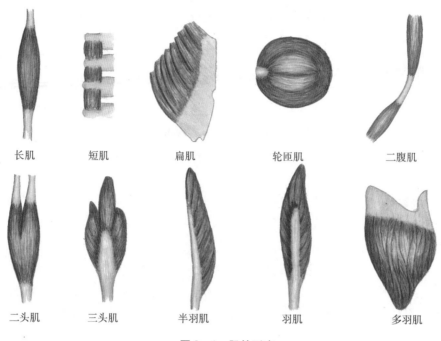

长肌	短肌	扁肌	轮匝肌	二腹肌
二头肌	三头肌	半羽肌	羽肌	多羽肌

图 3 - 1　肌的形态

二、肌的起止、配布和作用

骨骼肌通常以两端附着于 2 块或 2 块以上的骨，中间跨过一个或多个关节。肌收缩时，两骨彼此靠近或分离而产生运动，其中一块骨的位置相对固定，而另一块骨相对移动。肌在固定骨上的附着点，称**起点 origin** 或定点；在移动骨上的附着点，称**止点 insertion** 或动点（图 3 - 2）。通常把靠近躯体正中矢状面或四肢近侧端的附着点作为起点，反之为止点。肌在骨上的定点（起点）、动点（止点）是相对的，在一定条件下可以互换。如胸大肌起自胸廓，止于肱骨，收缩时使上肢向胸廓靠拢，但在做引体向上动作时，胸大肌的起、止点转换，收缩时使胸廓向上肢靠拢，从而牵拉胸廓做向上运动。

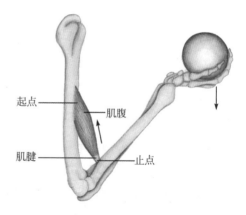

图 3 - 2　肌的起、止点

肌在关节周围的配布方式与关节的运动轴密切相关，即在一个运动轴的相对侧至少配布有 2 组作用相反的肌或肌群。单轴关节通常配布有 2 组肌，如肘关节前方的屈肌组和后方的伸肌组，从而完成肘关节的屈伸运动；双轴关节周围通常有 4 组肌，如桡腕关节除有屈、伸肌组外，还配布有内收和外展肌组；三轴关节周围配布有 6 组肌，如肩关节除有屈伸、收展肌组外，还有旋内和旋外组肌。此外，一块肌如与 2 个以上的运动轴或关节运动有关，即可产生 2 个以上的动作，如三角肌除外展肩关节外，前部肌束还可使肩关节前屈和旋内；缝匠肌跨过髋关节和膝关节的前方，既能屈髋关节，也能屈膝关节。

通常完成一种动作需要许多肌参加，但各肌起着不同的作用。如屈肘关节时，肱二头肌和肱肌是主要肌，提供原动力，称**原动肌 agonist**；前臂的肱桡肌等协助屈肘关节，称**协同肌 synergist**；肱三头肌与肱二头肌、肱肌相拮抗，称**拮抗肌 antagonist**；还有一些肌起着固定附近一些关节的作用，以防止原动肌产生不必要的动作，如斜方肌、菱形肌等使肩胛骨固定于脊柱，称**固定肌 fixator**。同一块肌在不同情况下，既可以是原动肌，也可以是协同肌、拮抗肌或固定肌，在神经系统的统一支配下，彼此协调，互相配合，共同完成关节的各种运动。

三、肌的命名法

肌的命名方法有多种，主要如下。①按照形状，如斜方肌、三角肌等。②按照位置，如冈上肌、冈下肌、肋间肌等。③按照起止点，如胸锁乳突肌、胸骨舌骨肌等。④按照形态结构和部位，如肱二头肌、股四头肌等。⑤按照大小和位置，如胸大肌、腰大肌等。⑥按照作用，如旋后肌、肩胛提肌等。⑦按照位置和肌束方向，如腹外斜肌、腹横肌等。

四、肌的辅助装置

肌的辅助装置位于骨骼肌的周围，包括筋膜、滑膜囊、腱鞘和籽骨等，具有保持骨骼肌的位置、减小运动时的摩擦和保护等功能。

⊕ 知识链接

滑膜囊和腱鞘的构造及临床意义

1. 滑膜囊 synovial bursa 是封闭的结缔组织小囊，壁薄，内有滑液，多位于肌腱与骨面相接触处，以减少二者之间的摩擦。有的滑膜囊在关节附近与关节腔相通。滑膜囊炎症可影响局部的运动功能。

2. 腱鞘 tendinous sheath 是套在长肌肌腱外面的鞘管（图3-3），存在于腕部、踝部、手指和足趾等活动较大的部位。腱鞘分为两层。外层是纤维层（腱纤维鞘），为深筋膜增厚形成的骨性纤维性管道，对肌腱起滑车和约束作用。内层是滑膜层（腱滑膜鞘），是由滑膜构成的双层圆筒形的鞘，又可分为脏、壁层。脏层包裹于肌腱表面，壁层紧贴于腱纤维鞘的内面。脏、壁层之间含有少量滑液，使肌腱在滑膜腔内自由滑动。若手指不恰当地做长期、过度且快速的活动，可导致腱鞘损伤，产生疼痛并影响肌腱的滑动，称腱鞘炎。

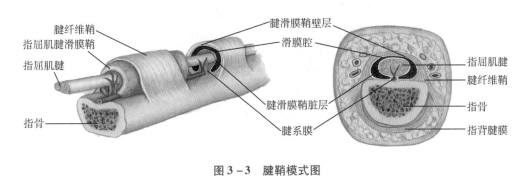

图3-3 腱鞘模式图

第二节 头 肌

头肌分为面肌和咀嚼肌两部分。

一、面肌

面肌 facial muscle 为扁薄的皮肌，其位置表浅，起自颅骨，止于面部皮肤，主要分布于面部的眼裂、口裂和鼻孔周围，可分为环形肌和辐射状肌。面肌有闭合或开大孔裂的作用，同时牵动面部皮肤显示喜怒哀乐等各种表情，故也称表情肌（图3-4）。

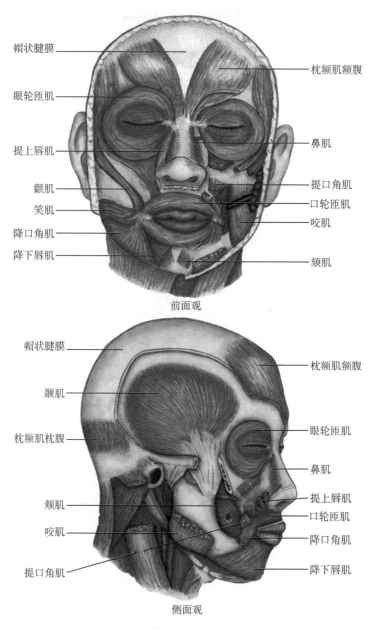

图3-4　头肌

1. 颅顶肌　扁阔而薄，左、右各有一块**枕额肌 occipitofrontalis**，由2个肌腹和中间的帽状腱膜构成。前方的肌腹位于额部皮下，称额腹，止于眉部皮肤；后方的肌腹位于枕部皮下，称枕腹，起自枕骨。枕额肌与颅部皮肤和浅筋膜紧密结合构成头皮，与深部的骨膜之间有疏松结缔组织分隔，故头皮可在颅骨表面移动，若遇外伤，常在帽状腱膜深面形成血肿或撕脱。枕腹收缩，可向后牵拉帽状腱膜使其紧张；额腹收缩，可提眉并使额部皮肤出现皱纹。

2. 眼轮匝肌 orbicularis oculi　位于眼裂周围，呈扁椭圆形，可分为眶部、睑部和泪囊部。作用：

使眼裂闭合。泪囊部纤维也可扩张泪囊，有利于泪液的引流（图 3 – 5）。

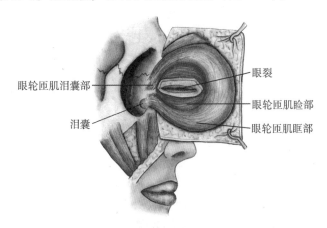

图 3 – 5　眼轮匝肌泪囊部与泪囊的关系

3. 口周围肌　包括环形肌和辐射状肌。环绕口裂的环形肌，称**口轮匝肌 orbicularis oris**，收缩时关闭口裂。辐射状肌分别位于唇的上、下方，有提上唇肌、降下唇肌、颧大肌等，能够上提上唇、降下唇或拉口角向上、下方或外侧。**颊肌 buccinator** 位于面颊的深部，紧贴口腔侧壁，收缩时使颊部贴紧牙和牙龈，协助咀嚼和吸吮；与口轮匝肌共同作用，可做吹口哨动作。

4. 鼻肌　不发达，为几块扁薄小肌，分布于鼻孔周围，有开大或缩小鼻孔的作用。

二、咀嚼肌

咀嚼肌 masticatory muscles 共 4 对，包括咬肌、颞肌、翼内肌和翼外肌（图 3 – 4、图 3 – 6），配布于颞下颌关节周围，参与咀嚼运动。

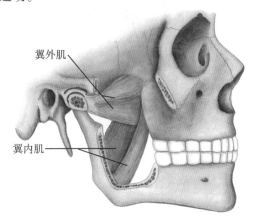

图 3 – 6　翼内肌和翼外肌

1. 咬肌 masseter　起自颧弓的下缘和内面，斜向后下，止于咬肌粗隆。作用：上提下颌骨。

2. 颞肌 temporalis　起自颞窝，肌束呈扇形向下会聚，经颧弓的深面，止于下颌骨的冠突。作用：上提下颌骨，后部肌纤维拉下颌骨向后方。

3. 翼内肌 medial pterygoid　起自翼突窝，向下外侧止于下颌角内面的翼肌粗隆。作用：上提下颌骨，并拉下颌骨向前。

4. 翼外肌 lateral pterygoid　位于颞下窝内，起自蝶骨大翼的下面和翼突的外侧板，向后外侧止于下颌颈。作用：单侧收缩使下颌骨移向对侧，双侧收缩使下颌骨前移并张口。

咬肌、颞肌和翼内肌协同作用可上提下颌骨，使上、下颌牙互相咬合从而闭口；翼外肌和舌骨上肌群协同作用可张口。一侧翼外肌、翼内肌协同作用，使下颌骨做侧方运动；两侧翼内肌、翼外肌交替作用，使下颌骨做反复的侧方运动，即研磨。

第三节 颈 肌

颈肌按照位置，分为颈浅肌和颈外侧肌、颈前肌、颈深肌3群。

一、颈浅肌和颈外侧肌

1. 颈阔肌 platysma 位于颈部的浅筋膜中，是扁阔的皮肌，起自胸大肌和三角肌表面的筋膜，向上止于口角。作用：拉口角向下，并使颈部皮肤出现皱褶。

2. 胸锁乳突肌 sternocleidomastoid 斜列于颈部两侧，在颈部形成明显的肌性标志。起自胸骨柄和锁骨的胸骨端，两头会合斜向后上方，止于颞骨的乳突（图3-7）。作用：一侧肌收缩使头部向同侧倾斜，面部转向对侧；两侧同时收缩，可使头部后仰。

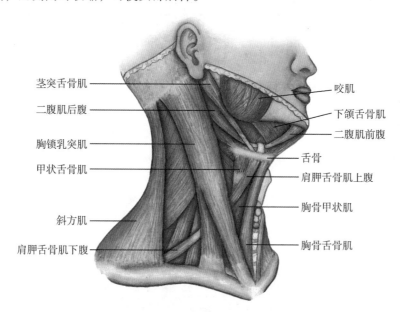

图3-7 颈肌（侧面观）

二、颈前肌

颈前肌包括舌骨上、下肌群。

（一）舌骨上肌群

位于舌骨与下颌骨之间，每侧有4块肌（图3-7、图3-8）。

1. 二腹肌 digastric 位于下颌骨的下方，有前、后2个肌腹。前腹起自下颌骨的二腹肌窝，斜向后下方；后腹起自乳突内侧，斜向前下方。前、后肌腹以中间腱相连，借筋膜形成滑车系于舌骨。

2. 下颌舌骨肌 mylohyoid 位于二腹肌前腹的深面，起自

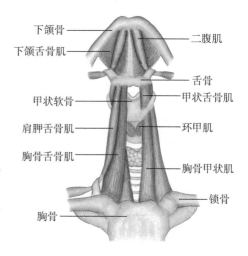

图3-8 舌骨上、下肌群

下颌骨，止于舌骨（图3-9），较薄，与对侧肌在正中线会合，封闭口腔底。

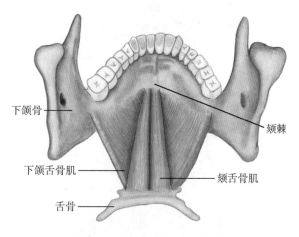

图3-9 口底部肌（后上面观）

3. 茎突舌骨肌 stylohyoid 位于二腹肌后腹的上方，并与其伴行，起自茎突，止于舌骨（图3-7）。

4. 颏舌骨肌 geniohyoid 位于下颌舌骨肌的深面，起自颏棘，止于舌骨（图3-9）。

舌骨上肌群的作用：上提舌骨，使舌升高，推挤食团入咽。当舌骨固定时，下颌舌骨肌、颏舌骨肌和二腹肌前腹均能拉下颌骨向下而张口。

（二）舌骨下肌群

舌骨下肌群在舌骨下方正中线的两侧，位于喉、气管和甲状腺的前方。每侧有4块肌，可分为浅、深层排列（图3-7、图3-8），各肌均按照起止命名。

1. 胸骨舌骨肌 sternohyoid 是薄片带状肌，位于颈部正中线的两侧，起自胸骨，止于舌骨。

2. 肩胛舌骨肌 omohyoid 位于胸骨舌骨肌的外侧，是细长的带状肌，有上、下2个肌腹，由位于胸锁乳突肌下部深面的中间腱相连。起自肩胛骨，止于舌骨。

3. 胸骨甲状肌 sternothyroid 位于胸骨舌骨肌的深面，起自胸骨，止于甲状软骨。

4. 甲状舌骨肌 thyrohyoid 位于胸骨甲状肌的上方，胸骨舌骨肌的深面，起自甲状软骨，止于舌骨。

舌骨下肌群的作用：下降舌骨和喉，甲状舌骨肌在吞咽时可提喉向上靠近舌骨。

三、颈深肌

颈深肌分为内、外侧群（图3-10）。

1. 外侧群 位于脊柱颈段的两侧，有**前斜角肌 scalenus anterior**、**中斜角肌 scalenus medius** 和**后斜角肌 scalenus posterior**，均起自颈椎横突，前、中斜角肌止于第1肋，后斜角肌止于第2肋。前、中斜角肌和第1肋之间围成**斜角肌间隙 scalenus fissure**，内有锁骨下动脉和臂丛通过。前斜角肌肥厚或痉挛时，可压迫血管和神经产生相应症状，称前斜角肌综合征。

作用：一侧肌收缩，使颈部侧屈；两侧肌同时收缩，可上提第1、2肋，助深吸气。如肋骨固定，则使颈部前屈。

2. 内侧群 位于脊柱颈段的前方，有头长肌和颈长肌等，合称椎前肌。作用：使头部、颈部前屈。

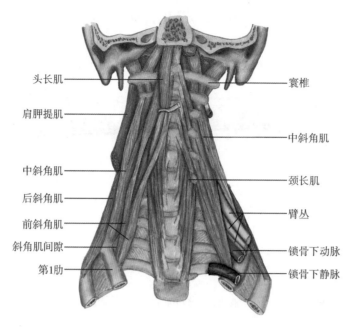

图 3 – 10　颈深肌群

第四节　躯干肌

躯干肌分为背肌、胸肌、膈肌、腹肌和会阴肌。会阴肌（包括盆肌）在"第九章 女性生殖系统"
讲述。

一、背肌

背肌是位于躯干后面的肌群，可分为浅、深层（图 3 – 11）。

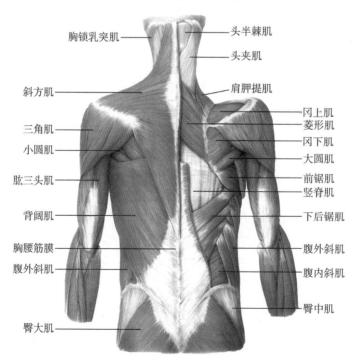

图 3 – 11　背肌

（一）浅层肌

浅层有斜方肌和背阔肌，斜方肌的深面有肩胛提肌、菱形肌和上后锯肌、下后锯肌等。

1. 斜方肌 trapezius 是位于项部和背上部的浅层，呈三角形的扁肌。起自上项线、枕外隆凸、项韧带、第7颈椎和全部胸椎棘突，上部肌束斜向外下方，中部肌束平行向外侧，下部肌束斜向外上方，止于锁骨外侧1/3、肩峰和肩胛冈。作用：使肩胛骨向脊柱靠拢，上部肌束可上提肩胛骨，下部肌束使肩胛骨下降。当肩胛骨固定时，一侧肌收缩可使颈部向同侧屈、面部转向对侧；两侧同时收缩，可使头部后仰。该肌瘫痪时，可出现"塌肩"。

2. 背阔肌 latissimus dorsi 是全身最大的扁肌，位于背部的下半和胸部的后外侧，以腱膜起自下6个胸椎棘突、全部腰椎棘突、骶正中嵴和髂嵴后部等处，肌束向外上方集中，以扁腱止于肱骨小结节嵴。作用：使肱骨内收、旋内和后伸。当上肢上举固定时，可做引体向上。临床上常利用背阔肌制作肌皮瓣或肌瓣以修复大面积组织缺损，或用于肌功能重建、心肌成形术等。

3. 肩胛提肌 levator scapulae 是位于项部两侧和斜方肌的深面，起自上4个颈椎横突，止于肩胛骨的上角。作用：上提肩胛骨。当肩胛骨固定时，可使颈部屈向同侧。

4. 菱形肌 rhomboideus 是位于斜方肌的深面，呈菱形的扁肌，起自第6、7颈椎和第1~4胸椎的棘突，止于肩胛骨的内侧缘。作用：上提肩胛骨并使其向脊柱靠拢。

（二）深层肌

背深层肌位于棘突的两侧，可分为长肌和短肌。长肌的位置较浅，主要有竖脊肌和夹肌。短肌位于深部，有横突棘肌、横突间肌等，呈节段性，能够运动相邻的椎骨，并加强椎骨之间的连结。

1. 竖脊肌 erector spinae 是背肌中最长、最大的肌，纵列于躯干的背面和脊柱两侧的沟内。起自骶骨背面和髂嵴后部，向上分出3股肌束，沿途止于椎骨和肋骨，向上到达颞骨乳突。作用：使脊柱后伸和头部后仰，一侧收缩使脊柱侧屈。

2. 夹肌 splenius 位于斜方肌和菱形肌的深面。起自项韧带下部、第7颈椎棘突和上部胸椎，向上外侧止于颞骨乳突和第1~3颈椎横突。作用：一侧肌收缩使头部转向同侧，两侧收缩使头部后仰。

（三）胸腰筋膜

覆盖于斜方肌和背阔肌表面的深筋膜较薄弱，在腰部包裹竖脊肌和腰方肌的筋膜特别发达，称**胸腰筋膜 thoracolumbar fascia**（图3-12），可分为浅、中和深层。浅层位于竖脊肌的后方，向内侧附着于棘上韧带；向外侧附着于肋角，与背阔肌的腱膜紧密愈合；向下附着于髂嵴。中层分隔竖脊肌和腰方肌，中层和浅层在竖脊肌外侧缘会合，形成竖脊肌鞘。深层覆盖于腰方肌的前方，3层筋膜在腰方肌外侧缘会合，形成腹内斜肌和腹横肌的起始部。由于腰部的活动度大，在剧烈运动中胸腰筋膜常可扭伤，是腰背劳损的病因之一。

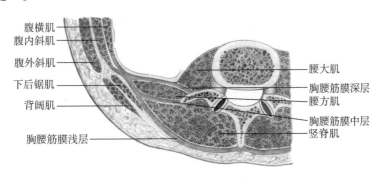

图3-12 胸腰筋膜

二、胸肌

胸肌分为胸上肢肌和胸固有肌。胸上肢肌均起自胸廓外面，止于上肢带骨或肱骨。胸固有肌参与构成胸壁，收缩时运动胸廓（图3-13、图3-14）。

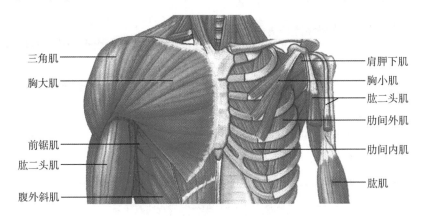

三角肌　　　　　　　　　　　　　　肩胛下肌
胸大肌　　　　　　　　　　　　　　胸小肌
　　　　　　　　　　　　　　　　　肱二头肌
　　　　　　　　　　　　　　　　　肋间外肌
前锯肌　　　　　　　　　　　　　　肋间内肌
肱二头肌
腹外斜肌　　　　　　　　　　　　　肱肌

图3-13　胸肌

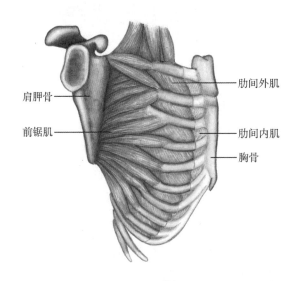

　　　　　　　　　　　　　　　　肋间外肌
肩胛骨
　　　　　　　　　　　　　　　　肋间内肌
前锯肌　　　　　　　　　　　　　　胸骨

图3-14　前锯肌

（一）胸上肢肌

1. 胸大肌 pectoralis major 位置表浅，呈扇形，宽而厚，覆盖于胸廓前壁的大部分。起自锁骨内侧半、胸骨和第1~6肋软骨等处。各部肌束聚合向外侧，以扁腱止于肱骨大结节嵴。作用：使肱骨内收、旋内和前屈。当上肢固定时，可上提躯干做引体向上，也可提肋助吸气。

2. 胸小肌 pectoralis minor 位于胸大肌的深面，呈三角形，起自第3~5肋，向外上方止于肩胛骨的喙突。作用：拉肩胛骨向前下方。当肩胛骨固定时，可上提肋助吸气。

3. 前锯肌 serratus anterior 位于胸廓侧壁，以数个肌齿起自上8个或9个肋骨，肌束斜向后上内侧，经肩胛骨的前方，止于肩胛骨的内侧缘和下角。作用：拉肩胛骨向前紧贴胸廓，下部肌束可使肩胛骨下角旋外，助臂上举。当肩胛骨固定时，可上提肋助深吸气。此肌瘫痪，则肩胛骨下角远离胸廓而突出于皮下，出现"翼状肩"畸形。

（二）胸固有肌

1. 肋间外肌 intercostales externi 位于各肋间隙的浅层，起自上位肋下缘，胸前壁的肌束斜向前内下方，止于下位肋的上缘。肋软骨间隙处，无肋间外肌，由结缔组织形成的肋间外膜替代。作用：提肋助吸气。

2. 肋间内肌 intercostales interni 位于肋间外肌的深面，起自下位肋上缘，胸前壁的肌束斜向内上方，止于上位肋下缘。前部肌束到达胸骨外侧缘；后部肌束仅到达肋角，自此向后被肋间内膜替代。作用：降肋助呼气。

3. 肋间最内肌 intercostales intimi 位于肋间内肌的深层，肌束方向和作用与肌间内肌相同。

三、膈肌 [e] 微课

膈肌 diaphragm 位于胸腔与腹腔之间，是向上膨隆呈穹隆状的阔薄扁肌。膈肌的肌束分为3部分：胸骨部起自剑突后面；肋部起自下6对肋骨和肋软骨；腰部以左、右膈脚起自上2~3个腰椎体。各部肌束向中央移行为**中心腱 central tendon**（图3-15）。

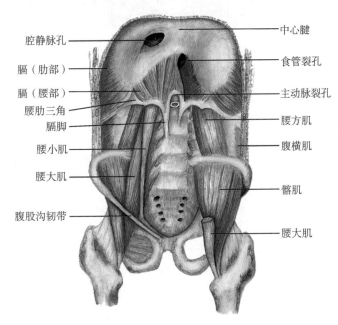

腔静脉孔
膈（肋部）
膈（腰部）
腰肋三角
膈脚
腰小肌
腰大肌
腹股沟韧带

中心腱
食管裂孔
主动脉裂孔
腰方肌
腹横肌
髂肌
腰大肌

图3-15 膈肌和腹后壁肌

膈肌上有3个孔裂。①**主动脉裂孔 aortic hiatus**：位于第12胸椎体的前方，由左、右膈脚和脊柱共同围成，内有主动脉和胸导管通过。②**食管裂孔 esophageal hiatus**：位于主动脉裂孔的左前上方，约平对第10胸椎体，有食管和迷走神经通过。③**腔静脉孔 vena caval foramen**：位于食管裂孔的右前上方，约平对第8胸椎体，有下腔静脉通过。

膈肌是主要的呼吸肌，收缩时膈穹隆下降，胸腔容积扩大，以助吸气；舒张时，膈穹隆上升恢复原位，胸腔容积减小，以助呼气。膈肌和腹肌同时收缩，能够增加腹压，协助排便、呕吐和分娩等活动。

四、腹肌

腹肌位于胸廓与骨盆之间，是腹壁的主要组成部分，按照部位分为前外侧群和后群。

（一）前外侧群

前外侧群肌形成腹腔的前外侧壁，包括腹外斜肌、腹内斜肌、腹横肌和腹直肌（图3-16）。

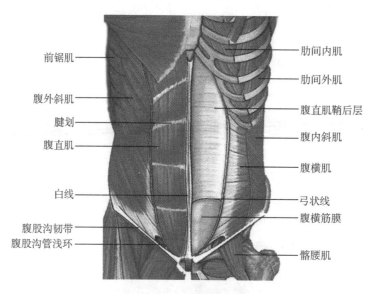

图 3-16　腹前外侧壁肌

前锯肌、腹外斜肌、腱划、腹直肌、白线、腹股沟韧带、腹股沟管浅环

肋间内肌、肋间外肌、腹直肌鞘后层、腹内斜肌、腹横肌、弓状线、腹横筋膜、髂腰肌

1. 腹外斜肌 obliquus externus abdominis　为宽阔的扁肌，位于腹前外侧部的浅层，起始端呈锯齿状，起自下 8 位肋骨的外面，肌束自外上斜向前内下方，后部肌束向下止于髂嵴，上中部肌束向内侧移行为腱膜，经腹直肌的前方，参与构成腹直肌鞘的前层，到达腹正中线止于白线。腹外斜肌腱膜的下缘连于髂前上棘与耻骨结节之间反折增厚，称**腹股沟韧带 inguinal ligament**。腹股沟韧带的内侧端有一小束腱纤维向下后方反折至耻骨梳，称腔隙韧带（陷窝韧带）。腔隙韧带延伸并附着于耻骨梳的部分，称耻骨梳韧带。腹股沟韧带和耻骨梳韧带是腹股沟疝修补术时用于加强腹股沟管壁的重要结构。在耻骨结节的外上方，腹外斜肌腱膜形成三角形的裂孔，称**腹股沟管浅环（皮下环）superficial inguinal ring**。

2. 腹内斜肌 obliquus internus abdominis　位于腹外斜肌的深面，起自胸腰筋膜、髂嵴和腹股沟韧带外侧半，肌束呈扇形，后部肌束几乎垂直上升止于下 3 位肋骨，大部分肌束向前上方移行为腱膜，在腹直肌外侧缘分为前、后层包裹腹直肌，分别参与构成腹直肌鞘的前、后层，在腹正中线止于白线。腹内斜肌的下部肌束呈弓状走行向前下方，跨过精索（或女性子宫圆韧带）后延续为腱膜，再向内侧与腹横肌腱膜会合形成**腹股沟镰 inguinal falx** 或**联合腱 conjoint tendon**，止于耻骨梳内侧端和耻骨结节附近（图 3-17）。腹内斜肌的最下部发出一些细散的肌束，向下包绕精索和睾丸，称提睾肌，收缩时可上提睾丸。

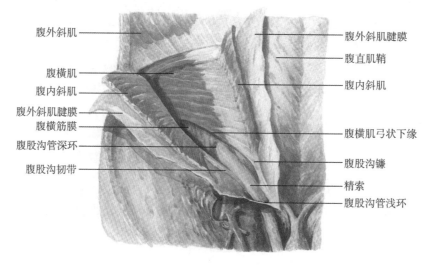

图 3-17　腹前壁下部及其形成的结构

腹外斜肌、腹横肌、腹内斜肌、腹外斜肌腱膜、腹横筋膜、腹股沟管深环、腹股沟韧带

腹外斜肌腱膜、腹直肌鞘、腹内斜肌、腹横肌弓状下缘、腹股沟镰、精索、腹股沟管浅环

3. 腹横肌 transversus abdominis 较薄弱，位于腹内斜肌的深面。起自下6位肋软骨的内面、胸腰筋膜、髂嵴和腹股沟韧带外侧1/3，肌束横行向前移行为腱膜，腱膜经腹直肌后方，参与构成腹直肌鞘的后层，在腹正中线止于白线。腹横肌的最下部分肌束呈弓状跨过精索（或女性子宫圆韧带），并参与形成提睾肌和腹股沟镰。

4. 腹直肌 rectus abdominis 位于腹前壁正中线两旁的腹直肌鞘内，上宽下窄，起自耻骨联合和耻骨嵴，肌束向上止于剑突和第5~7肋软骨前面。肌的全长被3~4条横行的腱划分成多个肌腹，腱划与腹直肌鞘的前层紧密结合。在腹直肌后面，腱划不明显，未与腹直肌鞘的后层愈合。

腹前外侧群肌的作用：共同保护腹腔脏器，维持腹内压，保持腹腔脏器位置的固定；腹肌收缩时，可增加腹压以协助排便、分娩、呕吐和咳嗽等生理功能；也能使脊柱前屈、侧屈和旋转，还可降肋助呼气。

5. 腹直肌鞘 sheath of rectus abdominis 由腹前外侧壁3块扁肌的腱膜包裹腹直肌构成，可分为前、后层（图3-18）。前层由腹外斜肌腱膜和腹内斜肌腱膜的前层构成；后层由腹内斜肌腱膜的后层和腹横肌腱膜构成。在脐下4~5cm处，鞘的后层完全转至腹直肌的前方参与构成鞘的前层，使鞘的后层缺如，下缘游离，呈凸向上方的弧形，称弓状线，此线以下，腹直肌后面与腹横筋膜相贴（图3-16）。

6. 白线 linea alba 位于腹前壁正中线的左、右侧腹直肌鞘之间，由两侧3层扁肌腱膜的纤维交织形成，上方起自剑突，下方止于耻骨联合（图3-16、图3-18）。白线坚韧而缺少血管，脐以上较宽，脐以下变窄成线状。白线的中部有呈圆形的腱性脐环，在胎儿时期有脐血管通过，此处是腹壁的一个薄弱点，如腹腔脏器由此处膨出，可发生脐疝。因白线坚韧而缺少血管，常作为腹部急救手术的入路部位之一。

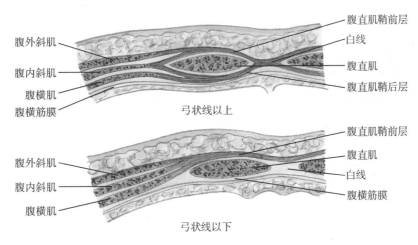

图 3 - 18　腹直肌鞘

（二）后群

后群肌有腰大肌和腰方肌（图3-15），腰大肌在下肢肌中讲述。

腰方肌 quadratus lumborum 位于腹后壁的脊柱两侧，后方有竖脊肌。起自髂嵴，止于第12肋和腰椎横突。作用：下降第12肋，并使脊柱侧屈。

（三）腹股沟管

腹股沟管 inguinal canal 位于腹股沟韧带内侧半的上方，是男性精索或女性子宫圆韧带通过的一条肌肉筋膜裂隙，长4~5cm（图3-17）。腹股沟管有2口、4壁。内口称为**腹股沟管深环（腹环）deep inguinal ring**，位于腹股沟韧带中点上方约1.5cm处，是腹横筋膜向外的突出部；外口即腹股沟管浅环

（皮下环）。前壁是腹外斜肌腱膜和腹内斜肌，后壁是腹横筋膜和腹股沟镰，上壁是腹内斜肌和腹横肌的弓状下缘，下壁是腹股沟韧带。

⊕ **知识链接**

腹股沟三角及腹股沟疝

腹股沟三角又称为海氏三角，位于腹前壁下部，是由腹直肌外侧缘、腹股沟韧带和腹壁下动脉围成的三角形区域。

腹股沟管和腹股沟三角都是腹壁下部的薄弱区。在病理情况下，若腹腔内容物经腹股沟管腹环进入腹股沟管，经浅环突出下降进入阴囊，形成腹股沟斜疝；若腹腔内容物不经过腹环，而是从腹股沟三角处膨出，则形成腹股沟直疝。斜疝多发生于青壮年男性，直疝多发生于老年男性。

第五节 上肢肌

上肢肌分为上肢带肌、臂肌、前臂肌和手肌。

一、上肢带肌

上肢带肌又称为肩肌，配布于肩关节周围，均起自上肢带骨，止于肱骨，能运动肩关节，并能增加关节的稳固性（图 3-19）。

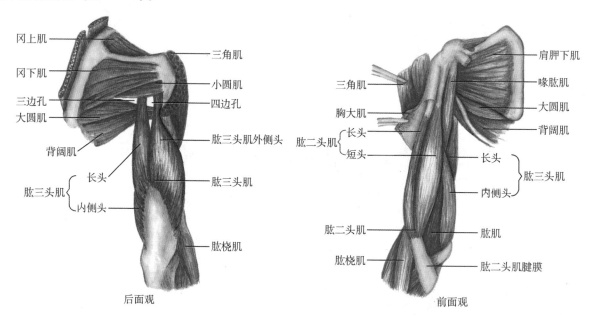

图 3-19 上肢带肌和臂肌

1. 三角肌 deltoid 位于肩部，呈三角形。起自锁骨外侧段、肩峰和肩胛冈，肌束自前、外侧和后方包裹肩关节，逐渐向外下方集中，止于肱骨的三角肌粗隆。肱骨上端被三角肌覆盖，使肩部呈圆隆形。在肩关节脱位或三角肌瘫痪萎缩时，此圆隆消失，出现"方形肩"。三角肌是肌内注射的部位之一。作用：外展肩关节，前部肌束可使肩关节前屈和旋内，后部肌束可使肩关节后伸和旋外。

2. 冈上肌 supraspinatus　位于斜方肌的深面，起自肩胛骨的冈上窝，肌束向外侧经肩峰和喙肩韧带的下方，跨越肩关节上方，止于肱骨大结节的上部。作用：外展肩关节。

3. 冈下肌 infraspinatus　一部分肌被三角肌和斜方肌覆盖，起自冈下窝，肌束向外侧经肩关节的后方，止于肱骨大结节的中部。作用：外旋肩关节。

4. 小圆肌 teres minor　位于冈下肌的下方，起自肩胛骨外侧缘，止于肱骨大结节的下部。作用：外旋肩关节。

5. 大圆肌 teres major　位于小圆肌的下方，起自肩胛骨下角，肌束向上外侧，止于肱骨小结节嵴。作用：内收和内旋肩关节。

6. 肩胛下肌 subscapularis　位于肩胛骨的前方，起自肩胛下窝，经过肩关节前方，止于肱骨小结节。作用：内收和内旋肩关节。

肩胛下肌、冈上肌、冈下肌和小圆肌经过肩关节的前方、上方和后方，有许多腱纤维与关节囊纤维相交织形成**肌腱袖 muscle tendinous cuff**，对肩关节起稳固作用，损伤后可引起疼痛和肩关节运动障碍。

二、臂肌

臂肌位于肱骨的前、后方，以内、外侧肌间隔相分隔。前群为屈肌，后群为伸肌（图 3 – 19）。

（一）前群

前群肌包括浅层的肱二头肌和深层的喙肱肌、肱肌。

1. 肱二头肌 biceps brachii　呈梭形，起端有 2 个头，长头以长腱起自肩胛骨的盂上结节，通过肩关节囊，经结节间沟下行；短头位于内侧，起自肩胛骨的喙突。2 个头在臂部下段会合成一个肌腹，并以一个肌腱止于桡骨粗隆。作用：屈肘关节；当前臂处于旋前位时，能使其旋后；协助屈肩关节。

2. 喙肱肌 coracobrachialis　位于肱二头肌短头的后内侧，起自肩胛骨的喙突，止于肱骨中部的内侧。作用：协助屈和内收肩关节。

3. 肱肌 brachialis　位于肱二头肌下半部的深面，起自肱骨体下半的前面，止于尺骨粗隆。作用：屈肘关节。

（二）后群

肱三头肌 triceps brachii 的起端有 3 个头，长头以长腱起自肩胛骨的盂下结节，外侧头和内侧头分别起自肱骨后面的桡神经沟外上方和内下方的骨面。3 个头向下会合成一个肌腹，以一个扁腱止于尺骨鹰嘴。作用：伸肘关节，长头可使肩关节后伸和内收。

⇨ **案例引导**

　　案例　患者，男性，40 岁。因下雪不慎滑倒，在右上肢伸直位状态下手掌着地，被人扶起后感觉右臂部上段疼痛，上肢不能运动。X 线检查显示：右侧肱骨外科颈骨折，近侧断端向内侧移位，远侧断端呈外展位。

　　讨论　1. 为什么肱骨外科颈易发生骨折？

　　　　　　2. 哪些骨骼肌的牵拉作用导致骨折近侧断端向内侧移位，远侧断端呈外展位？

　　　　　　3. 肱骨外科颈骨折时，常易损伤的神经及相应典型表现是什么？

三、前臂肌

前臂肌位于尺、桡骨的周围，可分为前（屈肌）、后（伸肌）群，大多数是长肌，跨过多个关节，运动前臂和手部。肌腹位于近侧，细长的腱位于远侧，因此，前臂的上半部膨隆，下半部逐渐变细。

（一）前群

前群肌位于前臂的前方和内侧，共9块，可分为4层排列（图3-20、图3-21）。

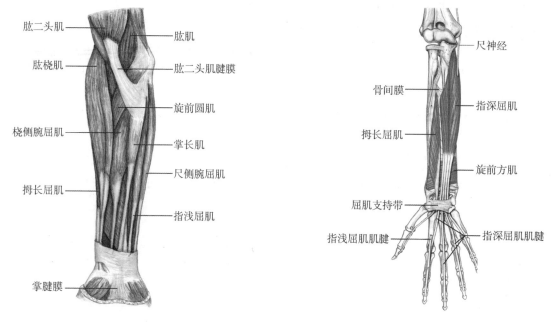

图3-20　前臂前群浅层肌　　　　　　　　　　图3-21　前臂前群深层肌

1. 第1层（浅层）　有5块肌，自桡侧向尺侧依次为**肱桡肌 brachioradialis**、**旋前圆肌 pronator teres**、**桡侧腕屈肌 flexor carpi radialis**、**掌长肌 palmaris longus** 和**尺侧腕屈肌 flexor carpi ulnaris**。肱桡肌起自肱骨外上髁的上方，止于桡骨茎突。作用：屈肘关节。其他4块肌以屈肌总腱起自肱骨内上髁和前臂深筋膜，多以长腱下行，旋前圆肌止于桡骨外侧面，掌长肌止于掌腱膜，桡侧腕屈肌止于第2掌骨底，尺侧腕屈肌止于豌豆骨。掌长肌可屈腕关节，其余3块肌的作用与名称一致。

2. 第2层　有1块肌，即**指浅屈肌 flexor digitorum superficialis**，肌的上端被浅层肌覆盖。起自肱骨内上髁和尺、桡骨的前面。肌束向下移行为4条肌腱，通过腕管和手掌，分别进入第2~5指的屈肌腱鞘。每一个肌腱在近节指骨的中部分为2个脚，止于中节指骨体的两侧（图3-24）。作用：屈近侧指骨间关节、掌指关节、腕关节，屈肘关节。

3. 第3层　有2块肌，即桡侧的**拇长屈肌 flexor pollicis longus** 和尺侧的**指深屈肌 flexor digitorum profoundus**。两肌均起自桡、尺骨的前面和前臂骨间膜，肌腱经腕管和手掌至手指。拇长屈肌止于拇指远节指骨底；指深屈肌向下分为4条肌腱，在指浅屈肌腱的深面分别进入第2~5指的屈肌腱鞘，在鞘内穿过指浅屈肌腱2脚之间，止于远节指骨底。作用：拇长屈肌屈拇指指骨间关节和掌指关节；指深屈肌屈第2~5指的远侧指骨间关节、近侧指骨间关节、掌指关节，屈腕关节。

4. 第4层　有1块肌，即**旋前方肌 pronator quadratus**，呈方形，位于桡、尺骨远侧端的前方，起自尺骨，止于桡骨。作用：使前臂旋前。

（二）后群

后群肌共10块肌，可分为浅、深层（图3-22）。

1. 浅层　有5块肌，自桡侧向尺侧依次为**桡侧腕长伸肌 extensor carpi radialis longus**、**桡侧腕短伸肌 extensor carpi radialis brevis**、**指伸肌 extensor digitorum**、**小指伸肌 extensor digiti minimi** 和尺侧腕

伸肌 extensor carpi uluaris。5 块肌以一个共同的伸肌总腱起自肱骨外上髁，桡侧腕长、短伸肌和尺侧腕伸肌分别止于第 2、3、5 掌骨底；指伸肌的肌腹向下移行为 4 条肌腱，经手背分别至第 2~5 指的背面扩展成**指背腱膜 aponeurosis dorsalis digiti**，止于第 2~5 指中节和远节指骨底；小指伸肌腱加入小指指背腱膜。以上各肌的作用与名称一致。

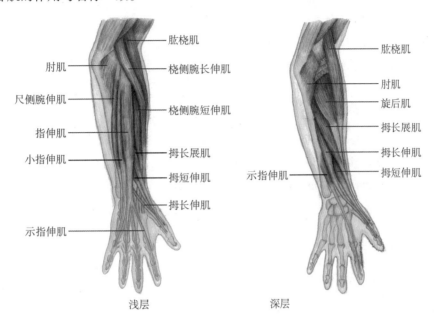

图 3-22　前臂后群肌

2. 深层　有 5 块肌，自上外侧向下内侧依次为**旋后肌 srpinator**、**拇长展肌 abductor pollicis longus**、**拇短伸肌 extensor pollicis brevis**、**拇长伸肌 extensor pollicis longus** 和**示指伸肌 extensor indicis**。除旋后肌起自肱骨外上髁和尺骨上端外，其余 4 块均起自桡、尺骨和骨间膜的背面，分别止于桡骨、第 1 掌骨底、拇指近节指骨底、拇指远节指骨底和示指指背腱膜。以上各肌的作用与名称一致。

四、手肌

手部肌除来自前臂的长肌（手外肌）外，还有位于手掌部短小的手肌（手内肌）。手肌可分为外侧、内侧和中间群 3 群（图 3-23）。

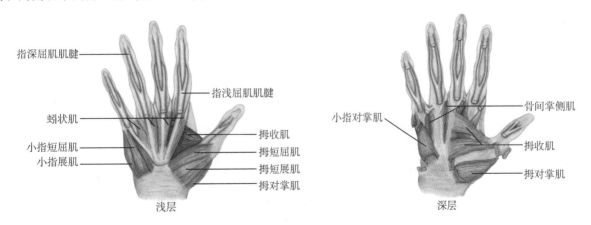

图 3-23　手肌（掌侧面观）

（一）外侧群

外侧群肌较为发达，在手掌拇指侧形成一个隆起，称**鱼际 thenar**，有 4 块肌，可分为浅、深层。

1. 拇短展肌 abductor pollicis brevis　位于浅层外侧。

2. 拇短屈肌 flexor pollicis brevis　位于浅层内侧。

3. 拇对掌肌 opponens pollicis　位于拇短展肌的深面。

4. 拇收肌 adductor pollicis　位于拇对掌肌的内侧。

上述 4 块肌的作用：可分别使拇指做展、屈、对掌和收等动作。

（二）内侧群

内侧群肌在手掌小指侧形成一个隆起，称**小鱼际 hypothenar**，有 3 块肌，可分为浅、深层。

1. 小指展肌 abductor digiti minimi　位于浅层内侧。

2. 小指短屈肌 flexor digiti minimi brevis　位于浅层外侧。

3. 小指对掌肌 opponens digiti minimi　位于上述两肌的深面。

上述 3 块肌的作用：可分别使小指做展、屈和对掌等动作。

（三）中间群

中间群肌位于掌心，包括 4 块蚓状肌和 7 块骨间肌。

1. 蚓状肌 lumbricales　是 4 条细束状小肌，起自指深屈肌肌腱的桡侧，经掌指关节的桡侧至第 2～5 指的背面，止于指背腱膜（图 3-24）。作用：屈掌指关节和伸指骨间关节。

2. 骨间掌侧肌 palmar interossei　有 3 块，位于第 2～5 掌骨间隙内，起自掌骨，分别经第 2 指尺侧和第 4、5 指桡侧，止于指背腱膜（图 3-24）。作用：使第 2、4、5 指向中指靠拢（内收）（图 3-25）。

3. 骨间背侧肌 dorsal interossei　有 4 块，位于掌骨间隙背侧，均以 2 个头起自相邻掌骨，分别止于第 2 指桡侧、第 3 指桡侧和尺侧、第 4 指尺侧的指背腱膜（图 3-24）。作用：以中指为中心，外展第 2、3、4 指。

骨间肌也绕至第 2～5 指背面，止于指背腱膜，故能够协同蚓状肌屈掌指关节、伸指骨间关节（图 3-25）。

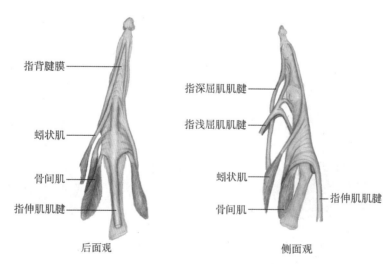

图 3-24　指浅、深屈肌肌腱和指背腱膜

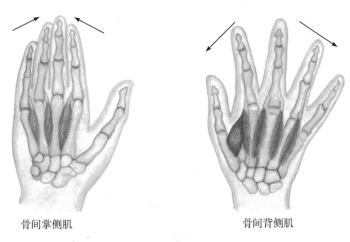

骨间掌侧肌　　　　　　　　骨间背侧肌

图 3 – 25　骨间肌及其作用示意图

第六节　下肢肌

下肢肌分为下肢带肌、大腿肌、小腿肌和足肌。下肢肌较上肢肌粗壮强大，这与维持人体直立姿势、负重和行走等功能有关。

一、下肢带肌

下肢带肌又称为髋肌，是运动髋关节的肌，主要起自骨盆的内、外面，跨过髋关节，止于股骨上端，按照肌的部位及作用分为前、后群。

（一）前群

前群肌有髂腰肌和阔筋膜张肌（图 3 – 26）。

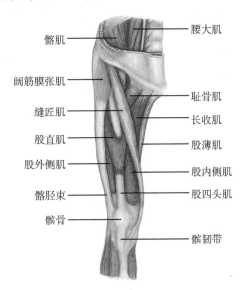

髂肌　　　　　　　　　　　　腰大肌

阔筋膜张肌　　　　　　　　　耻骨肌

缝匠肌　　　　　　　　　　　长收肌

股直肌　　　　　　　　　　　股薄肌

股外侧肌　　　　　　　　　　股内侧肌

髂胫束　　　　　　　　　　　股四头肌

髌骨

髌韧带

图 3 – 26　髋肌和大腿肌前群（浅层）

1. 髂腰肌 iliopsoas　由腰大肌和髂肌组成。**腰大肌 psoas major** 起自腰椎椎体的侧面和横突。**髂肌 iliacus** 呈扇形，位于腰大肌的外侧，起自髂窝。两肌向下会合，经腹股沟韧带深面，止于股骨小转子。

作用：使髋关节前屈和旋外。当下肢固定时，可使躯干和骨盆前屈。

2. 阔筋膜张肌 tensor fasciae latae　位于大腿上部的前外侧，起自髂前上棘，肌腹位于阔筋膜的2层之间，向下移行于**髂胫束 iliotibial tract**，止于胫骨外侧髁。作用：使阔筋膜紧张并屈髋关节。

（二）后群

后群肌主要位于臀部，故又称臀肌，是人体肌内注射的常用部位，有7块（图3-27、图3-28）。

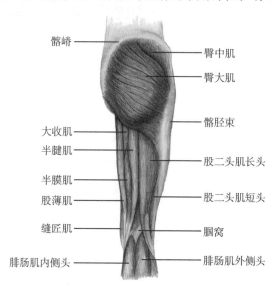

图3-27　臀肌和大腿肌后群（浅层）

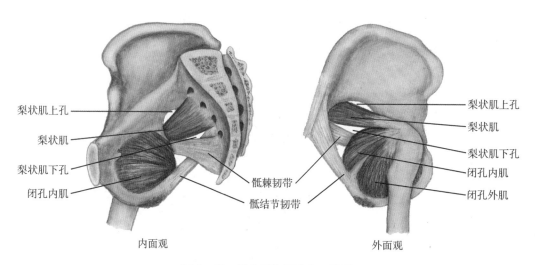

图3-28　梨状肌和闭孔内、外肌

1. 臀大肌 gluteus masimus　位于臀部的浅层，大而肥厚，形成特有的臀部隆起。起自髂骨翼外面和骶骨背面，肌束斜向下方，止于髂胫束和股骨的臀肌粗隆。作用：后伸和外旋髋关节。当下肢固定时，能伸直躯干，防止躯干前倾，是维持人体直立的主要肌之一。

2. 臀中肌 gluteus medius　位于臀大肌的深面。

3. 臀小肌 gluteus minimus　位于臀中肌的深面。

臀中、小肌呈扇形，均起自髂骨翼外面，肌束向下方集中形成短腱，止于股骨大转子。作用：两肌均外展髋关节，前部肌束能使髋关节旋内，后部肌束则使髋关节旋外。

4. 梨状肌 piriformis　起自骨盆内的骶骨前面，经坐骨大孔出骨盆腔到达臀部，止于股骨大转子。

作用：外展、外旋髋关节。

5. 闭孔内肌 obturator internus 起自闭孔膜内面及其周围的骨面，肌束向后方集中形成肌腱，自坐骨小孔出骨盆转折向外侧，此肌腱的上、下方各有一块小肌，分别称为上孖肌和下孖肌，与闭孔内肌肌腱共同止于转子窝。作用：外旋髋关节。

6. 股方肌 quadratus femoris 起自坐骨结节，向外侧止于转子间嵴。作用：外旋髋关节。

7. 闭孔外肌 obturator externus 起自闭孔膜外面及其周围的骨面，经股骨颈的后方，止于转子窝。作用：外旋髋关节。

二、大腿肌

大腿肌分为前群、后群和内侧群（图3-26、图3-27）。

（一）前群

前群肌有缝匠肌和股四头肌2块肌（图3-26）。

1. 缝匠肌 sartorius 是全身最长的肌，呈扁带状，起自髂前上棘，经大腿的前方，斜向内下方，止于胫骨上端的内侧。作用：屈髋关节和屈膝关节，并使已屈曲的膝关节旋内。

2. 股四头肌 quadriceps femoris 是全身最大的肌，有4个头：股直肌起自髂前下棘；股内侧肌和股外侧肌分别起自股骨粗线的内、外侧唇；股中间肌位于肌直肌的深面，在股内、外侧肌之间，起自股骨体的前面。4个头向下形成一个肌腱，包绕髌骨的前方和两侧，向下延续为髌韧带，止于胫骨粗隆。作用：伸膝关节，股直肌还可屈髋关节。

（二）内侧群

内侧群肌有5块，位于大腿的内侧，分层排列。起自闭孔周围的耻骨支、坐骨支和坐骨结节等处（图3-26、图3-29）。

1. 耻骨肌 pectineus 是呈长方形的短肌，位于髂腰肌的内侧，长收肌的外侧。

2. 长收肌 adductor longus 是呈三角形的扁肌，位于耻骨肌的内侧。

3. 股薄肌 gracilis 是呈带状的长肌，位于最内侧。

4. 短收肌 adductor brevis 是近似呈三角形的扁肌，位于耻骨肌和长收肌的深面。

5. 大收肌 adductor magnus 是内侧群肌中最宽大的三角形肌，位于上述肌的深面。

除股薄肌止于胫骨上端的内侧外，其余各肌均止于股骨粗线。大收肌尚有一个肌腱止于股骨内上髁上方的收肌结节，此肌腱与股骨之间有一个裂孔，称**收肌腱裂孔 adductor tendinous opening**，内有股血管和隐神经通过。作用：5块肌主要内收髋关节，同时可使髋关节旋外。

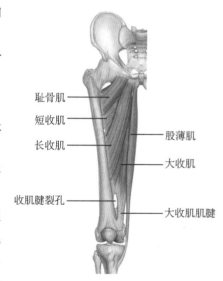

耻骨肌
短收肌
长收肌
股薄肌
大收肌
收肌腱裂孔
大收肌肌腱

图3-29 大腿内侧群肌（深层）

（三）后群

后群肌位于大腿的后面，包括股二头肌、半腱肌和半膜肌3块肌，均跨越髋关节和膝关节（图3-27、图3-30）。

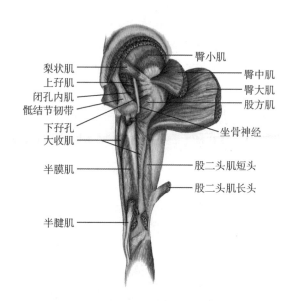

图 3 – 30　臀肌和大腿后群肌（深层）

1. 股二头肌 biceps femoris　位于股后部的外侧，有长、短头。长头起自坐骨结节，短头起自股骨粗线，2 个头会合后以长腱止于腓骨头。

2. 半腱肌 semitendinosus　位于股后部的内侧，肌腱细长，几乎占肌的一半。与股二头肌长头共同起自坐骨结节，止于胫骨上端的内侧。

3. 半膜肌 semimembranosus　位于半腱肌的深面，以扁薄的腱膜起自坐骨结节，腱膜几乎占肌的一半，止于胫骨内侧髁的后面。

作用：3 块肌主要屈膝关节、伸髋关节。屈膝时，股二头肌可使小腿旋外，半腱肌和半膜肌使小腿旋内。

三、小腿肌

小腿肌分为 3 群，前群位于骨间膜的前方，后群位于骨间膜的后方，外侧群位于腓骨的外侧（图 3 –31、图 3 –32）。

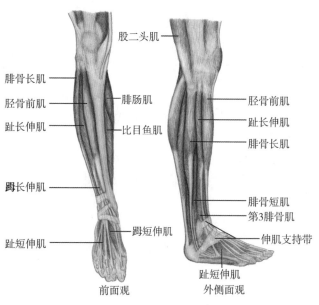

图 3 – 31　小腿前群肌和外侧群肌

（一）前群

1. 胫骨前肌 tibialis anterior　起自胫骨的外侧面，肌腱向下经踝关节的前方，至足部的内侧缘，止于内侧楔骨和第 1 跖骨底。作用：伸（背屈）踝关节，足内翻。

2. 趾长伸肌 extensor digitorum longus　起自腓骨内侧面的上 2/3 和小腿骨间膜，向下至足背分为 4 条肌腱，至第 2~5 趾背移行为趾背腱膜，止于中节和远节趾骨底。作用：伸（背屈）踝关节，伸第 2~5 趾，由此肌可分出一个肌腱，经足背外侧止于第 5 跖骨底，称第 3 腓骨肌。作用：足外翻。

3. 姆长伸肌 extensor hallucis longus　位于上述两肌之间，起自腓骨内侧面的中份和小腿骨间膜，肌腱经足背，止于姆趾远节趾骨底。作用：伸（背屈）踝关节，伸姆趾。

（二）外侧群

外侧群肌有**腓骨长肌 peroneus longus** 和**腓骨短肌 peroneus brevis**，均起自腓骨的外侧面，腓骨长肌的起点处较高，并覆盖腓骨短肌。两肌的肌腱经外踝后方转向前方，在跟骨的外侧分开。腓骨短肌肌腱向前方，止于第 5 跖骨粗隆；腓骨长肌肌腱绕至足底，斜行至足部的内侧，止于内侧楔骨和第 1 跖骨底。

作用：屈（跖屈）踝关节，足外翻。此外，腓骨长肌肌腱和胫骨前肌肌腱共同形成"腱环"，有维持足横弓的作用。

（三）后群

后群肌分为浅、深层（图 3-32）。

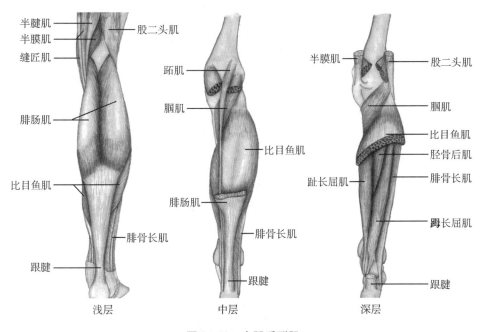

图 3-32　小腿后群肌

1. 浅层　有 1 块，即强大的**小腿三头肌 triceps surae**，由**腓肠肌 gastrocnemius** 和**比目鱼肌 soleus** 组成，在小腿后方形成膨隆的外形。腓肠肌的位置表浅，以 2 个头分别起自股骨内、外侧髁的后面，比目鱼肌位于腓肠肌的深面，起自胫骨和腓骨上端的后面，两肌在小腿中部相结合，向下移行为粗壮的**跟腱 tendo calcaneus**，止于跟骨结节。作用：屈（跖屈）踝关节和屈膝关节。站立时，能够固定踝关节和膝关节，以防止身体向前倾斜。

2. 深层　有 3 块。自内侧向外侧依次为**趾长屈肌 flexor digitorum longus**、**胫骨后肌 tibialis posterior**

和**蹈长屈肌 flexor hallucis longus**，均起自胫、腓骨的后面和小腿骨间膜，向下移行为肌腱，经内踝的后方至足底，胫骨后肌止于足舟骨，可屈（跖屈）踝关节和足内翻；趾长屈肌分为4条肌腱，止于第2~5趾的远节趾骨底；蹈长屈肌止于蹈趾，两肌的作用是屈（跖屈）踝关节和屈趾。

四、足肌

足肌分为足背肌和足底肌（图3-31、图3-33）。足背肌包括蹈短伸肌和趾短伸肌，作用是伸趾。足底肌的配布及作用与手肌相似，也分为内侧、外侧和中间群3群，但内、外侧群肌中缺少类似手掌的对掌肌，故足部无对蹈功能。中间群除蚓状肌和骨间肌外，尚有趾短屈肌和足底方肌，可协助屈趾和维持足弓。

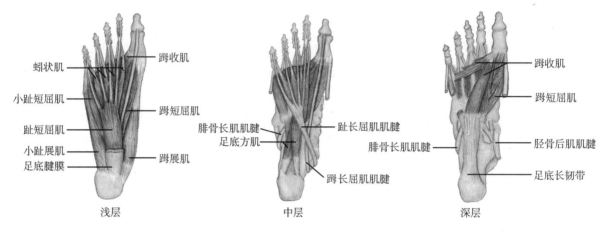

浅层　　　　　　　中层　　　　　　　深层

图3-33　足底肌

⊕ 知识链接

肌性体表标志

人体某些部位的骨骼肌，常在人的体表形成明显的隆起或凹陷，临床上常作为定位等，称肌性标志。主要的肌性标志有头颈部的咬肌、颞肌和胸锁乳突肌，躯干部的斜方肌、背阔肌、竖脊肌、胸大肌、前锯肌和腹直肌，上肢的三角肌、肱二头肌、肱三头肌、掌长肌、桡侧腕屈肌、鼻烟窝和指伸肌肌腱，下肢的股四头肌、臀大肌、股二头肌、半腱肌、半膜肌、小腿三头肌和跟腱。

目标检测

答案解析

1. 参与张口、闭口和研磨运动的骨骼肌有哪些？

2. 简述胸锁乳突肌的起止、作用及损伤后表现。

3. 参与呼吸运动的骨骼肌有哪些？

4. 简述膈肌的孔、裂及通过结构。

5. 简述腹股沟管的位置、构成、通过结构及临床意义。

6. 参与肩关节和髋关节屈伸、收展、旋转的主要骨骼肌有哪些？

7. 运动踝关节和参与足内翻、外翻的肌各有哪些?

8. 哪些骨骼肌瘫痪后可分别导致"翼状肩""方形肩""爪形手""猿掌""垂腕""马蹄内翻足""钩状足"?

(李建忠)

书网融合……

本章小结

微课

标本图片

题库

第二篇　内脏学

内脏学 splanchnology 包括消化系统、呼吸系统、泌尿系统和生殖系统。在形态结构上，4 个系统都由一套连续管道（中空性器官）和数个实质性器官组成，通过孔道直接或间接地与外界相通。在位置上，4 个系统的大部分器官位于胸腔、腹腔和盆腔内，消化系统和呼吸系统的部分器官位于头颈部，泌尿系统、生殖系统和消化系统的部分器官位于会阴。在功能上，4 个系统的器官主要是进行物质代谢或繁育后代，同时部分器官尚具有内分泌功能，参与机体的功能调节活动。

第四章　内脏学总论

PPT

学习目标

1. **掌握**　实质性器官的门、根或蒂及其内通过的结构。
2. **熟悉**　内脏的组成和内脏器官的结构特点。
3. **了解**　胸部标志线和腹部分区及其临床意义。
4. 学会胸部标志线和腹部分区的划分方法，具备定位胸、腹腔脏器的能力。

内脏包括消化、呼吸、泌尿和生殖 4 个系统内的器官。研究内脏器官的形态结构及位置关系的科学，称内脏学。胸膜、腹膜和会阴等与内脏密切相关的结构也属于内脏学范畴。

一、内脏的一般结构 e 微课

内脏器官虽然各有其特征，但从基本构造看，均分为实质性器官和中空性器官两类。

1. 实质性器官 parenchymatous organ　此类器官多属于腺组织，其表面包裹有结缔组织被膜或浆膜，如肝、胰、肾等。结缔组织被膜可伸入到器官实质内，将器官组织分隔成若干个小单位，如肝小叶。分布于实质性器官的血管、神经、淋巴管和该器官的导管等，在出入器官之处常为一个凹陷，称该器官的**门 hilum**（或 **porta**），如肝门、肺门等。出入实质性器官门的结构被结缔组织或浆膜包裹形成**根 root** 或**蒂 pedicle**。

2. 中空性器官 tubular organ　此类器官呈管状或囊状，内部均有空腔，如消化管的胃、小肠，呼吸道的气管、支气管，泌尿管道的输尿管、膀胱，生殖管道的输精管、输卵管等。中空性器官的管壁由数层组织构成，其中，消化管壁均为 4 层，自内向外依次为黏膜、黏膜下层、肌层和外膜；呼吸道、泌尿管道和生殖管道的管壁由黏膜、肌层和外膜 3 层组织构成。

二、胸部标志线和腹部分区

大部分器官结构在胸、腹、盆腔内占据相对固定的位置，掌握器官结构的正常位置对于临床诊断有重要意义。为了描述胸、腹腔内各器官结构的位置及其体表投影，通常在胸、腹部的体表确定标志线和划分区域（图4-1、图6-17）。

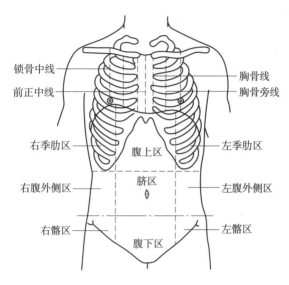

图4-1　胸部的标志线和腹部的分区

（一）胸部的标志线

1. **前正中线**　沿躯体前面的正中所作的垂直线。
2. **胸骨线**　沿胸骨最宽处的外侧缘所作的垂直线。
3. **锁骨中线**　经锁骨中点向下所作的垂直线。
4. **胸骨旁线**　经胸骨线与锁骨中线的连线中点处所作的垂直线。
5. **腋前线**　沿腋前襞向下所作的垂直线。
6. **腋后线**　沿腋后襞向下所作的垂直线。
7. **腋中线**　沿腋前、后线的连线中点处所作的垂直线。
8. **肩胛线**　经肩胛骨下角所作的垂直线。
9. **后正中线**　经躯体后面的正中，即沿各椎骨棘突所作的垂直线。

（二）腹部的分区

为了便于描述腹腔脏器的位置，可将腹部分为若干区域，常用的有9分区法和4分区法。9分区法较为实用，即根据通过两侧肋弓最低点处作连线和通过两侧髂结节的连线，将腹部分为上、中、下腹部，再分别经两侧腹股沟韧带中点处作垂线，将腹部分为9个区域：上腹部的腹上区和左、右季肋区，中腹部的脐区和左、右腹外侧区（腰区），下腹部的腹下区（耻区）和左、右髂区（腹股沟区）。4分区法较为简便，即通过脐各作一条水平线和垂直线，将腹部分为左上腹、右上腹、左下腹和右下腹4个区域。

目标检测

1. 简述消化、呼吸、泌尿、生殖系统器官在形态结构、位置及功能上的异同点。
2. 简述实质性器官和中空性器官的异同点。
3. 简述胸部标志线和腹部分区的临床意义。

（汪永锋）

书网融合……

本章小结

微课

题库

第五章　消化系统

学习目标

1. 掌握　消化系统的组成及其功能；舌的形态、黏膜和颏舌肌的起止、作用；唾液腺的位置、形态及其开口部位；咽的位置、形态、分部及交通；食管的形态、位置、狭窄部位及临床意义；胃的形态、位置和分部；小肠的分部及结构特点；大肠的分部及结构特点；盲肠和阑尾的位置、形态；直肠的形态、位置、构造及肛管黏膜的结构特点；肝和胆囊的位置、形态；输胆管道的组成、特点以及胆总管与胰管会合处的开口部位；胰的形态、位置。

2. 熟悉　牙的形态、构造；空、回肠的结构特点；阑尾根部的体表投影及临床意义；肝和胆囊底的体表投影及临床意义。

3. 了解　唇、颊和腭的形态；乳牙和恒牙的牙式名称；咽、食管和胃壁的构造；肝、胆囊的功能及胆汁的排出途径。

4. 学会消化系统各器官结构的辨认方法，具备检查食管癌、阑尾炎等常见疾病和确定病变部位的能力。

消化系统 alimentary system 由消化管和消化腺两部分组成（图5-1）。**消化管 alimentary canal** 是自口腔至肛门的管道，根据形态及功能分为口腔、咽、食管、胃、小肠（十二指肠、空肠、回肠）、大肠（盲肠、阑尾、结肠、直肠、肛管）。临床上，通常将口腔至十二指肠的消化管称为**上消化道 superior alimentary canal**，将自空肠以下的消化管称为**下消化道 inferior alimentary canal**。**消化腺 alimentary gland** 的位置和大小存在较大差异，可分为大消化腺和小消化腺。大消化腺是位于消化管壁外的独立器官，如大唾液腺、肝和胰，其分泌的消化液经导管流入消化管腔。小消化腺分布于消化管壁内的黏膜层或黏膜下层，如唇腺、颊腺、舌腺、食管腺、胃腺和肠腺等。

消化系统的功能是摄取食物并进行物理、化学性消化，经消化管的黏膜上皮细胞吸收其营养物质，最终将食物残渣形成粪便排出体外。

第一节　口　腔

口腔 oral cavity 是消化管的起始部，由黏膜、骨骼肌和皮肤构成。前壁是上、下唇，侧壁是颊，上壁是

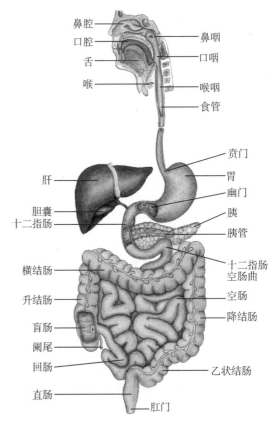

图5-1　消化系统模式图

腭，下壁是口腔底。口腔向前方经上、下唇之间的口裂通向外界，向后经咽峡与咽相通（图 5 - 2）。

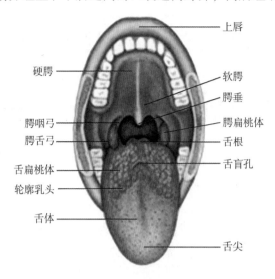

图 5 - 2　口腔及咽峡

　　口腔借上、下牙槽突和牙列、牙龈，分为前外侧部的口腔前庭和后内侧部的固有口腔。**口腔前庭 oral vestibule** 是唇、颊与牙槽突、牙列、牙龈之间的狭窄腔隙；**固有口腔 oral cavity proper** 是牙槽突、牙列、牙龈共同围成的空间。当上、下颌牙咬合时，口腔前庭可经最后一个磨牙后方的间隙与固有口腔相通，故当患者牙关紧闭时，可经此间隙插入导管。

一、口唇

　　口唇 oral lips 分为上唇和下唇，由皮肤、口轮匝肌和黏膜等构成。唇的游离缘是皮肤与黏膜的移行部，称唇红，含有皮脂腺，是体表部毛细血管最丰富的部位之一，呈红色，缺氧时则呈绛紫色，临床上称为发绀。在上唇表面的中线处的纵行浅沟，称**人中 philtrum**。在上唇表面的两侧与颊交界处，各有一条斜行的浅沟，称**鼻唇沟 nasolabial sulcus**。在口裂的两侧，上、下唇的结合处形成口角，平对第 1 磨牙。在上、下唇内面的正中线上，分别有自口唇连于牙龈基部的上、下唇系带。

二、颊

　　颊 cheek 是口腔的侧壁，由黏膜、颊肌和皮肤等构成。在上颌第 2 磨牙牙冠相对的颊黏膜上可见腮腺管乳头，是腮腺管的开口处。

三、腭

　　腭 palate 是口腔的上壁，分隔口腔与鼻腔。根据构造，可分为硬腭和软腭（图 5 - 2）。

　　1. 硬腭 hard palate　位于腭的前 2/3，由上颌骨的腭突和腭骨的水平板构成骨腭，在骨腭表面覆盖黏膜而构成。黏膜厚、致密，与骨膜紧密相贴。

　　2. 软腭 soft palate　位于腭的后 1/3，由腭肌和黏膜构成。软腭的前份呈水平位；后份斜向后下方，称**腭帆 velum palatinum**。腭帆的后缘游离，其中部有垂向下方的突起，称**腭垂 uvula** 或悬雍垂。自腭帆两侧各向下方分出 2 条黏膜皱襞，前方的黏膜皱襞，称**腭舌弓 palatoglossal arch**，延续于舌根的外侧；后方的黏膜皱襞，称**腭咽弓 palatopharyngeal arch**，向下延续至咽侧壁。腭舌弓和腭咽弓之间的三角形凹陷区，称扁桃体窝，容纳腭扁桃体。腭垂、软腭游离缘（或腭帆）、两侧的腭舌弓和舌根共同围成**咽峡 isthmus of fauces**，是口腔和咽之间的狭窄处，也是二者的分界线（图 5 - 2）。软腭在静止状态时垂向下方，当说话或吞咽时，软腭上提，贴近咽后壁，将鼻咽与口咽相分隔。

腭肌均为骨骼肌，包括腭帆张肌、腭帆提肌、腭垂肌、腭舌肌和腭咽肌（图5-3）。

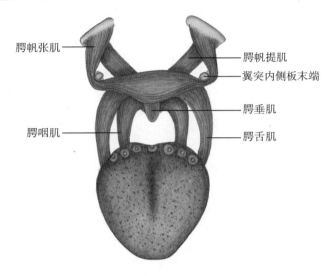

图5-3 腭肌

四、牙

牙 teeth 是人体内最坚硬的器官，镶嵌于上、下颌骨的牙槽突内，有咀嚼食物和辅助发音等功能。

1. 牙的种类和排列 在人的一生中，先后有乳牙和恒牙发生。**乳牙 deciduous teeth** 在上、下颌各10个，共20个；**恒牙 permanent teeth** 在上、下颌各16个，共32个。

⊕ **知识链接**

牙的萌出及更替

乳牙常在出生后6个月开始萌出，至3岁左右出齐。乳牙在6岁左右开始脱落，逐渐更换成恒牙。恒牙中的第1磨牙首先长出，除第3磨牙外，其他各牙在14岁左右出齐。第3磨牙的萌出时间最晚，有的要到28岁或更晚，因该牙通常到青春期才萌出，也称智牙。由于第3磨牙萌出较晚，萌出时上、下颌骨的发育将近成熟，若无足够的位置及空间，常影响其正常萌出，从而出现各种阻生牙。第3磨牙终生不萌出者约占30%。

根据牙的形状和功能，乳牙分为**切牙 incisors**、**尖牙 canine teeth** 和**磨牙 molars** 3类，恒牙分为切牙、尖牙、**前磨牙 premolars** 和磨牙4类。切牙、尖牙分别用以咬切和撕扯食物，磨牙和前磨牙可研磨和粉碎食物。

乳牙和恒牙的名称及排列顺序如图5-4、图5-5所示。在临床上为了记录牙的位置，常以被检查者的方位为准，以"+"记号划分为4区，并用罗马数字Ⅰ~Ⅴ代表乳牙，用阿拉伯数字1~8代表恒牙，如"$\frac{6}{}$"表示左上颌第1磨牙，"$\frac{}{Ⅴ}$"则表示右下颌第2乳磨牙。

2. 牙的形态 牙的形状和大小虽然不尽相同，但其在形态上均分为牙冠、牙根和牙颈3部分（图5-6）。

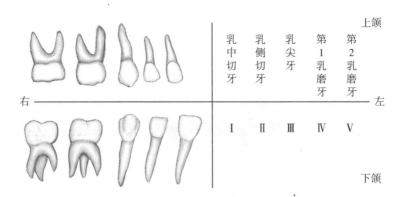

图 5 - 4　乳牙的名称及符号

表头（上颌）：乳中切牙　乳侧切牙　乳尖牙　第1乳磨牙　第2乳磨牙　上颌

右 ——————————————————————————— 左

Ⅰ　Ⅱ　Ⅲ　Ⅳ　Ⅴ

下颌

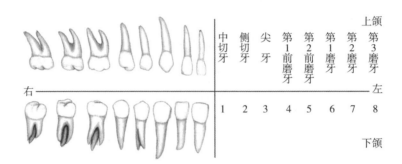

图 5 - 5　恒牙的名称及符号

表头（上颌）：中切牙　侧切牙　尖牙　第1前磨牙　第2前磨牙　第1磨牙　第2磨牙　第3磨牙　上颌

右 ——————————————————————————— 左

1　2　3　4　5　6　7　8

下颌

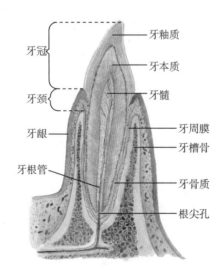

图 5 - 6　牙（纵切面）

（标注：牙冠、牙颈、牙龈、牙根管、牙釉质、牙本质、牙髓、牙周膜、牙槽骨、牙骨质、根尖孔）

　　牙冠 crown of tooth 是暴露于口腔牙龈以外的部分，**牙根 root of tooth** 是镶嵌入牙槽突内的部分，**牙颈 neck of tooth** 是牙冠和牙根之间的部分，被牙龈包绕。牙冠和牙颈内的腔隙较宽阔，称牙冠腔。牙根内的细管，称牙根管，此管开口于牙根尖端的根尖孔。牙的血管和神经通过根尖孔和牙根管进入牙冠腔；牙根管和牙冠腔合称为牙腔或髓腔，内含牙髓。

　　3. 牙组织　牙由牙本质、牙釉质、牙骨质和牙髓构成（图 5 - 6）。

　　牙本质 dentine 构成牙的主体部分，硬度仅次于牙釉质。牙冠的牙本质外面覆盖**牙釉质 enamel**，是人体内最坚硬的组织。正常的牙釉质呈淡黄色，是透过牙釉质所见的牙本质的色泽。牙根和牙颈的牙本质外面包裹**牙骨质 cement**，与骨组织类似，是牙钙化组织中硬度最小的一种。**牙髓 dental pulp** 位于牙腔（髓腔）内，由结缔组织、神经和血管等共同构成。牙髓含有丰富的感觉神经末梢，因此，牙髓发炎时可引起剧烈疼痛。

4. 牙周组织 由牙周膜、牙槽骨和牙龈构成，对牙起保护、固定和支持作用（图5-6）。

牙槽骨 alveolar bone 是指上、下颌骨的牙槽突，容纳牙根；**牙周膜 periodontal membrane** 是介于牙槽骨与牙根之间的致密结缔组织，具有固定牙根和缓解咀嚼时产生压力的作用。**牙龈 gingiva** 是口腔黏膜的延续部分，紧贴于牙颈周围及其邻近的牙槽骨，血管丰富，呈淡红色，坚韧且有弹性。

五、舌

舌 tongue 邻近口腔底，由骨骼肌及其表面覆盖的黏膜构成，有协助咀嚼和吞咽食物、感受味觉、辅助发音等功能。

1. 舌的形态 舌分为舌尖、舌体、舌根3部分（图5-7）。舌体和舌根在舌背以向前开放的"V"字形界沟为界。舌体占舌的前2/3，前端是舌尖。舌根占舌的后1/3，以舌肌固定于舌骨和下颌骨等处。

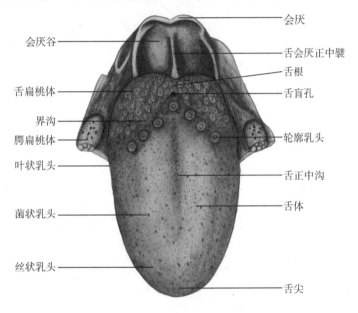

图5-7 舌（背面）

2. 舌黏膜 舌体背面的黏膜呈淡红色，其表面可见许多小突起，统称**舌乳头 papillae of tougue**（图5-7）。

舌乳头分为丝状乳头、菌状乳头、叶状乳头和轮廓乳头4类。**丝状乳头 filiform papillae** 数目最多，体积最小，呈白色，遍布于舌背的前2/3；**菌状乳头 fungiform papillae** 稍大于丝状乳头，数目较少，呈红色，散在于丝状乳头之间；**叶状乳头 foliate papillae** 位于舌侧缘的后部，为4~8条并列的叶片形的黏膜皱襞；**轮廓乳头 vallate papillae** 体积最大，有7~11个，排列于界沟的前方，其中央隆起，周围有环状沟。轮廓乳头、菌状乳头、叶状乳头和软腭、会厌等处的黏膜均含有味蕾，是味觉感受器，能感受酸、甜、苦、咸等。

舌根背面的黏膜表面可见由淋巴组织形成的大小不等的丘状隆起，称**舌扁桃体 lingual tonsil**。

舌下面的黏膜在舌正中线上形成一条黏膜皱襞，向下方连于口腔底的前部，称**舌系带 frenulum of tongue**（图5-8）。舌系带根部两侧各有一个小的黏膜隆起，称**舌下阜 sublingual caruncle**，是下颌下腺管和舌下腺大管的开口处。自舌下阜向口底后外侧延续的带状黏膜皱襞，称**舌下襞 sublingual fold**，其深面有舌下腺。舌下腺小管开口于舌下襞表面。

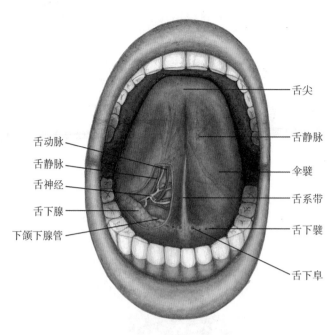

图 5 - 8　舌下面和口腔底

3. 舌肌　为骨骼肌，可分为舌内肌和舌外肌。

舌内肌的起、止点均位于舌内，有舌纵肌、横肌、垂直肌，收缩时可改变舌的形态。舌外肌起自舌周围的各骨，止于舌，有颏舌肌、舌骨舌肌和茎突舌肌等（图 5 - 9），收缩时可改变舌的位置。

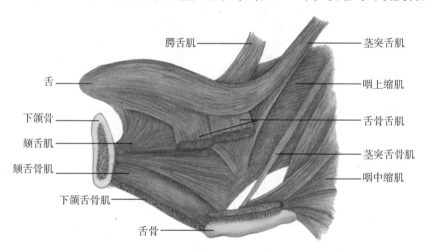

图 5 - 9　舌外肌（左侧面观）

颏舌肌 genioglossus 是一对强有力的骨骼肌，起自下颌体后面的颏棘，肌纤维呈扇形向后上方分散，止于舌正中线的两侧。两侧颏舌肌同时收缩，拉舌向前下方，即伸舌；一侧颏舌肌收缩，可使舌尖伸向对侧。一侧颏舌肌瘫痪后，伸舌时舌尖偏向瘫痪侧。

六、唾液腺

唾液腺 salivary gland 位于口腔周围，能分泌并向口腔内排泄唾液。唾液腺分为大唾液腺和小唾液腺。小唾液腺位于口腔各部的黏膜内，属于黏液腺，如唇腺、颊腺、腭腺、舌腺等。大唾液腺有 3 对，包括腮腺、下颌下腺和舌下腺（图 5 - 10）。

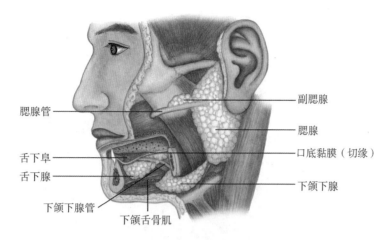

图 5 - 10 大唾液腺（左侧）

1. 腮腺 parotid gland 体积最大，形状不规则，可分为浅部和深部。浅部略呈三角形，向上达颧弓，向下至下颌角，向前至咬肌后 1/3 的浅面，向后与其深部相延续。深部伸入下颌支与胸锁乳突肌之间的下颌后窝内。**腮腺管 parotid duct** 自腮腺浅部的前缘发出，在颧弓下一横指处向前方横越咬肌表面，至咬肌前缘处弯向内侧，斜穿颊肌，开口于平对上颌第 2 磨牙牙冠的颊黏膜上的腮腺管乳头。

副腮腺 accessory parotid gland 的出现率约 35%，分布于腮腺管附近，其导管汇入腮腺管。

2. 下颌下腺 submandibular gland 呈扁椭圆形，位于下颌体下缘和二腹肌前、后腹围成的下颌下三角内，其导管自下颌下腺的深部发出，沿口腔底黏膜的深面向前行，开口于舌下阜。

3. 舌下腺 sublingual gland 较小，位于口腔底舌下襞的深面。舌下腺导管有 2 种，大管有 1 条，与下颌下腺管共同开口于舌下阜；小管有 5~15 条，短、细，直接开口于舌下襞黏膜的表面。

第二节 咽

一、咽的形态和位置

咽 pharynx 是消化管上端的膨大处，呈上宽下窄、前后略扁的漏斗形肌性管道，长约 12cm。咽的前壁不完整，分别与鼻腔、口腔和喉腔相通（图 5 - 11）。

咽位于第 1~6 颈椎体的前方，上端起自颅底，下端约在第 6 颈椎体下缘或环状软骨平面移行于食管。

二、咽的分部

咽以软腭游离缘和会厌上缘为界，分为鼻咽、口咽和喉咽 3 部分，其中，口咽和喉咽是消化管和呼吸道的共用通道。

1. 鼻咽 nasopharynx 位于鼻腔的后方，向上达颅底，向下至软腭游离缘平面延续为口咽，向前方经鼻后孔通鼻腔。

在鼻咽的侧壁上，相当于下鼻甲后方约 1cm 处，有一个**咽鼓管咽口 pharyngeal opening of auditory tube**，咽腔经此口通过咽鼓管与中耳的鼓室相通。咽鼓管咽口的前、上、后方的弧形隆起，称**咽鼓管圆枕 tubal torus**，是寻找咽鼓管咽口的标志。咽鼓管圆枕与咽后壁之间的纵行深窝，称**咽隐窝 pharyngeal recess**，是鼻咽癌的好发部位。位于咽鼓管咽口附近黏膜内的淋巴组织，称咽鼓管扁桃体。

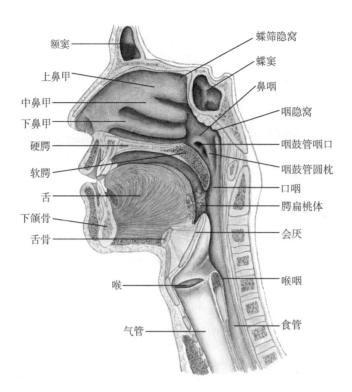

图 5 –11　头颈部的正中矢状切面

　　鼻咽上壁后部的黏膜内有丰富的淋巴组织，称咽扁桃体，幼儿较发达，6~7 岁开始萎缩，约至 10 岁以后完全退化。

　　2. 口咽 oropharynx　位于软腭游离缘与会厌上缘之间，向前方经咽峡与口腔相通，向上方延续为鼻咽，向下方连通喉咽。口咽的前壁主要是舌根，此处有一条呈矢状位的黏膜皱襞，称舌会厌正中襞，连于舌根后部的正中处与会厌之间。舌会厌正中襞两侧的深窝，称**会厌谷 epiglottic vallecula**，是异物易停留之处（图 5 – 7）。

　　腭扁桃体 palatine tonsil 位于口咽侧壁的扁桃体窝内，呈椭圆形，表面覆盖黏膜，并有许多深陷的小凹，细菌易在此处存留、繁殖而成为感染病灶。

　　咽后上方的咽扁桃体、两侧的腭扁桃体、咽鼓管扁桃体和下方的舌扁桃体共同形成**咽淋巴环 pharyngeal lymphatic ring**，此淋巴环是防止病毒等进入人体的第一道屏障，就像边防战士和护边人守护着祖国的边境线一样，对消化管和呼吸道具有重要的防御功能。

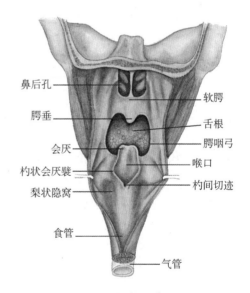

图 5 –12　咽腔（切开咽后壁，后面观）

　　3. 喉咽 laryngopharynx　稍狭窄，向上起自会厌上缘平面，向下至第 6 颈椎体下缘与食管相延续。喉咽前壁的上份有喉口通入喉腔。喉口的两侧各有一个深窝，称**梨状隐窝 piriform recess**，是异物易滞留之处（图 5 – 12）。

三、咽壁肌

　　咽壁肌属于骨骼肌，可分为咽缩肌和咽提肌。咽缩肌包括咽上、中、下缩肌，呈叠瓦状排列，吞咽时各咽缩肌自上而下依次收缩，将食团推向食管。咽提肌位于咽缩肌的深面，包括茎突咽肌、咽鼓管咽肌和腭咽肌。咽提肌收缩时，可向上方提咽和喉，舌根后压，会厌封闭喉口，食团越过会厌，经喉咽进入食管。

第三节　食　管 [e]微课

一、食管的位置、形态和分部

食管 esophagus 是呈前后扁平的肌性管状器官，是消化管中最狭窄的部分，长约 25cm。食管的上端在第 6 颈椎体下缘与咽相续；下端约平对第 11 胸椎体，与胃的贲门相延续。食管根据行程分为颈段、胸段和腹段（图 5-13）。食管颈段长约 5cm，自其起始端至胸骨颈静脉切迹平面，与前方的气管相邻。食管胸段最长，18～20cm，自胸骨颈静脉切迹平面至膈肌的食管裂孔。食管腹段最短，仅 1～2cm，自膈肌的食管裂孔至胃的贲门，其前方与肝左叶相邻。

二、食管的狭窄处

食管在形态上有 3 处生理性狭窄（图 5-13）。第 1 狭窄是食管与咽的延续处，相当于第 6 颈椎体下缘平面，距中切牙约 15cm。第 2 狭窄是左主支气管与食管的交叉处，相当于第 4、5 胸椎体之间平面，距中切牙约 25cm。第 3 狭窄是食管穿过膈肌的食管裂孔处，相当于第 10 胸椎体平面，距中切牙约 40cm。上述狭窄处是异物易滞留部位和食管癌的好发部位。我国著名学者沈琼教授发明"沈氏拉网法"，为食管癌的早期诊断做出了巨大贡献。

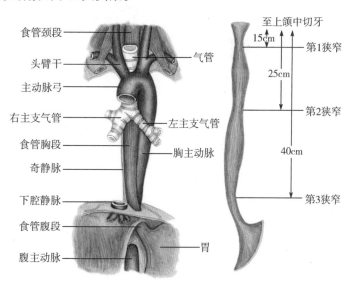

图 5-13　食管的位置及其 3 个狭窄

第四节　胃

胃 stomach 是消化管中最膨大的部分，向上连接食管，向下延续为十二指肠。成人胃的容量约1500ml。胃除有接纳食物和分泌胃液的作用外，还有内分泌功能。

一、胃的形态和分部

胃的形态受体位、体型、年龄、性别和胃的充盈状态等多种因素的影响，在完全空虚时略呈管状，高度充盈时可呈球囊状。

胃分为前后壁、大小弯和出入口（图 5 – 14）。胃的前壁朝向前上方，后壁朝向后下方。**胃小弯 lesser curvature of stomach** 凹向右上方，其最低点明显折转处，称**角切迹 angular incisure**。**胃大弯 greater curvature of stomach** 凸向左下方。胃的近侧端与食管连接处是胃的入口，称**贲门 cardia**。在贲门的左侧，食管末端左缘与胃底形成的锐角，称**贲门切迹 cardiac incisure**。胃的远侧端与十二指肠延续处为胃的出口，称**幽门 pylorus**。由于幽门括约肌的存在，幽门表面有一条缩窄的环行沟，幽门前静脉常横过幽门的前方，是胃手术时确定幽门的标志。

胃分为 4 部分。贲门附近的部分，称**贲门部 cardiac part**，境界不明显。在贲门平面以上，向左上方膨出的部分，称**胃底 fundus of stomach**，含有吞咽时进入的空气，X 线显示有气泡。自胃底向下方至角切迹处，称**胃体 body of stomach**。胃体与幽门之间的部分，称**幽门部 pyloric part**。幽门部的胃大弯侧有一条不甚明显的浅沟，称中间沟，将幽门部分为右侧的**幽门管 pyloric canal** 和左侧的**幽门窦 pyloric antrum**。幽门窦通常位于胃的最低处，胃溃疡和胃癌多发生于胃的幽门窦邻近胃小弯处（图 5 – 14）。

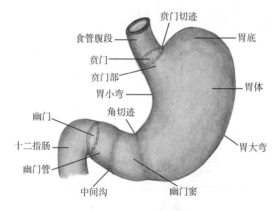

图 5 – 14　胃的形态和分部

⊕ **知识链接**

胃的分型

在活体 X 线钡餐透视下，可将胃分为 4 型（图 5 – 15）。

1. 钩型胃　呈"丁"字形，胃体垂直，角切迹呈明显的鱼钩状，此型多见于中等体型的人。

2. 角型胃　呈牛角形，略近横位，位置较高，多位于腹上部，胃大弯常在脐以上，角切迹不明显，常见于矮胖体型的人。

3. 长胃　胃体垂直呈水袋样，内腔呈上窄下宽，胃大弯可达髂嵴平面以下，多见于体型瘦弱的人，女性多见。

4. 水平型胃　胃呈水平样，较浅，容量比较小，多见于婴幼儿，随着年龄的增长会逐渐改变形态。

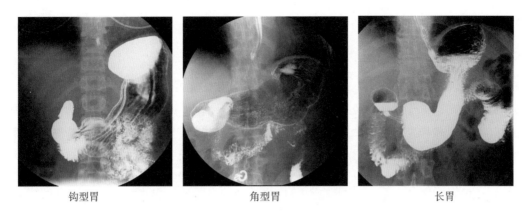

| 钩型胃 | 角型胃 | 长胃 |

图 5 – 15　胃的分型（X 线像）

二、胃的位置和毗邻

胃的位置常因体型、体位和充盈程度的不同而有较大变化。通常在中等程度充盈时，胃的大部分位于左季肋区，小部分位于腹上区。胃前壁的右侧部与肝左叶和肝方叶相邻，左侧部与膈肌相邻，被左侧肋弓掩盖。胃前壁的中间部位于剑突下方，直接与腹前壁相贴，是临床上进行胃触诊的部位。胃后壁与胰、横结肠、左肾上部和左肾上腺相邻，胃底与膈肌、脾相邻。胃的贲门和幽门的位置较固定，贲门位于第 11 胸椎体左侧，幽门约位于第 1 腰椎体右侧。

三、胃壁的结构

胃壁分为黏膜、黏膜下层、肌层和浆膜 4 层。黏膜在胃空虚时形成许多皱襞，充盈时变得平坦。幽门处的黏膜形成环形的幽门瓣，突向十二指肠腔内（图 5 – 16），有阻止胃内容物进入十二指肠的功能。黏膜下层由疏松结缔组织构成，内有丰富的血管、淋巴管和神经丛。肌层较厚，由外纵、中环、内斜3 层平滑肌构成，环形肌环绕于胃的全部，在幽门处较厚，称**幽门括约肌 pyloric sphincter**，有延缓胃内容物排空和防止肠内容物逆流入胃的作用。胃的外膜是浆膜。

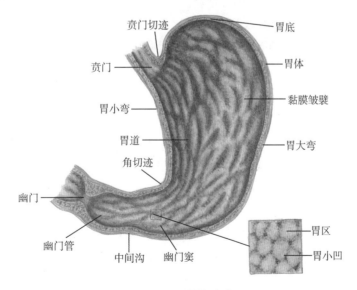

图 5 – 16　胃的黏膜

⊕ 知识链接 --

胃镜检查的路径及方法

　　胃镜检查也称为上消化道内视镜检查，是将一条前端装有内视镜的、直径约 1cm 的、黑色塑胶包裹导光纤维的细长管道从受检者口腔伸入，路径为：咽峡→口咽→喉咽→食管→贲门→胃→幽门→十二指肠。借助光源器发出的强光，经导光纤维可转弯，让医师从另一端清楚地观察上消化道内各部位的结构状况。必要时，可自胃镜上的小洞伸入夹子，取活体进行检查。

第五节　小　肠

　　小肠 small intestine 是消化管中最长的一段，在成人长 5～7m。上端连于胃的幽门，下端接续盲肠，可分为十二指肠、空肠和回肠 3 部分，是进行消化和吸收的重要器官。

一、十二指肠

　　十二指肠 duodenum 位于胃与空肠之间，全长约 25cm，呈 "C" 字形，包绕胰头，是小肠中长度最短、管径最大、位置最深且最固定的部分，可分为上部、降部、水平部和升部（图 5-17）。

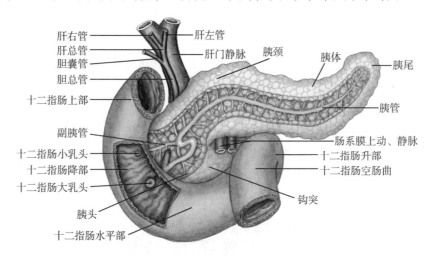

图 5-17　胆管、十二指肠和胰（前面观）

　　1. 上部　长约 5cm，起自胃的幽门，水平行向右后方，至肝门的下方和胆囊颈的后下方，急转向下移行为降部。上部与降部转折处形成的弯曲，称十二指肠上曲。十二指肠上部近侧端和幽门相连接的一段肠管，长约 2.5cm，由于其肠壁薄、管径大，黏膜面光滑、平坦且无环状襞，临床上称此段为**十二指肠球 duodenal bulb**，是十二指肠溃疡及其穿孔的好发部位。

　　2. 降部　长 7～8cm，起自十二指肠上曲，垂直下行于第 1～3 腰椎体和胰头的右侧，至第 3 腰椎体右侧，向左弯行移行为水平部，其转折处的弯曲，称十二指肠下曲。降部的黏膜形成发达的环状襞，其中部的后内侧壁上有一条纵行的皱襞，称十二指肠纵襞，其下端的圆形隆起，称**十二指肠大乳头 major duodenal papilla**，距中切牙约 75cm，是肝胰壶腹的开口处。在十二指肠大乳头上方 1～2cm 处，有时可见**十二指肠小乳头 minor duodenal papilla**，是副胰管的开口处（图 5-17）。

　　3. 水平部　长约 10cm，起自十二指肠下曲，横越下腔静脉和第 3 腰椎体的前方，至第 3 腰椎体的左前方移行于升部。

4. 升部 最短，仅 2～3cm，自水平部末端起始，斜向左上方，至第 2 腰椎体左侧转向下移行为空肠。十二指肠与空肠转折处形成的弯曲，称十二指肠空肠曲，其后上壁被一束由肌纤维和结缔组织形成的十二指肠悬肌固定于右膈脚上。十二指肠悬肌和包绕于其下段表面的腹膜皱襞共同形成**十二指肠悬韧带 suspensory ligament of duodenum**，又称 Treitz 韧带，是腹部外科手术中确定空肠起始部的重要标志。

二、空肠和回肠

空肠 jejunum 和**回肠 ileum** 的上端起自十二指肠空肠曲，下端接续盲肠。空肠和回肠被肠系膜悬系于腹后壁，故合称系膜小肠，有系膜附着的边缘，称系膜缘，其相对缘为游离缘。

空肠和回肠之间无明显界限，常将系膜小肠的近侧 2/5 称为空肠，远侧 3/5 称为回肠。从位置上，空肠位于左腹外侧区和脐区；回肠位于脐区、右腹股沟区和盆腔内。从外观上，空肠的管径较大，管壁较厚，血管较多，颜色较红，呈粉红色；回肠的管径较小，管壁较薄，血管较少，颜色较浅，呈粉灰色。肠系膜内的血管分布也有区别，空肠的动脉弓级数较少，仅有 1～2 级，直血管较长；回肠的动脉弓级数较多，可达 4～5 级，直血管较短（图 5-18）。从组织结构上，空、回肠黏膜除形成环状襞外，内表面还有密集的绒毛，在黏膜固有层和黏膜下组织内有淋巴滤泡。**孤立淋巴滤泡 solitary lymphatic follicles** 分散存于空肠和回肠的黏膜内；**集合淋巴滤泡 aggregated lymphatic follicles** 又称为 Peyer 斑，有 20～30 个，呈长椭圆形，其长轴与肠管的长轴一致，常位于回肠下部的肠壁内（图 5-18）。肠伤寒的病变发生于集合淋巴滤泡，可并发肠穿孔或肠出血。

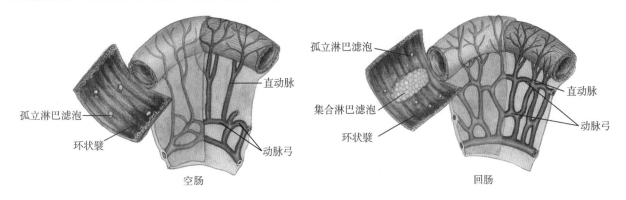

图 5-18 空肠和回肠

约 2% 成人在距回肠末端 0.3～1.0m 范围的回肠游离缘上，有长 2～5cm 的囊状突起，自肠壁向外突出，称 Meckel 憩室，因胚胎时期卵黄囊管未完全消失而形成。Meckel 憩室易发炎或合并溃疡穿孔，因其位置靠近阑尾，故症状与阑尾炎相似。

第六节 大 肠

大肠 large intestine 是消化管的下段，全长 1.5m，围绕于空、回肠的周围，可分为盲肠、阑尾、结肠、直肠和肛管 5 部分（图 5-1）。大肠的主要功能是吸收水分、维生素和无机盐，并使食物残渣形成粪便排出体外。

除直肠、肛管和阑尾外，结肠和盲肠具有结肠带、结肠袋和肠脂垂 3 种特征性结构。**结肠带 colic bands** 有 3 条，由肠壁的纵行肌增厚形成，沿大肠的纵轴平行排列，3 条结肠带均汇聚于阑尾根部。

结肠袋 **haustra of colon** 是肠壁由横沟分隔并向外膨出的囊状突起。**肠脂垂 epiploic appendices** 是沿结肠带两侧分布的许多小突起，由浆膜及其包含的脂肪组织形成（图 5 - 19）。

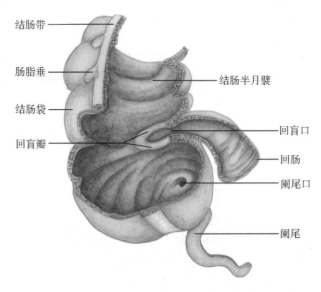

图 5 - 19 盲肠和阑尾

一、盲肠

盲肠 cecum 位于右髂窝内，是大肠的起始部，长 6 ~ 8cm，下端是盲端，向上延续为升结肠，左侧与回肠相连接。

回肠末端通向盲肠的开口，称**回盲口 ileocecal orifice**。此处肠壁内的环形肌增厚，并覆盖黏膜形成上、下 2 个半月形的皱襞，称**回盲瓣 ileocecal valve**。此瓣的作用是阻止小肠内容物过快地流入大肠，以便食物在小肠内充分消化吸收，并可防止盲肠内容物逆流入小肠。在回盲口的下方约 2cm 处，有阑尾的开口（图 5 - 19）。

二、阑尾

阑尾 vermiform appendix 是自盲肠下端的后内侧壁延伸的一条细管状结构，长 5 ~ 7cm，外形酷似蚯蚓，可分为阑尾根、阑尾体、阑尾尖 3 部分。阑尾根部较固定，多数在回盲口的后下方约 2cm 处开口于盲肠。阑尾口的下缘有一条不明显的半月形黏膜皱襞，称阑尾瓣，有防止粪块或异物坠入阑尾腔的作用。

阑尾的位置主要取决于盲肠的位置，通常阑尾和盲肠共同位于右髂窝内，少数情况下可随盲肠位置的变化而出现异位阑尾。由于阑尾体、阑尾尖的游动性较大，阑尾有盆位（回肠下位）、盲肠后位、盲肠下位、回肠前位和回肠后位 5 种常见位置。根据国内体质调查资料，阑尾以盆位和盲肠后位较多见。由于个体差异的原因，阑尾的位置变化较多，手术中寻找困难，由于 3 条结肠带汇聚于阑尾根，沿结肠带向下追踪是寻找阑尾的可靠方法。

阑尾根部的体表投影点通常位于右髂前上棘与脐连线的中、外 1/3 交点处，该点称为 **McBurney 点 McBurney point**。个体差异导致阑尾的位置常有变化，诊断阑尾炎时，确切的体表投影位置并非十分重要，而是在右下腹部有一个局限性压痛点、反跳痛点更有诊断意义。

⇒ 案例引导

案例 患者，男性，30岁。脐周疼痛1天，然后转为右下腹疼痛，体温39℃，有明显的压痛、反跳痛。CT检查显示阑尾已有脓肿形成，经输液后未见明显好转。经诊断，该患者为急性化脓性阑尾炎，考虑施行阑尾切除手术。

讨论 1. 阑尾炎患者的压痛、反跳痛点位于什么部位？

2. 阑尾炎手术的切开部位及层次结构有哪些？

3. 手术过程中如何寻找阑尾？

4. 如果化脓性阑尾炎处理不及时，脓肿溃破后将流向何处？出现哪些体征？

三、结肠

结肠 colon 介于盲肠和直肠之间，整体呈"M"字形，包绕于空、回肠周围。结肠根据位置，分为升结肠、横结肠、降结肠和乙状结肠4部分（图5-20）。

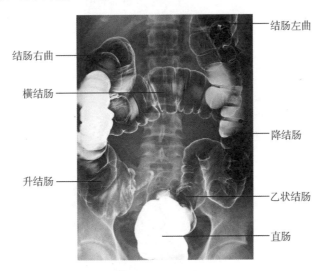

图5-20 结肠（X线造影）

1. **升结肠 ascending colon** 长约15cm，在右髂窝处与盲肠相延续，沿腰方肌和右肾上升至肝右叶的下方，转折向左前下方移行于横结肠，其转折处的弯曲，称结肠右曲（肝曲）。

2. **横结肠 transverse colon** 长约50cm，起自结肠右曲，先行向左前下方，形成一个略垂向下的弓形弯曲，然后略转向左后上方，至左季肋区的脾下份处，折转形成结肠左曲（脾曲），向下延续于降结肠。

3. **降结肠 descending colon** 长约25cm，起自结肠左曲，沿左肾外侧缘和腰方肌下行，至左髂嵴处延续于乙状结肠。

4. **乙状结肠 sigmoid colon** 长约40cm，在左髂嵴处续接降结肠，沿左髂窝转入盆腔，全长呈"乙"字形弯曲，至第3骶椎平面延续于直肠。

四、直肠

直肠 rectum 是消化管位于盆腔下部的一段，全长10~14cm。直肠在第3骶椎的前方续接乙状结肠，沿骶、尾骨的前方下行，穿过盆膈移行于肛管。直肠并不直，在矢状面上形成2个明显的弯曲：直肠骶曲是直肠上段沿骶、尾骨的盆面下行，形成一个突向后方的弓形弯曲，距肛门 7～9cm；直肠会阴曲是直肠末段绕过尾骨尖转向后下方，形成一个突向前方的弓形弯曲，距肛门 3～5cm（图 5-21）。冠状面上也有 3 个突向侧方的弯曲，但不恒定，一般中间较大的一个弯曲凸向左侧，另外 2 个弯曲凸向右侧。临床上进行直肠镜、乙状结肠镜检查时，应注意这些弯曲部位，以免导致肠壁损伤。

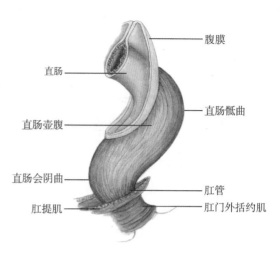

图 5-21　直肠和肛管的形态

直肠上端与乙状结肠交接处的管径较细，肠腔向下显著膨大，称**直肠壶腹 ampulla of rectum**。直肠内面有 3 个**直肠横襞 transverse rectal fold**，由黏膜和环形肌形成，具有阻挡粪便下移的作用。最上方的直肠横襞接近直肠和乙状结肠交界处，位于直肠左侧壁上，距肛门约 11cm；中间的直肠横襞较大且明显，位置恒定，通常位于直肠壶腹稍上方的直肠右前壁上，距肛门约 7cm，可作为直肠镜检的定位标志（图 5-22）；最下方的直肠横襞位置不恒定，一般多位于直肠左侧壁上，距肛门约 5cm。直肠充盈时，这些皱襞常消失。

五、肛管

肛管 anal canal 长约 4cm，上界是直肠穿过盆膈处，下界是肛门（图 5-22）。肛管被肛门括约肌包绕，平时处于收缩状态，有控制排便的作用。

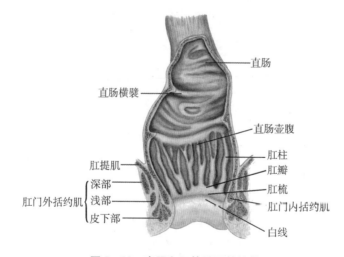

图 5-22　直肠和肛管腔面的结构

肛管内面有 6～10 条纵行的黏膜皱襞，称**肛柱 anal columns**，内有血管和纵行肌。各肛柱下端彼此借呈半月形的黏膜皱襞相连，称**肛瓣 anal valves**。肛瓣与其相邻的 2 个肛柱下端之间形成开口向上的隐窝，称**肛窦 anal sinuses**，深 3～5mm，底部有肛腺的开口。肛窦内常积存有粪屑，感染后易导致肛窦炎，严重者可形成肛周脓肿或肛瘘等。

各肛柱上端的连线，称**肛直肠线 anorectal line**，是直肠与肛管的分界线；各肛柱下端与各肛瓣边缘的锯齿状环行线，称**齿状线 dentate line**。齿状线以上的肛管由内胚层演化而来，其内表面是黏膜，黏膜上皮是单层柱状上皮，癌变时是腺癌；齿状线以下的肛管由外胚层演化而来，其内表面是皮肤，被覆上皮是复层扁平上皮，癌变时是鳞状细胞癌。此外，齿状线上、下方的肠管在动脉来源、静脉回流、淋巴引流和神经分布等方面也不相同。

齿状线下方有一个宽约1cm的环状区域，称**肛梳 anal pecten**，表面光滑，因其深层有静脉丛，活体呈浅蓝色。肛梳下缘有一条不甚明显的环行线，称**白线 white line**，位于肛门外括约肌的皮下部与肛门内括约肌下缘之间，故活体肛诊时可触及此处为一条环行浅沟。肛梳的深面和肛柱的黏膜下层内均有丰富的静脉丛，有时可因某种病理原因而形成静脉曲张，向肛管腔内突起形成痔，以齿状线为界分为内、外痔。

肛门 anus 是肛管的下口，为一个前后纵行的裂孔。肛门周围的皮肤富有色素，呈暗褐色，成年男子的肛门周围长有硬毛，并有汗腺和丰富的皮脂腺。

肛管周围有肛门内、外括约肌和肛提肌（耻骨直肠肌）等（图5－23）。**肛门内括约肌 sphincter ani internus** 由肠壁环行平滑肌增厚形成，环绕肛管上3/4段，自肛管与直肠交界处向下方延伸至白线。肛门内括约肌有协助排便功能，但无括约肛门的作用。**肛门外括约肌 sphincter ani externus** 是骨骼肌，位于肛管的平滑肌层之外，围绕整个肛管。按照肌纤维部位，分为皮下部、浅部和深部。皮下部位于肛门内括约肌下缘和肛门外括约肌浅部的下方，是围绕肛管下端的环形肌束，如果此部肌纤维被切断，不会导致大便失禁。浅部位于皮下部的上方，是环绕肛门内括约肌下部的椭圆形肌束，其前、后方分别附着于会阴中心腱和尾骨尖。深部位于浅部的上方，是环绕肛门内括约肌上部较厚的环行肌束。

肛门外括约肌的浅部和深部、直肠下份的纵行肌、肛门内括约肌、肛提肌（耻骨直肠肌）等共同围绕肛管形成一个强大的肌环，称**肛直肠环 anorectal ring**。此环对肛管有重要的括约作用，若手术损伤，可导致大便失禁。

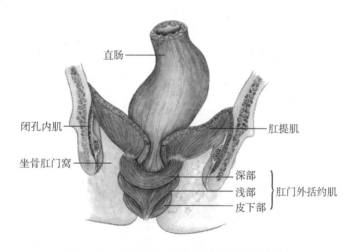

图5－23　肛提肌和肛门外括约肌（前面观）

第七节　肝

肝 liver 是人体最大的消化腺，我国成年人肝的重量：男性1230～1450g，女性1100～1300g，占体重的1/50～1/40。肝的血液供应十分丰富，故活体的肝呈棕红色。肝的质地柔软而脆弱，受外力冲击易破裂而发生腹腔内大出血。

肝是机体新陈代谢最活跃的器官，不仅参与蛋白质、脂类、糖类和维生素等物质的合成、转化与分解，而且参与激素、药物等物质的转化和解毒。肝还有分泌胆汁、吞噬、防御以及在胚胎时期造血等重要功能。

一、肝的形态

肝呈不规则的楔形，可分为上、下面和前、后、左、右缘（图 5 - 24、图 5 - 25）。肝的上面膨隆，与膈肌相接触，也称膈面。肝的膈面有呈矢状位的**镰状韧带 falciform ligament** 附着，借此将肝分为左、右叶。肝左叶小而薄，肝右叶大而厚。肝膈面的后部未被腹膜覆盖的部分，称**裸区 bare area**。肝的下面凹凸不平，邻接腹腔器官，又称脏面。脏面的中部有略呈 "H" 字形的 3 条沟。横沟位于脏面的正中，有肝左、右管，肝固有动脉左、右支，肝门静脉左、右支，肝的神经、淋巴管等出入，称**肝门 porta hepatis**，出入肝门的结构被结缔组织包裹形成**肝蒂 hepatic pedicle**。左侧的纵沟较窄而深，沟的前部有肝圆韧带通过，称**肝圆韧带裂 fissure for ligamentum teres hepatis**；后部有静脉韧带通过，称**静脉韧带裂 fissure for ligamentum venosum**。右侧的纵沟较左侧宽、浅，沟的前部是一个浅窝，容纳胆囊，称**胆囊窝 fossa for gallbladder**；后部是**腔静脉沟 sulcus for vena cava**，有下腔静脉通过。在腔静脉沟的上端，有肝左、中、右静脉出肝注入下腔静脉，临床上常将此处称为**第二肝门 second porta hepatis**。

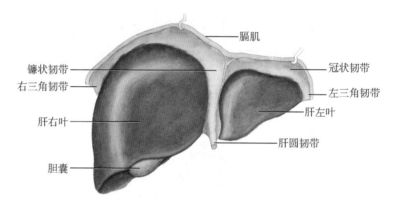

图 5 - 24　肝（膈面）

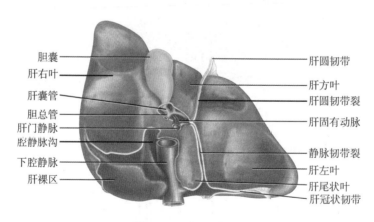

图 5 - 25　肝（脏面）

在肝的脏面，借 "H" 字形的 3 条沟将肝分为 4 个叶。**肝左叶 left hepatic lobe** 位于肝圆韧带裂和静脉韧带裂的左侧；**肝右叶 right hepatic lobe** 位于胆囊窝和腔静脉沟的右侧；**肝方叶 quadrate hepatic lobe** 位于肝门的前方，肝圆韧带裂与胆囊窝之间；**尾状叶 caudate lobe** 位于肝门的后方，静脉韧带裂与腔静脉沟之间。脏面的肝左叶与膈面一致；脏面的肝右叶、方叶和尾状叶相当于膈面的肝右叶。

肝的前缘是脏面与膈面之间的分界线，薄而锐利。在胆囊窝处，肝前缘上有一个胆囊切迹，胆囊底常在此处突出于肝前缘；在肝圆韧带通过处，肝前缘上有一个肝圆韧带切迹。肝的后缘钝圆，朝向脊柱。肝的右缘是肝右叶的右下缘，钝圆。肝的左缘即肝左叶的左缘，薄而锐利。

二、肝的位置和毗邻

肝的大部分位于右季肋区和腹上区，小部分位于左季肋区。肝前面的大部分被肋掩盖，仅在腹上区的左、右侧肋弓之间，有一小部分显露于剑突下方，直接与腹前壁相接触。当腹上区和右季肋区遭受暴力冲击或肋骨骨折时，肝可能被损伤而破裂。

肝的上方是膈肌，膈肌的上方有右侧胸膜腔、右肺和心等，故肝脓肿时可与膈肌相粘连，并经膈肌侵入右肺，脓液也可经支气管排出。肝右叶下面的前部与结肠右曲邻接，中部近肝门处邻接十二指肠上曲，后部邻接右肾上腺和右肾；肝左叶下面与胃前壁相邻，后上面邻接食管腹段。

三、肝的分叶和分段

1. 肝段 hepatic segment 肝根据外形分为肝左叶、肝右叶、肝方叶和尾状叶，这种分叶方法不完全符合肝内管道的配布情况，不能满足肝内占位性病变的定位诊断和肝外科手术治疗的要求。研究证明，肝内有 4 套管道，形成 Glisson 系统和肝静脉系统 2 个系统。肝门静脉、肝固有动脉和肝管的各级分支在肝内的走行、分支和分布大致一致，并被 Glisson 囊包裹，共同形成 Glisson 系统。按照 Couinaud 肝段划分法，可将肝分为左、右半肝，然后再分为 5 叶和 8 段（表 5-1，图 5-26）。Glisson 系统位于肝叶和肝段内，肝静脉系统的各级属支走行于肝段之间，其主干即肝左、中、右静脉走行于相应的各肝裂中，最后在腔静脉沟的上端即第二肝门处出肝，注入下腔静脉。

表 5-1　Couinaud 肝段划分法

肝	肝叶	肝段
左半肝	尾状叶	Ⅰ 段
	左外叶	左外叶上段（Ⅱ 段）
		左外叶下段（Ⅲ 段）
	左内叶	Ⅳ 段
右半肝	右前叶	右前叶下段（Ⅴ 段）
		右前叶上段（Ⅷ 段）
	右后叶	右后叶下段（Ⅵ 段）
		右后叶上段（Ⅶ 段）

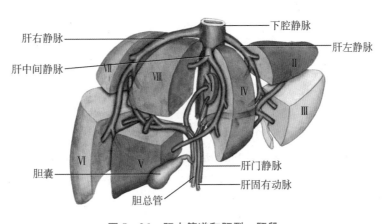

图 5-26　肝内管道和肝裂、肝段

2. 肝裂 hepatic fissure 通过对肝内各管道铸型标本的研究发现，肝内有些区域缺少 Glisson 系统的分布，这些区域称为肝裂。肝裂不仅是肝进行分叶、分段的界线，也是施行肝部分切除术的适宜部位。肝内有正中裂、左叶间裂、右叶间裂 3 个叶间裂和左段间裂、右段间裂、背裂 3 个段间裂（图 5 - 26）。

临床上可根据肝叶、肝段的划分，对肝的疾病进行较为精确的定位诊断，也可施行肝叶或肝段切除。中国肝胆外科之父吴孟超，怀着大医精诚的朴素初心，在肝的方寸之地破译生命密码，创造了中国肝胆外科的无数个第一，把万千患者拉出了生命的绝境。

四、肝外胆管系统

肝外胆管系统是指肝门以外的胆管系统，包括胆囊和输胆管道（肝左管、肝右管、肝总管和胆总管）。这些管道与肝内胆管一起，将肝分泌的胆汁输送到十二指肠肠腔（图 5 - 27）。

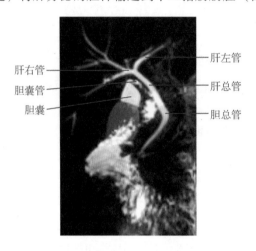

肝右管　　　　　　　　　肝左管
胆囊管　　　　　　　　　肝总管
胆囊　　　　　　　　　　胆总管

图 5 - 27　胆囊和输胆管道（X 线造影）

1. 胆囊 gallbladder 是贮存和浓缩胆汁的囊状器官，呈梨形，长 8 ~ 12cm，宽 3 ~ 5cm，容量 40 ~ 60ml。胆囊位于肝下面的胆囊窝内，上面借疏松结缔组织与肝相连，易于分离；下面被覆浆膜，与结肠右曲和十二指肠上曲相邻。

胆囊分为底、体、颈、管 4 部分。胆囊底是胆囊突向前下方的盲端。当胆汁充满时，胆囊底可贴近腹前壁。胆囊底的体表投影位于右侧腹直肌外侧缘（或右锁骨中线）与右侧肋弓相交点处，胆囊炎时可有压痛。胆囊体是胆囊的主体部分，与胆囊底之间无明显界限。胆囊体向后逐渐变细，在肝门右端附近移行为胆囊颈。胆囊颈狭细，略呈"S"状扭转，向后下方延续为胆囊管。胆囊颈的右侧壁上常有一个突向后下方的小囊，朝向十二指肠，称 Hartmann 囊，胆囊结石常在此处存留。胆囊管较胆囊颈稍细，在肝十二指肠韧带内与其左侧的肝总管会合为胆总管。

胆囊底、体的黏膜呈蜂窝状；胆囊颈、管的黏膜呈螺旋状突入腔内，形成螺旋襞（或称 Heister 瓣），可控制胆汁的流量，也是结石易嵌顿之处。

胆囊管、肝总管和肝的脏面围成的三角形区域，称**胆囊三角 cystic triangle**（Calot 三角），内有胆囊动脉通过，是胆囊手术中寻找胆囊动脉的标志。

2. 肝管 hepatic duct 和肝总管 common hepatic duct 左、右肝管分别由左、右半肝内的毛细胆管逐渐会合形成，出肝门后合成为肝总管。肝总管长约 3cm，下行于肝十二指肠韧带内，与胆囊管以锐角会合形成胆总管。

3. 胆总管 common bile duct 由肝总管和胆囊管会合形成，长 4 ~ 8cm，直径 0.6 ~ 0.8cm，若直径超过 1.0cm，可视为病理状态。胆总管在肝十二指肠韧带内下行，位于肝固有动脉的右侧和肝门静脉的前方，向下经十二指肠上部的后方至胰头的后方，再转向十二指肠降部的中份，在十二指肠后内侧壁内与胰管会合，形成一个略膨大的共同管道，称**肝胰壶腹 hepatopancreatic ampulla**（Vater 壶腹），通过十二指肠大乳头开口于十二指肠肠腔（图 5-17）。胆总管根据行程，分为十二指肠上段、十二指肠后段、胰腺段和十二指肠壁内段 4 段。

肝胰壶腹周围有肝胰壶腹括约肌包绕，胆总管末段和胰管末段周围亦有少量平滑肌包绕，以上 3 部分括约肌统称为 **Oddi 括约肌 Oddi sphincter**。Oddi 括约肌平时保持收缩状态，由肝分泌的胆汁经肝左、右管，肝总管，胆囊管进入胆囊内储存。进食后，尤其是进食高脂食物，在神经体液因素的调节下，胆囊收缩，Oddi 括约肌舒张，使胆汁自胆囊经胆囊管、胆总管、肝胰壶腹、十二指肠大乳头排入十二指肠肠腔。

第八节　胰

胰 pancreas 是人体的第二大消化腺，由外分泌部和内分泌部组成。胰的外分泌部（腺细胞）能分泌胰液，胰液含有多种消化酶（如蛋白酶、脂肪酶和淀粉酶等），有分解和消化蛋白质、脂肪和糖类等的作用；内分泌部即胰岛，散在于胰实质内，在胰尾较多，主要分泌胰岛素，调节血糖浓度。

一、胰的位置和毗邻

胰是紧贴于腹后壁的狭长腺体，质地柔软，呈灰红色，横卧于第 1~2 腰椎体的前方。胰的前面隔网膜囊与胃相邻，后方有下腔静脉、胆总管、肝门静脉和腹主动脉等结构；右端被十二指肠环抱，左端抵达脾门。由于胰的位置较深，前方有胃、横结肠和大网膜等遮盖，故胰病变时的早期腹部体征常不明显，增加了诊断的困难性。

二、胰的分部

胰分为头、颈、体、尾 4 部分，各部之间无明显界限（图 5-17）。胰头、颈位于腹中线的右侧，胰体、尾位于腹中线的左侧。

胰头是胰右端膨大的部分，位于第 2 腰椎体的右前方，上、下方和右侧被十二指肠包绕。胰头的下部有一个伸向左后上方的**钩突 uncinate process**。胰头的右后方与十二指肠降部之间有胆总管经过，当胰头肿大压迫胆总管时，可影响胆汁排出而发生阻塞性黄疸。

胰颈是胰头和胰体之间的狭窄扁薄部，长 2.0~2.5cm，前上方邻接幽门，后方有肠系膜上静脉和肝门静脉起始部经过。

胰体位于胰颈和胰尾之间，位于第 1 腰椎体的前方，向前凸起，占胰的大部分，略呈三棱柱形。前面隔网膜囊与胃后壁相邻，故胃后壁癌肿或溃疡穿孔时常与胰体粘连。

胰尾较细，行向左上方，在脾门下方与脾的脏面相接触。因胰尾各面均包裹有腹膜，可作为与胰体分界的标志。

胰管 pancreatic duct 位于胰实质内，其走行与胰的长轴一致，自胰尾经胰体走向胰头，沿途接受许多小叶间导管，最后在十二指肠降部的后内侧壁内与胆总管会合形成肝胰壶腹，通过十二指肠大乳头开口于十二指肠肠腔。胰头的上部常见一个小管，走行于胰管的上方，称**副胰管 accessory pancreatic duct**，主要引流胰头前上部的胰液，通过十二指肠小乳头开口于十二指肠肠腔。

答案解析

目标检测

1. 某小孩玩耍时，不慎将一枚硬币误吞入胃内，1 天后该硬币从肛门排出。该硬币自口腔进入消化管，再经肛门排出，经过的器官结构有哪些？

2. 简述 3 对大唾液腺的位置及开口部位。

3. 简述咽的形态、位置和分部以及交通途径。

4. 胃溃疡施行胃大部切除术后，实施胃残端和空肠吻合时，如何准确确认空肠？

5. 简述肝脏面的主要结构。

6. 简述胆汁的产生部位及胆汁在平时和进食时的排出途径。

7. 胰头肿大时可压迫哪些器官结构？产生哪些相应症状？

（付秀美）

书网融合……

本章小结

微课

标本图片

题库

第六章 呼吸系统

PPT

📖 学习目标

1. 掌握 鼻旁窦的位置及开口部位；环甲关节和环杓关节的构成及运动；方形膜和弹性圆锥的位置及其形成的前庭韧带、声韧带；喉腔的分区及其结构特点；左、右主支气管的区别；肺的外形及分叶；胸膜的分布和胸膜腔、胸膜隐窝的特点及临床意义；纵隔的境界及分区。

2. 熟悉 鼻腔的分区及其内的主要结构；喉软骨的位置、形态；气管的位置、形态及构造；胸膜和肺的体表投影。

3. 了解 外鼻的结构特点；喉肌的位置、起止及作用；肺段的分布。

4. 学会呼吸系统各器官结构的辨认方法，具备检查气管异物等常见疾病和确定病变部位的能力。

呼吸系统 respiratory system 由呼吸道和肺两部分组成。**呼吸道 respiratory canal** 包括鼻、咽、喉、气管和支气管，肺由肺内各级支气管和肺泡等构成。呼吸道和肺内各级支气管是气体进出的通道，肺泡是进行气体交换的主要场所。临床上常将鼻、咽、喉合称为**上呼吸道 superior respiratory canal**，气管、主支气管及肺内各级支气管合称为**下呼吸道 inferior respiratory canal**（图 6 - 1）。

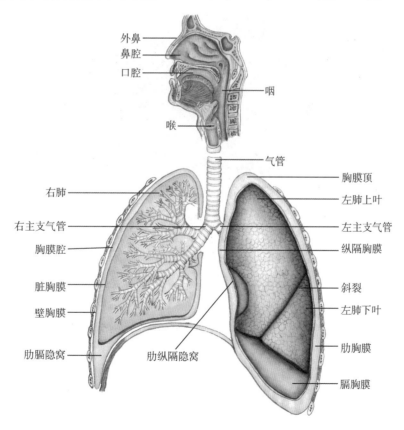

图 6 - 1　呼吸系统全貌图

呼吸系统的主要功能是进行气体交换，即吸入氧气，呼出二氧化碳。呼吸道是引导气体出入肺的通道，肺是完成气体交换的器官。此外，鼻兼有嗅觉功能，喉兼有发音功能，肺尚具有内分泌功能。

第一节 鼻

鼻 nose 是呼吸道的起始部，又是嗅觉器官，可分为外鼻、鼻腔和鼻旁窦 3 部分。

一、外鼻

外鼻 external nose 位于面部的中央，由鼻骨和软骨作为支架，外面覆盖皮肤，内面衬覆黏膜，可分为骨部和软骨部。软骨部的皮肤富含皮脂腺和汗腺，是痤疮、疖肿和酒渣鼻的好发部位。外鼻和额相连的部位较窄，位于双眼之间，称鼻根，向下延续为隆起的鼻背，其下端突出，称鼻尖。鼻尖两侧的弧形隆起，称**鼻翼 nasal ala**，此部仅有软骨支撑，平静呼吸时无明显活动；呼吸困难时，可出现明显的鼻翼扇动。自鼻翼向外下至口角的浅沟，称**鼻唇沟 nasolabial sulcus**，面瘫者的患侧鼻唇沟变浅或消失。鼻翼的下方有一对开口，称鼻孔，是气体进出呼吸道的门户。

二、鼻腔

鼻腔 nasal cavity 由骨和软骨作为支架，内面衬覆黏膜或皮肤。鼻腔被一个呈矢状位的鼻中隔分为左、右腔，向前下方经鼻孔通外界，向后经鼻后孔通鼻咽。每侧鼻腔又可以**鼻阈 nasal limen** 为界，分为鼻前庭和固有鼻腔 2 部分（图 6 - 2），鼻阈是皮肤与黏膜的交界处。

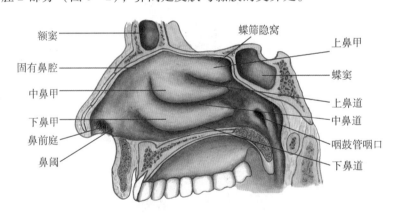

额窦　　　　　　　　　　　　　　　　蝶筛隐窝
固有鼻腔　　　　　　　　　　　　　　　　　上鼻甲
中鼻甲　　　　　　　　　　　　　　　　　　蝶窦
下鼻甲　　　　　　　　　　　　　　　　　上鼻道
鼻前庭　　　　　　　　　　　　　　　　中鼻道
鼻阈　　　　　　　　　　　　　　　　咽鼓管咽口
　　　　　　　　　　　　　　　　　　下鼻道

图 6 - 2　鼻腔外侧壁

1. 鼻前庭 nasal vestibule　是鼻腔的前下部，由鼻翼围成的空腔，内面衬覆皮肤，皮肤上生有粗硬的鼻毛，可过滤尘埃、净化吸入的空气。鼻前庭的结构缺少浅筋膜，皮肤与软骨膜直接相连，且富有皮脂腺和汗腺，故发生疖肿时疼痛剧烈。

2. 固有鼻腔 proper nasal cavity　位于鼻腔的后上部，由骨和软骨衬覆黏膜构成，其形态与骨性鼻腔大致相同，故临床上称鼻腔。

固有鼻腔的顶壁是颅前窝，当外伤导致颅前窝骨折时，脑脊液或血液可经鼻腔流出。底壁是腭（见"第五章 消化系统"）。内侧壁是**鼻中隔 nasal septum**，由筛骨垂直板、犁骨和鼻中隔软骨等衬覆黏膜构成。鼻中隔居正中位者较少，多偏向左侧。鼻中隔的前下部有一个区域，黏膜含有丰富的毛细血管丛，其位置表浅，外伤和干燥刺激均易引起出血，故称**易出血区 bleeding prone area** 或 Little 区，约 90% 的鼻出血均发生于此区。外侧壁自上而下有上鼻甲、中鼻甲和下鼻甲，最上鼻甲常出现于上鼻甲的后上方。上、中、下鼻甲下方的腔隙，分别称上、中、下鼻道。下鼻道的前部有鼻泪管的开口，鼻泪管位于距鼻孔约 3cm 的下鼻道的前上方。最上鼻甲或上鼻甲后上方与蝶骨体之间的凹陷区，称**蝶筛隐窝 sphe-noethmoidal recess**。切除中鼻甲，可见位于中鼻道中部、凹向上方的弧形裂隙，称**半月裂孔 semilunar hiatus**。该裂隙的前上方有**筛漏斗 ethmoidal infundibulum**，通额窦和前筛窦，上方呈圆形的隆起，称**筛泡 ethmoidal bulb**，通中筛窦（图 6-3）。

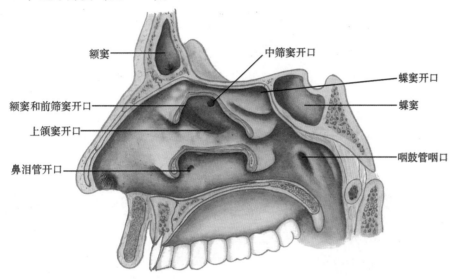

额窦　　　　　　　　中筛窦开口
额窦和前筛窦开口　　　蝶窦开口
上颌窦开口　　　　　　蝶窦
鼻泪管开口　　　　　　咽鼓管咽口

图 6-3　鼻旁窦的开口（中、下鼻甲部分切除）

固有鼻腔的黏膜根据结构及功能，分为嗅区和呼吸区 2 部分。**嗅区 olfactory region** 位于上鼻甲及其相对的鼻中隔部分，此部的黏膜呈淡黄色，内含嗅细胞，能感受嗅觉刺激；**呼吸区 respiratory region** 是嗅区以外的鼻黏膜，呈淡红色，内含丰富的血管和鼻腺，对吸入空气有加温、湿润的作用。

三、鼻旁窦

鼻旁窦 paranasal sinuses 又称为鼻窦或副鼻窦，位于鼻腔周围并开口于鼻腔的含气空腔，有**额窦 frontal sinus**、**筛窦 ethmoidal sinuses**、**蝶窦 sphenoidal sinus** 和**上颌窦 maxillary sinus** 4 对（图 6-3、图 6-4），分别位于额骨、筛骨、蝶骨和上颌骨内（见"第一章 骨学"）。鼻旁窦的两侧大致对称，各窦均开口于鼻腔，可调节吸入空气的温度和湿度，并对发音起共鸣作用。鼻旁窦的黏膜在窦口处与鼻黏膜相延续，故鼻腔黏膜的炎症易蔓延至鼻旁窦而引起鼻旁窦炎。

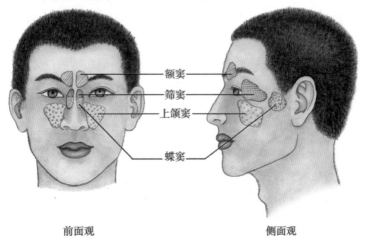

额窦
筛窦
上颌窦
蝶窦

前面观　　　　　　　侧面观

图 6-4　鼻旁窦的体表投影

第二节　喉

喉 larynx 由喉软骨及其连结、喉肌和喉黏膜构成，既是呼吸道的一部分，又是发音器官。喉位于颈前部的正中和喉咽的前方，向上借喉口通喉咽，向下以环状软骨气管韧带连接气管。成年人的喉位于第 3～6 颈椎体之间，儿童高于成人，女性高于男性。喉的上方借韧带和骨骼肌连于舌骨，故可随吞咽或发音而上、下移动。喉的前方被皮肤、浅筋膜、深筋膜和舌骨下肌群覆盖，后方与喉咽相邻，两侧有颈部的大血管、神经和甲状腺侧叶等。

一、喉软骨

喉软骨 laryngeal cartilages 构成喉的支架，主要有不成对的甲状软骨、会厌软骨、环状软骨和成对的杓状软骨等（图 6-5）。

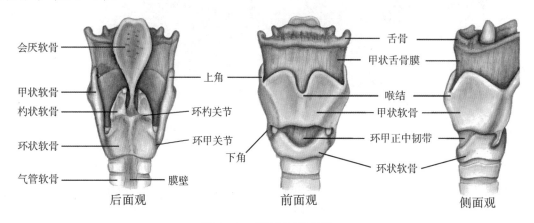

图 6-5　喉软骨及其连结

1. 甲状软骨 thyroid cartilage　是喉软骨中最大的一块，位于舌骨的下方和环状软骨的上方，构成喉的前外侧壁。甲状软骨由两块左、右侧对称的，近似呈四边形的软骨板在前方融合形成，其融合处称为**前角 anterior horn**；其上端向前的突出部，称**喉结 laryngeal prominence**，在成年男性尤为明显。喉结上方呈 "V" 字形的切迹，称上切迹。左、右板的后缘游离，向上、下方各有一对突起，分别称为上角和下角，上角细长，下角粗短，下角与环状软骨构成环甲关节。

2. 环状软骨 cricoid cartilage　位于甲状软骨的下方，构成喉的底座，形似一枚戒指，前部低窄呈弓状，称**环状软骨弓 cricoid arch**；后部高宽呈板状，称**环状软骨板 cricoid lamina**，板上缘的两侧有与杓状软骨相关节的杓关节面。环状软骨弓与板的交界处有甲关节面，与甲状软骨构成环甲关节。环状软骨是呼吸道中唯一的完整软骨环，对支撑呼吸道起着重要作用，损伤后可导致喉腔狭窄。

3. 会厌软骨 epiglottic cartilage　位于舌根的后方，形似树叶，上宽下窄，上端游离，下端借甲状会厌韧带附着于甲状软骨前角的后面。前面稍凸，对向舌根；后面略凹，朝向喉前庭。会厌软骨的前、后面均覆盖黏膜，称**会厌 epiglottis**。吞咽时，喉的位置升高，会厌可关闭喉口，以防止食物误入喉腔。

4. 杓状软骨 arytenoid cartilage　左右各一，位于环状软骨板上缘的两侧，呈三棱锥体状，可分为 1 尖、1 底、2 突和 3 面。杓状软骨底朝下，与环状软骨板上缘构成环杓关节。杓状软骨底向前方的突起，称**声带突 vocal process**，有声韧带附着；向外侧的突起，称**肌突 muscular process**，有喉肌附着。

二、喉的连结

喉的连结分为喉软骨间连结和舌骨、气管与喉之间的连结（图6-5、图6-6）。

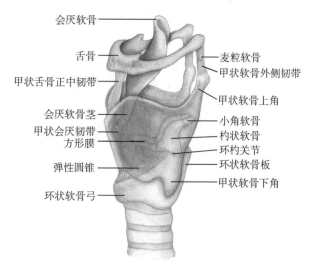

图6-6　喉软骨连结透视图（侧面观）

1. 环甲关节 cricothyroid joint　由环状软骨外侧的甲关节面和甲状软骨下角构成，在环甲肌的牵引下，可使甲状软骨沿冠状轴做前倾和后复运动，与声带的紧张或松弛有关。前倾运动使甲状软骨前角与杓状软骨之间的距离加大，声带紧张；后复运动使甲状软骨前角与杓状软骨之间的距离缩小，声带松弛。

2. 环杓关节 cricoarytenoid joint　由环状软骨板上缘的关节面和杓状软骨底构成，可使杓状软骨沿垂直轴做旋转和左、右滑动，与声门裂的开大或缩小有关。内旋使声带突互相靠近，缩小声门；外旋则使声带突互相远离，开大声门。

3. 方形膜 quadrangular membrane　呈斜方形，起自甲状软骨前角的后面和会厌软骨的侧缘，向后方附着于杓状软骨的前内侧缘（图6-7）。方形膜的下缘游离，称**前庭韧带 vestibular ligament**，较声韧带薄而长，参与构成前庭襞。

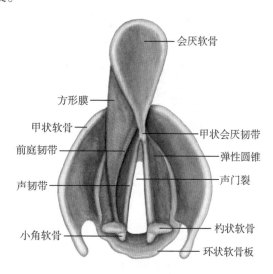

图6-7　方形膜和弹性圆锥（上面观）

4. 弹性圆锥 conus elasticus　是近似呈圆锥形的弹性纤维膜。上缘游离，张于甲状软骨前角的后面与杓状软骨声带突之间，称**声韧带 vocal ligament**（图6-7）；下缘附着于环状软骨上缘；中部的弹性纤维增厚，张于环状软骨弓上缘与甲状软骨下缘的中部之间，称**环甲膜 cricothyroid membrane**，其中线处增厚形成环甲正中韧带，此韧带的位置表浅，急性喉阻塞时为抢救患者生命，可在此处穿刺或切开以建立暂时的通气道。

声韧带连同声带肌及覆盖于其表面的喉黏膜，称**声带 vocal cord**。

5. 甲状舌骨膜 thyrohyoid membrane　是位于舌骨与甲状软骨上缘之间的结缔组织膜，其中部增厚，称甲状舌骨正中韧带。

6. 环状软骨气管韧带 cricotracheal ligament　是连于环状软骨下缘与第1气管软骨环之间的结缔组织膜。

⊕ **知识链接** --

环甲膜穿刺术

　　环甲膜的位置表浅，且无重要的血管、神经及特殊组织结构，因而是穿刺或切开最方便和安全的部位。环甲膜在前正中线上增厚的部分为环甲正中韧带，环甲膜穿刺即在此处进行。穿刺时对环甲膜的定位方法为：下颌骨向下方移动，感觉到的第一个隆起即为甲状软骨；再向下方移动，触及第一个凹陷处即为环甲膜。

　　环甲膜穿刺术是现场急救的重要方法，一般适用于8岁以下儿童或紧急情况下无条件做环甲膜切开术的成年人。该方法可快速解除头颈部外伤、异物等引起的呼吸道梗阻所导致的窒息及喉水肿，改善患者的缺氧状态，具有简单、有效、易于掌握的优点，是临床医生应该掌握的基本急救技能之一。

三、喉肌

喉肌 muscles of larynx 为数块短小的骨骼肌，附着于喉软骨的表面，通过作用于环甲关节和环杓关节，可调节声门裂的大小、声带的紧张和松弛以及喉口的开合等，是发音的动力器官。喉内肌按照功能，分为声门开大肌和声门括约肌（图6-8）。

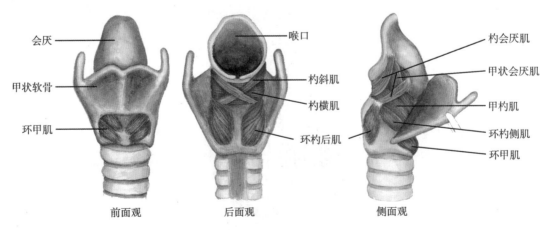

前面观　　　　　　后面观　　　　　　侧面观

图6-8　喉肌

1. 环甲肌 cricothyroid muscle　起自环状软骨弓的前外侧面，肌束斜向后上方，止于甲状软骨的下角和下缘。该肌收缩，使甲状软骨通过环甲关节做前倾运动，同时使甲状软骨前角与杓状软骨之间的距离加大，紧张并拉长声带。

2. 环杓后肌 posterior cricoarytenoid muscle 起自环状软骨板的后面，斜向外上方，止于同侧杓状软骨的肌突。该肌收缩，能使环杓关节在垂直轴上做旋转运动，将肌突转向内下方，使声带突转向外上方，从而开大声门裂，并紧张声带。

3. 环杓侧肌 lateral cricoarytenoid muscle 起自环状软骨弓上缘和弹性圆锥的外面，自甲状软骨板的内侧斜行向后上方，止于杓状软骨的肌突。该肌收缩，通过环杓关节旋转运动来牵引肌突向前下方运动，使声带突转向内侧，从而使声门裂变窄。

4. 甲杓肌 thyroarytenoid muscle 起自甲状软骨前角的后面，止于杓状软骨的外侧面和声带突。该肌收缩时，通过环甲关节使甲状软骨做后复运动，并能够缩短前庭襞。其下部肌束位于声襞内声韧带的外侧，称**声带肌 vocal muscle**，收缩可使声襞变短而松弛。

5. 杓肌 arytenoid 位于喉的后壁，有 3 块。①**杓横肌 transverse arytenoid**：两端连于两侧杓状软骨的肌突及其外侧缘。该肌收缩，通过环杓关节滑动能紧张声带，缩小喉口和喉前庭。②**杓斜肌 oblique arytenoid**：位于杓横肌的后方，起自杓状软骨，止于对侧杓状软骨尖。该肌收缩，可缩小喉口；与杓横肌共同收缩，则关闭喉口。③**杓会厌肌 aryepiglottic muscle**：起自杓状软骨尖，止于会厌软骨和甲状软骨会厌韧带。该肌收缩，可将会厌拉向后下，关闭喉口。

四、喉腔 📱微课

喉腔 laryngeal cavity 是由喉软骨、韧带、喉肌、喉黏膜等共同围成的喉口至环状软骨下缘之间的空腔。喉腔内面覆盖黏膜，并与咽和气管的黏膜相延续（图 6-9）。

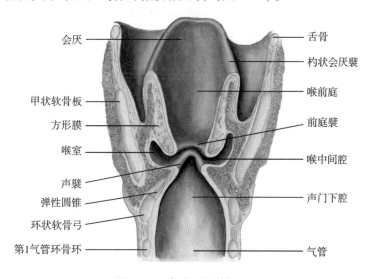

图 6-9 喉腔（冠状切面）

喉腔的上口，称**喉口 aditus laryngis**，由会厌上缘、杓状会厌襞和杓间切迹围成。连接杓状软骨尖与会厌软骨的黏膜皱襞，称杓状会厌襞，其外侧的凹陷是梨状隐窝。在喉腔中部的侧壁上，有上、下 2 对呈前后方向的黏膜皱襞。上方一对黏膜皱襞，称**前庭襞 vestibular fold**，在活体呈粉红色，自甲状软骨前角的中部连于杓状软骨的声带突上方。两侧前庭襞之间的矢状位裂隙，称**前庭裂 rima vestibuli**。下方一对黏膜皱襞，称**声襞 vocal fold**，在活体呈苍白色，较前庭襞突向喉腔更明显，自甲状软骨前角的中部连于杓状软骨的声带突。位于两侧声襞和杓状软骨基底部之间的矢状位裂隙，称**声门裂 rima glottidis**，是喉腔最狭窄的部位（图 6-10）。声门裂的前 3/5 位于两侧声襞游离缘之间，称**膜间部 intermem-**

branous part，与发音有关，是喉癌的好发部位；后 2/5 位于杓状软骨之间，称**软骨间部 intercartilagi-nous part**，是喉结核的好发部位。声带和声门裂合称为**声门 glottis**。平静呼吸时，声门裂的膜间部呈三角形；深呼吸时，声带突向外转动，从而使整个声门裂呈菱形；发声时，两侧声带紧张，相互靠近甚至关闭，空气通过狭窄的声门裂时引起声带振动，从而发声。

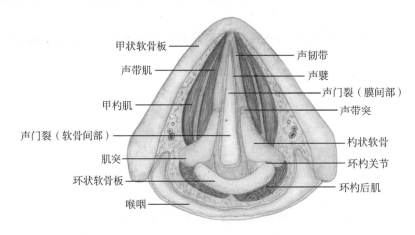

图 6 - 10　声门裂（经声襞横断面）

喉腔借前庭裂和声门裂分为 3 部分（图 6 - 9）。

1. 喉前庭 laryngeal vestibule　位于喉口与前庭裂之间的部分，上宽下窄，前壁的中央部有会厌软骨柄附着，其上方呈结节状的隆起处，称会厌结节。

2. 喉中间腔 intermedial cavity of larynx　位于前庭裂与声门裂之间的部分，是喉腔 3 部分中的容积最小者。喉中间腔向两侧延伸至前庭襞与声襞之间的梭形隐窝，称**喉室 ventricle of larynx**。

3. 声门下腔 infraglottic cavity　位于声门裂至环状软骨下缘之间的部分，上窄下宽，略呈圆锥形。此部的黏膜下组织较疏松，炎症时易发生水肿。婴幼儿的喉腔较狭窄，喉水肿时易引起喉梗阻，从而导致呼吸困难。

喉腔在影像学上分为声门上区、声门区和声门下区。声门裂以上至喉口的区域为声门上区，声门裂向下 5 ~ 10mm 的区域为声门区，声门区以下至环状软骨下缘的区域为声门下区。

第三节　气管和支气管

一、气管

气管 trachea 位于食管的前方，上端与环状软骨相连（平对第 6 颈椎体下缘），下端在胸骨角平面（平对第 4 胸椎体下缘）分为左、右主支气管（图 6 - 11）。气管的分杈处，称**气管杈 bifurcation of trachea**，其内面形成向上凸的半月形纵嵴，称**气管隆嵴 carina of trachea**，略偏向左侧，是支气管镜检查的定位标志（图 6 - 12）。

气管由 14 ~ 16 个呈 "C" 字形的气管软骨环借结缔组织和平滑肌连接形成，内面衬覆黏膜。各气管软骨的缺口朝向后方，由平滑肌和结缔组织构成的气管膜壁封闭。

气管根据行程和位置分为颈段和胸段。气管颈段较短而表浅，沿颈前正中下行，其前方有皮肤、浅筋膜（内含有颈前静脉）、颈筋膜浅层、胸骨上间隙、舌骨下肌群和气管前筋膜（颈筋膜中层），在第 2 ~ 4 气管软骨环的前方有甲状腺峡；两侧有颈部的大血管、甲状腺侧叶；后面紧贴食管。胸段较长，位于上纵隔内的两侧纵隔胸膜之间，前方有胸腺、左头臂静脉和主动脉弓；后面紧贴食管。临床上，气管切开术常在第 3~5 气管软骨环处进行。

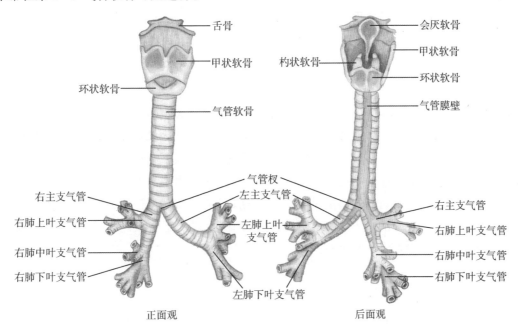

左侧：舌骨／甲状软骨／环状软骨／气管软骨／右主支气管／右肺上叶支气管／右肺中叶支气管／右肺下叶支气管／气管杈／左主支气管／左肺上叶支气管／左肺下叶支气管　正面观

右侧：会厌软骨／杓状软骨／甲状软骨／环状软骨／气管膜壁／右主支气管／右肺上叶支气管／右肺中叶支气管／右肺下叶支气管　后面观

图 6-11　气管和支气管

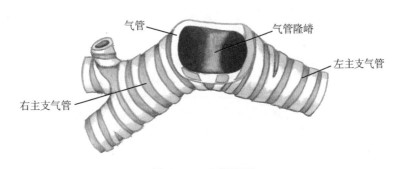

气管／气管隆嵴／左主支气管／右主支气管

图 6-12　气管隆嵴

⊕ 知识链接

气管切开术

气管切开术是切开气管颈段，插入特制金属气管套管，从而解除窒息、呼吸机能失常或下呼吸道分泌物潴留导致的呼吸困难。患者取仰卧头部正中位，肩部后方垫枕，使头部尽量后仰。施行纵切口时，自甲状软骨下缘沿颈前正中线切至胸骨颈静脉切迹。切开皮肤和浅筋膜，将颈前静脉牵开或切断结扎，可见颈白线，切开并分离两侧的舌骨下肌群，暴露甲状腺峡，向上勾拉暴露气管。沿颈部正中线切开第 3~5 气管软骨环，插入套管并固定。

二、支气管

支气管 bronchi 是气管分出的各级分支，其中，一级分支是左、右主支气管。

1. 左主支气管 left principal bronchus　长 4.5~5.2cm，外径 0.9~1.4cm，气管中线与主支气管下缘之间的夹角，称**嵴下角 subcarinal angle**，35°~36°。

2. 右主支气管 right principal bronchus 长 1.9~2.6cm，外径 1.2~1.5cm，嵴下角 22°~25°。

左、右主支气管的区别：左主支气管细、长，走向倾斜，嵴下角大；右主支气管粗、短，走向较陡直，嵴下角小。因此，经气管坠入的异物多进入右主支气管。

第四节　肺

肺 lung 是呼吸系统的重要器官，也是进行气体交换的场所。肺位于胸腔内，纵隔的两侧和膈的上方，左右各一。正常肺呈浅红色，质柔软呈海绵状，富有弹性。成人肺的重量约等于自身体重的 1/50，男性 1000~1300g，女性 800~1000g。健康成年男性两肺的空气容量为 5000~6500ml，女性小于男性。

胎儿肺和未经呼吸过的新生儿肺内不含空气，质地坚实，入水则下沉；呼吸过的肺则由于肺泡内充满气体，可漂浮于水中。法医可借此鉴别出生前死亡的胎儿与出生后死亡的新生儿。婴幼儿的肺呈淡红色，随着年龄的增长，空气中的尘埃不断被吸入肺内沉积，因此，成年人的肺呈暗红色或深灰色，生活在烟尘污染环境中的人和吸烟者的肺呈棕黑色。

一、肺的形态

肺呈近似圆锥体，有 1 尖、1 底、2 面、3 缘。心的位置偏左，加之膈肌右侧部的下方有肝，故左肺窄而长，右肺宽而短（图 6-13）。

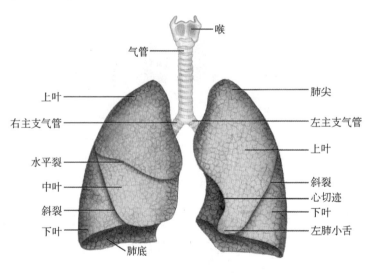

图 6-13　肺的形态

肺的上端钝圆，称**肺尖 apex of lung**，经胸廓上口突入颈根部，高出锁骨内侧 1/3 上方 2.5cm，因此，在锁骨上方进针时，要避免刺伤肺尖。**肺底 base of lung** 呈半圆形凹陷，与膈肌相贴。外侧面圆凸而宽广，贴近肋和肋间肌，又称**肋面 costal surface**。内侧面贴近纵隔，称**纵隔面 mediastinal surface**，其中央呈椭圆形的凹陷，称**肺门 hilum of lung**，是主支气管、肺动脉、肺静脉、淋巴管和神经等出入的部位（图 6-14）。这些出入肺门的结构被结缔组织和胸膜包裹，称**肺根 root of lung**。肺根内的结构，自前向后为肺上静脉、肺动脉、主支气管。左肺根的结构，自上而下为肺动脉、左主支气管、肺下静脉；右肺根是右主支气管、肺动脉、肺下静脉。肺的前缘锐薄，左肺前缘的下部有呈弧形的切迹，称心切迹，其下方向内下的突出部分，称**左肺小舌 lingula of left lung**；下缘也较锐薄，伸入肋膈隐窝；后缘厚而钝圆，贴于脊柱的两侧。

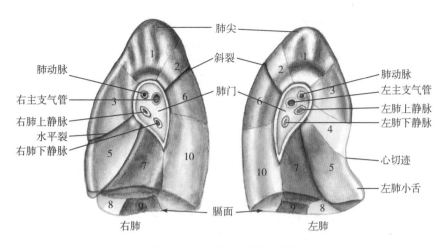

图 6 – 14　肺的内侧面和肺段

左肺被自后上方斜向前下方的**斜裂 oblique fissure** 分为左肺上、下叶。右肺除有左肺相应的斜裂外，还有一条**水平裂 horizontal fissure**，故右肺分为右肺上、中、下叶。

肺的毗邻器官可在其表面形成压迹或沟。两肺门的前下方均有心压迹。右肺门的后方有食管压迹，上方有奇静脉沟。左肺门的上方有主动脉弓压迹，后方有胸主动脉压迹。

二、支气管树

左、右主支气管在肺门处先分出**肺叶支气管 lobar bronchi** 至各肺叶。左肺有上、下叶支气管；右肺有上、中、下叶支气管。各肺叶支气管再分出**肺段支气管 segmental bronchi**（图 6 – 15）。每个肺段支气管又反复分支，越分越细，呈树枝状，故称**支气管树 bronchial tree**。肺内支气管分支可达 23 ~ 25 级，最后连于肺泡。

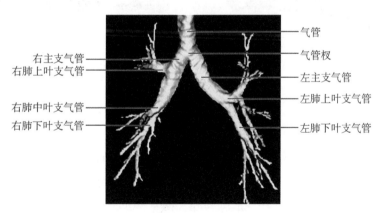

图 6 – 15　支气管树（CT 三维重建，前面观）

三、支气管肺段

支气管肺段 bronchopulmonary segments 又简称为**肺段 pulmonary segments**，是每一个肺段支气管及其分支分布区的全部肺组织的总称。肺段呈圆锥形，尖端朝向肺门，底位于肺的表面，构成肺的形态学和功能学的基本单位。左、右肺通常各有 10 个肺段，但左肺常出现共干肺段支气管，如上叶的尖段、后段支气管和下叶的内侧底段、前底段支气管常有共干，此时左肺仅有 8 个肺段（表 6 – 1，图 6 – 14、图 6 – 16）。每个肺段有一个肺段支气管分布，相邻肺段间隔内有肺静脉属支和疏松结缔组织。根据肺段结构和功能的相对独立性，临床可通过定位诊断来确定病变局限于某个肺段之内，仅施行该肺段的切除，使手术局限化，从而减少正常肺组织的损伤。

表 6-1 支气管肺段

侧别	肺叶	肺叶支气管	肺段	侧别	肺叶	肺叶支气管	肺段
右肺	上叶	上叶支气管	尖段（S1）	左肺	上叶	上叶支气管	尖后段（S1+2）
			后段（S2）				前段（S3）
			前段（S3）				上舌段（S4）
	中叶	中叶支气管	外侧段（S4）				下舌段（S5）
			内侧段（S5）				
	下叶	下叶支气管	上段（S6）		下叶	下叶支气管	上段（S6）
			内侧底段（S7）				内侧前底段（S7+8）
			前底段（S8）				外侧底段（S9）
			外侧底段（S9）				后底段（S10）
			后底段（S10）				

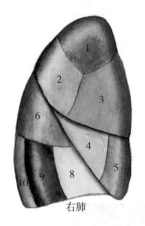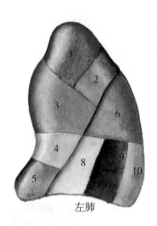

右肺　　　　　　　　　　左肺

图 6-16 肺段

第五节 胸 膜

胸膜 pleura 是覆盖于肺表面、胸壁内面、膈上面和纵隔侧面的一层薄而光滑的浆膜。贴于肺表面的部分，称**脏胸膜 visceral pleura**；衬覆于胸壁内面、膈上面和纵隔侧面的部分，称**壁胸膜 parietal pleura**。脏、壁胸膜之间形成密闭、潜在性的胸膜腔（图 6-1）。

一、壁胸膜和脏胸膜

1. 壁胸膜　根据覆盖部位，分为 4 部分（图 6-1）。

（1）**肋胸膜 costal pleura**　衬覆于肋骨、胸骨、肋间肌、胸横肌和胸内筋膜等结构的内面。前缘位于胸骨后方，后缘到达脊柱两侧，前、后缘移行为纵隔胸膜，下缘以锐角移行为膈胸膜，上部移行为胸膜顶。

（2）**膈胸膜 diaphragmatic pleura**　覆盖于膈肌的上方，与膈肌紧密相贴，不易剥离。

（3）**纵隔胸膜 mediastinal pleura**　覆盖于纵隔的侧面，其中部包裹肺根并移行为脏胸膜。

（4）**胸膜顶 cupula of pleura**　是肋胸膜和纵隔胸膜向上延伸至胸廓上口平面以上，覆盖于肺尖的上方，形成的穹隆状结构。胸膜顶突出胸廓上口，伸向颈根部，其最高点处可高出锁骨内侧 1/3 段上方 2～3cm。

2. 脏胸膜 紧贴于肺的表面，不易分离，伸入肺裂并包裹各肺叶，与肺实质紧密相贴（图 6 - 1）。在肺根的下方，脏胸膜与壁胸膜相互移行，移行处的胸膜形成皱襞，称**肺韧带 pulmonary ligament**。

二、胸膜腔和胸膜隐窝

1. 胸膜腔 pleural cavity 脏、壁胸膜在肺根处互相移行形成一个完全封闭的潜在性腔隙，左右各一，互不相通，腔内呈负压，含有少量的浆液，可减少呼吸时肺与胸膜之间的摩擦。

胸腔由胸廓和膈肌围成，容纳胸腔脏器和胸膜腔等，胸腔脏器均位于胸膜腔之外。

2. 胸膜隐窝 pleural recesses 是壁胸膜在某些部位的转折处，留有的潜在性腔隙，即使在深吸气时，肺缘也不能伸入其内（图 6 - 1）。

在前方，覆盖于心包表面的纵隔胸膜与肋胸膜相互移行处，肺的前缘未能伸入其中，称**肋纵隔隐窝 costomediastinal recess**。由于左肺前缘有心切迹，左侧肋纵隔隐窝较大。

在膈胸膜与纵隔胸膜之间，因心尖向左侧突出而形成**膈纵隔隐窝 phrennicomediastinal recess**。

在下方，肋胸膜和膈胸膜转折处形成**肋膈隐窝 costodiaphragmatic recess**，呈半环状，左右各一，是胸膜腔位置的最低处，其深度可达 2 个肋间隙，即使深吸气时，肺的下缘也不能完全伸入其中。当胸膜发生炎症时，渗出物常积聚于此处，因此，临床上常在此处施行胸膜腔穿刺术。

⇒ 案例引导

案例 患者，女性，48 岁。主诉有咳嗽、气喘、胸闷、气急、呼吸困难。1 个月前因咳嗽、气喘、呼吸困难，诊断为间质性肺炎，在某医院治疗后未见明显好转。X 线检查显示双肺叶呈条索状、网格状阴影，伴有小斑片状模糊影；右下肺野密度增高，呈外高内低，膈面和肋膈隐窝消失。经诊断，该患者为间质性肺炎伴胸膜炎引起的胸膜腔积液，为缓解患者的呼吸困难症状，拟采取胸膜腔穿刺术。

讨论 1. 胸膜腔有哪些特点？积液易滞留的部位在何处？

2. 胸膜腔穿刺的穿刺点部位及层次结构有哪些？

3. 胸膜腔穿刺需要注意的事项有哪些？

三、胸膜和肺的体表投影

脏、壁胸膜的反折部位，称胸膜反折线，其在体表的投影位置代表了胸膜腔的范围（图 6 - 17）。

1. 胸膜反折线前界的体表投影 肋胸膜延续为纵隔胸膜，形成胸膜反折线的前界。上端起自锁骨内侧 1/3 段上方 2～3cm 处的胸膜顶，向内下方斜行，经胸锁关节后方至胸骨柄的后方，在第 2 胸肋关节平面，两侧互相靠拢，沿正中线垂直下行。右侧在第 6 胸肋关节处越过剑肋角与胸膜下界相移行；左侧在第 4 胸肋关节处转向外下方，沿胸骨外侧缘 2.0～2.5cm 下行，至第 6 肋软骨的后方与胸膜下界相移行。在第 2 胸肋关节平面以上，两侧胸膜前反折线之间，胸骨柄的后方形成一个无胸膜覆盖的倒三角形区域，称**胸腺区 region of thymus**。胸腺区在儿童较宽，内有胸腺；在成人较窄，内有胸腺遗迹和结缔组织。在第 4 胸肋关节平面以下，两侧胸膜前反折线互相分开，胸骨体下部和左侧第 4、5 肋软骨后方形成一个三角形区域，称**心包区 pericardial region**。

2. 胸膜反折线下界的体表投影 肋胸膜延续为膈胸膜，为胸膜反折线的下界。右侧起自第 6 胸肋关

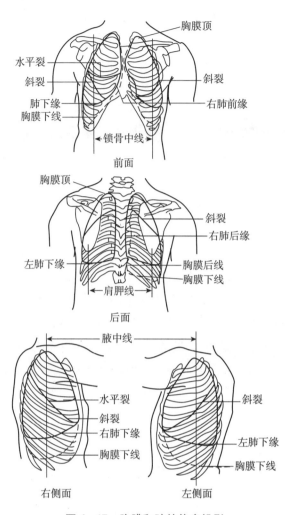

图 6-17 胸膜和肺的体表投影

节的后方，左侧起自第 6 肋软骨的后方，两侧均向外下方斜行，在锁骨中线与第 8 肋相交，在腋中线与第 10 肋相交并转向后内侧，在肩胛线与第 12 肋相交，终止于第 12 胸椎体平面。

3. 肺的体表投影　两肺下界的体表投影大致相同，在锁骨中线与第 6 肋相交，腋中线与第 8 肋相交，肩胛线与第 10 肋相交，接近脊柱外侧缘平对第 10 胸椎体平面。当深呼吸时，两肺的下缘可向上、下移动 2~3cm。

第六节　纵　隔

纵隔 mediastinum 是两侧纵隔胸膜之间所有器官、结构和结缔组织的总称，呈矢状位，上窄下宽，位于胸腔中部的偏左侧。前界是胸骨，后界是脊柱胸段，两侧界是纵隔胸膜，上界是胸廓上口，下界是膈肌。通常以通过胸骨角至第 4 胸椎体下缘的平面将纵隔分为上、下纵隔，下纵隔又以心包为界分为前、中、后纵隔（图 6-18）。

1. 上纵隔 superior mediastinum　上界是胸廓上口，下界是胸骨角与第 4 胸椎体下缘平面，前方是胸骨柄，后方是第 1~4 胸椎体。主要器官结构自前向后有胸腺、头臂静脉、上腔静脉、膈神经、迷走神经、喉返神经、主动脉及其分支、气管、食管、胸导管和淋巴结等（图 6-19）。

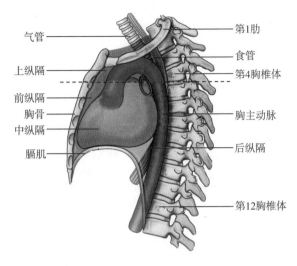

图 6 – 18 纵隔的四分区

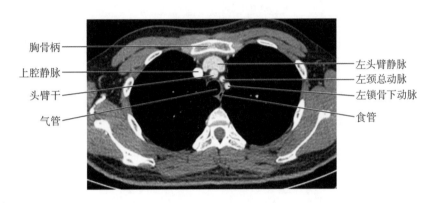

图 6 – 19 上纵隔内各器官结构的排列关系（经第 3 胸椎体下缘 CT 横断层）

2. 下纵隔

（1）**前纵隔 anterior mediastinum** 位于胸骨体与心包前壁之间，较狭窄，内有胸腺或胸腺遗迹、纵隔前淋巴结、胸廓内血管和疏松结缔组织等。

（2）**中纵隔 middle mediastinum** 位于心包的前、后壁之间，主要有心包、心及出入心的大血管（如升主动脉、肺动脉干、上腔静脉根部、肺静脉），此外尚有膈神经、心包膈血管和淋巴结等。

（3）**后纵隔 posterior mediastinum** 位于心包后壁与脊柱胸段之间，内有气管权、主支气管、食管、胸主动脉、奇静脉、半奇静脉、迷走神经、胸导管、胸交感干和淋巴结等。

目标检测

答案解析

1. 简述鼻旁窦尤其是上颌窦易发生炎症的原因及施行上颌窦脓肿穿刺的部位。

2. 简述参与调节声门裂大小和声带紧张度的主要解剖结构。

3. 简述喉腔的分部及其特点。

4. 简述气管异物多见于右侧的原因，异物自口腔到达右主支气管经过的结构。

5. 简述左、右肺在形态结构上的异同点。

6. 简述胸膜腔的特点及气胸形成的原因。

（陆　莹）

书网融合……

本章小结　　　　微课　　　　标本图片　　　　题库

第七章　泌尿系统

📓 **学习目标**

1. **掌握** 肾的形态、结构和被膜；输尿管的狭窄部位及临床意义；膀胱的形态和膀胱壁的结构；女性尿道的特点。

2. **熟悉** 肾的位置及毗邻结构；输尿管的位置及走行；膀胱的位置及毗邻结构。

3. **了解** 肾段的划分；肾的异常。

4. 学会泌尿系统各器官结构的辨认方法，具备检查膀胱结石等常见疾病和确定病变部位的能力。

泌尿系统 urinary system 由肾、输尿管、膀胱和尿道4部分组成（图7-1）。肾是生成尿液的器官，不断地生成尿液并经输尿管运送到膀胱。膀胱受神经系统的控制，当尿液储存到一定容量时，产生尿意，引起膀胱肌收缩，同时尿道括约肌舒张，尿液经尿道排出体外。

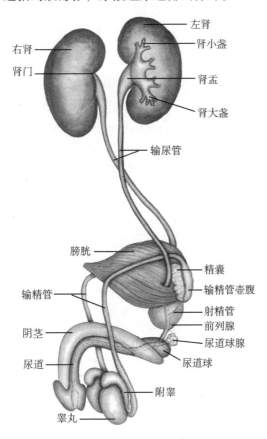

图7-1　男性泌尿生殖系统模式图

泌尿系统的主要功能是排出机体在新陈代谢中产生的废物（如尿素、尿酸）和多余的水分等，保持机体内环境的平衡和稳定。此外，肾尚具有内分泌功能。

第一节　肾 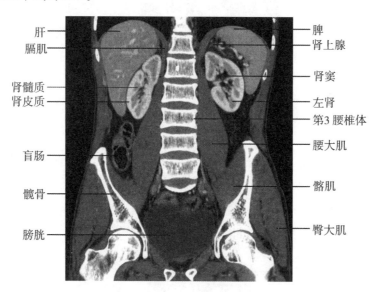微课

一、肾的形态

肾 kidney 是实质性器官，左右各一，呈红褐色，质地柔软，表面光滑，形似蚕豆（图7-1）。肾分为上、下端，前、后面和内、外侧缘。上端宽而薄，下端窄而厚；前面较凸，后面较平；外侧缘隆凸，内侧缘的中部凹陷，称**肾门 renal hilum**，是肾动脉、肾静脉、淋巴管、神经和肾盂等出入肾的部位（图7-6）。出入肾门的结构被结缔组织包裹形成**肾蒂 renal pedicle**，因下腔静脉靠近右肾，右肾蒂较左肾蒂短，临床上施行右肾手术的难度较大。肾蒂内各结构的排列关系，自前向后依次为肾静脉、肾动脉和肾盂；自上向下依次为肾动脉、肾静脉和肾盂。由肾门伸入肾内的一个较大的腔隙，称**肾窦 renal sinus**，内有肾动脉分支、肾静脉属支、肾小盏、肾大盏、肾盂和脂肪组织等（图7-6）。

二、肾的位置和毗邻

1. 肾的位置　肾位于腹腔的后上部和脊柱的两侧，肾的长轴向外下方倾斜。前方有腹膜覆盖，为腹膜外位器官。

左肾的上端平对第11胸椎体下缘，下端平对第2腰椎体下缘；右肾因受肝的影响，较左肾约低半个椎体高度（图7-2）。左侧第12肋斜过左肾后面的中部，右侧第12肋斜过右肾后面的上部。肾门约平对第1腰椎体，距正中线约5cm。

图7-2　肾的位置（CT冠状影像）

肾的位置因性别、年龄和个体差异而不同，一般女性低于男性，儿童低于成人，新生儿肾的位置更低，有时可到达髂嵴平面。

竖脊肌外侧缘与第12肋形成的夹角，称**脊肋角 costovertebral angle**，临床上称**肾区 renal region**，某些肾病变的患者叩击此区常有疼痛（图7-3）。

2. 肾的毗邻　左、右肾的上端均有肾上腺紧贴，内下方有肾盂和输尿管。左、右肾的前方毗邻结构不同。左肾前方的上部邻接胃后壁，中部有胰横过，下部是空肠和结肠左曲；右肾前方的上部邻接肝右叶，下部是结肠右曲，内侧是十二指肠降部（图7-4）。两肾后方第12肋以上的部分，借膈肌与胸

膜腔的肋膈隐窝相邻，肾手术时应注意避免损伤胸膜，以防止气胸的发生；第 12 肋以下的部分，自内侧向外侧分别与腰大肌、腰方肌和腹横肌相邻（图 7 - 3）。

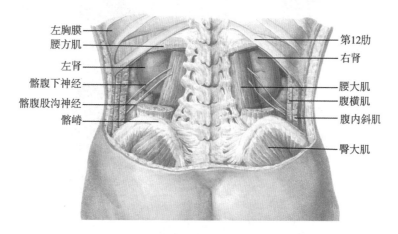

图 7 - 3　肾与肋骨和椎骨的位置关系（后面观）

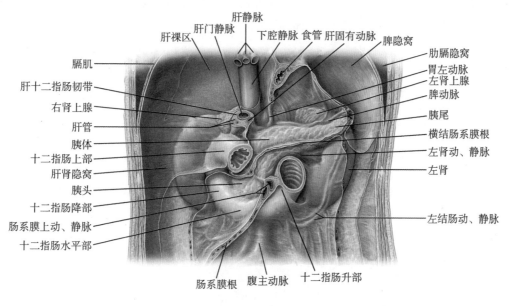

图 7 - 4　肾的毗邻结构

三、肾的被膜

肾表面有 3 层被膜，自内向外依次为肾纤维囊、肾脂肪囊和肾筋膜（图 7 - 5）。

1. 肾纤维囊 fibrous renal capsule　是肾的固有膜，薄而坚韧，由致密结缔组织和少量弹力纤维构成，正常时肾纤维囊与肾实质连接疏松，易从肾表面剥离，若剥离困难则属于病理现象。在肾破裂或肾部分切除时，需要缝合此膜。

2. 肾脂肪囊 fatty renal capsule　是位于肾纤维囊外面的脂肪组织层，包裹肾和肾上腺，又称肾床。在肾门处与肾窦内的脂肪组织相延续，对肾起保护和支持作用。临床上做肾囊封闭时，常将药物经腹后壁注入此囊内。

3. 肾筋膜 renal fascia　位于肾脂肪囊的外面，可分为前、后层，包裹肾和肾上腺，并发出一些结缔组织小梁穿过肾脂肪囊与肾纤维囊相连，有固定肾的功能。肾筋膜的前、后层分别称为肾前筋膜和肾后筋膜，二者在肾上腺的上方和肾外侧缘处互相融合；向下方开放，其间有输尿管通过。肾前筋膜向内

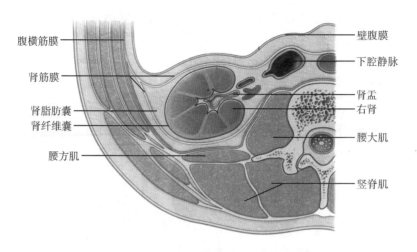

图7-5 肾的被膜（横切面）

侧越过腹主动脉和下腔静脉的前方，与对侧的肾前筋膜相延续；肾后筋膜与腰大肌筋膜相融合。

除肾被膜维持肾的正常位置外，肾血管、邻近器官、腹膜和腹内压等也有固定作用。肾的固定装置不健全时，可导致肾的正常位置发生变化，如肾下垂、游走肾等。

四、肾的结构

肾实质分为肾皮质和肾髓质（图7-6）。

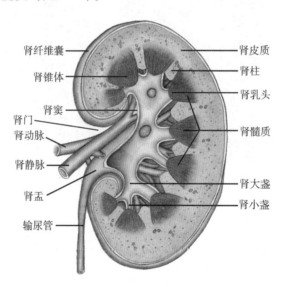

图7-6 肾的结构（额状切面）

肾皮质 renal cortex 位置表浅，厚1.0~1.5cm，富含血管，新鲜标本呈红褐色，肉眼观察可见密布的小颗粒，主要由肾小体和肾小管构成。部分肾皮质可伸入肾髓质内形成**肾柱 renal column**。**肾髓质 renal medulla** 位于深部，占据肾实质厚度的2/3，血管较少，呈淡红色，致密、有条纹。肾髓质由15~20个**肾锥体 renal pyramid** 组成。肾锥体呈圆锥体，底朝向肾皮质；尖端钝圆并伸向肾窦，称**肾乳头 renal papillae**；其顶端有许多小孔，称乳头孔，肾实质内形成的尿液由此孔流入肾小盏内。肾窦内有7~8个呈漏斗状的膜性管道，称**肾小盏 minor renal calices**，包裹肾乳头，以承接由乳头孔排出的尿液。相邻的2~3个肾小盏会合形成一个**肾大盏 major renal calices**，每侧肾有2~3个肾大盏，再会合形成一个扁平漏斗状的**肾盂 renal pelvis**，肾盂出肾门后逐渐变细，向下弯行并移行为输尿管。

五、肾血管和肾段

肾动脉 renal artery 在肾门处通常分为前支和后支。前支较粗，分出 4 个分支，与后支共同进入肾实质内。这些分支在肾实质内呈节段性分布，称肾段动脉。每支肾段动脉分布于一定区域的肾实质，称**肾段 renal segment**。肾分为上段、上前段、下前段、下段和后段 5 段，各肾段均由同名动脉供应（图7-7）。肾动脉分支之间缺乏吻合支，无侧支循环，称乏血管带，肾段动脉阻塞可导致该肾段坏死。

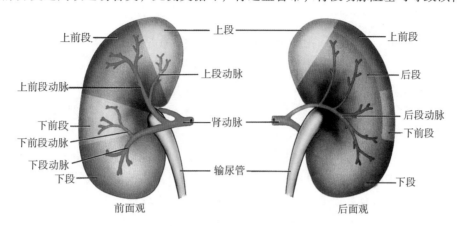

图 7-7　肾段动脉和肾段

肾静脉及其属支与同名动脉伴行，无节段性，互相形成丰富的吻合支。

六、肾的异常

在发育过程中，肾可出现形态、位置或数量的异常（图7-8）。

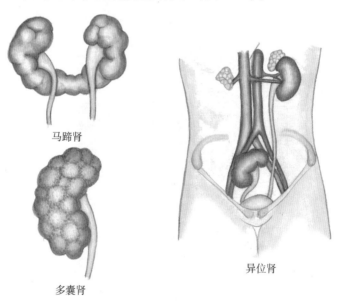

图 7-8　肾的异常

1. **马蹄肾 horseshoe kidney**　两侧肾的下端互相连接呈马蹄铁形，发生率为 1%~3%，易引起肾盂积水、感染或结石。

2. **多囊肾 polycystic kidney**　属于遗传性疾病，为胚胎时期肾小管与集合管不相通，导致肾小管的分泌物排出困难，引起肾小管膨大成囊状。随着囊肿的增大，肾组织逐渐萎缩、坏死，最终导致肾衰竭。

3. 低位肾 low renal 因胚胎时期肾上升受影响而导致，多位于髂窝或小骨盆内，一侧较多见，两侧少见。低位肾患者的输尿管短而变形，常易引起肾盂积水、感染和结石。

此外，尚可见单肾和双肾盂、双输尿管等畸形。

🔆 知识链接

肾移植

　　肾移植是将健康者的肾移植给丧失肾功能的患者。目前，肾衰竭晚期最理想的治疗方法是肾移植。肾移植要求供体肾的生理功能良好，有丰富的血供，保留的输尿管也有良好的血供。供体肾取出后，要保存在高渗透压和高浓度钾、钙、镁的低温营养保存液中。手术时，通常将移植的肾放在受体的髂窝处，将供体肾的全部肾动脉与髂内动脉及其分支相吻合，肾静脉与髂外静脉相吻合，并将输尿管吻合到膀胱上。手术后，患者需要长期服用免疫抑制剂。

　　20 世纪 60 年代，著名泌尿外科专家吴阶平进行了我国首例尸体供肾肾移植手术。1972 年，我国成功实施了首例亲属活体供肾肾移植手术，开创了我国器官移植领域的新纪元。器官移植需要器官捐献，器官捐献不仅是以爱心奉献的方式让他人生命得以延续，更重要的是传递人世间的真善美，倡导对生命的尊重和热爱。向器官捐献者致敬，生命永续，大爱永恒。

第二节　输尿管

输尿管 ureter 是一对扁而细长的肌性管道，左右各一，起自肾盂末端，终止于膀胱，长 25～30cm，管径 0.5～0.7cm，全长分为 3 段（图 7-1、图 7-9）。

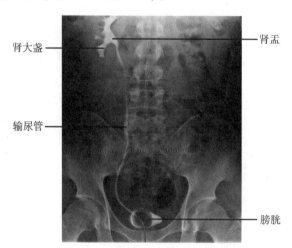

图 7-9　肾盂和输尿管（X 线造影）

1. 输尿管腹段 abdominal part of ureter 起自肾盂下端，沿腰大肌前面下行至其中点处附近，与男性的睾丸血管或女性的卵巢血管相交叉，向内下方斜行，越过小骨盆上口。在此处，右输尿管跨越右髂外动脉起始处的前方，左输尿管跨越左髂总动脉末端的前方。

2. 输尿管盆段 pelvic part of ureter 自小骨盆入口处，经盆腔侧壁和髂内血管、腰骶干和骶髂关节的前方下行，跨越闭孔神经、血管，到达坐骨棘平面。男、女性输尿管在盆腔内的行程有差异，男性输尿管沿盆腔侧壁弯曲向前方，与输精管相交叉后转向前内侧，然后到达膀胱底；女性输尿管走行于子宫颈的两侧，距子宫颈约 2cm 处，从子宫动脉的后下方走行，然后至膀胱底。

3. 输尿管壁内段 intramural part of ureter 长约 1.5cm，在膀胱底的外上角处，输尿管向内下方斜穿膀胱壁，开口于膀胱内面的输尿管口。膀胱空虚时，两侧输尿管口间距约 2.5cm；膀胱充盈时，膀胱内压升高使输尿管壁内段的管腔闭合，从而阻止尿液自膀胱向输尿管逆流。

输尿管全长有 3 处生理性狭窄：上狭窄位于输尿管起始处，即肾盂与输尿管移行处；中狭窄位于输尿管跨越髂血管处；下狭窄位于输尿管壁内段，此处最为狭窄，管径 0.2~0.3cm。尿路结石常嵌顿于输尿管的这些狭窄处，从而引起剧烈绞痛。

⇒ **案例引导**

　　案例 患者，男性，45 岁。2 年前因右肾结石，施行体外震波碎石治疗，结石排尽。1 天前，运动后突然出现右腰部剧烈绞痛，伴有恶心、呕吐。体检发现右侧腰部叩击痛阳性；尿常规可见镜下血尿；红细胞 + + +；泌尿系统 X 线检查发现右侧输尿管上段有 1.5cm×1.0cm 高密度影。经诊断，该患者为右侧输尿管结石。

　　讨论 1. 正常情况下，肾内较小的结石可通过哪些器官结构排出体外？
　　　　　 2. 肾内较大结石易嵌顿于输尿管道中的哪些部位？
　　　　　 3. 经皮肾镜取石术的入路部位及优缺点有哪些？

第三节　膀　胱

膀胱 urinary bladder 是储存尿液的囊状器官，伸缩性较大。膀胱的形状、大小、厚度及其与周围器官结构的关系，均随尿液充盈的程度不同而存在差异，其容量也随年龄、性别和个体而不同。正常成人平均容量为 300~500ml，最大容量可达 800ml，男性稍大于女性。老年人因膀胱的肌张力低，容量增大。当膀胱容量达 500ml 以上时，由于膀胱壁的张力刺激壁内的痛觉感受器和本体感受器，冲动通过传入神经传至中枢，产生尿意。在脑的支配下，通过副交感神经使膀胱平滑肌收缩，尿道括约肌松弛而排尿。

一、膀胱的形态

空虚的膀胱近似呈锥体形，可分为膀胱尖、体、底、颈 4 部分（图 7-10）。**膀胱尖 apex of bladder** 朝向前上方，由此沿腹前壁至脐之间有一条皱襞，称脐正中韧带，是胚胎期脐尿管的遗迹。**膀胱底 fundus of bladder** 朝向后下方，呈三角形。膀胱尖与底之间是**膀胱体 body of bladder**。在膀胱的下部，与男性前列腺或女性尿生殖膈相接触的变细部分，称**膀胱颈 neck of bladder**，内有尿道内口通尿道。膀胱各部之间无明显界限，膀胱充盈时呈卵圆形。

二、膀胱壁的结构

膀胱由黏膜、肌层和外膜 3 层构成。肌层由平滑肌构成，称逼尿肌；膀胱和尿道交界处有较厚的环形肌，形成尿道内括约肌。膀胱空虚时，黏膜形成许多皱襞，此皱襞随膀胱充盈而消失。但在膀胱底的内面，左、右输尿管口和尿道内口之间的三角形区域，无论膀胱充盈与否，始终光滑而无黏膜皱襞，此区称为**膀胱三角 trigone of bladder**（图 7-11、图 7-12），是膀胱肿瘤和结核的好发部位。在膀胱三角底的两侧输尿管口之间，膀胱壁的肌层形成呈弧形的黏膜隆起，称**输尿管间襞 interureteric fold**，膀胱镜下呈一条苍白带，是临床上寻找输尿管口的标志。成年男性膀胱三角的尿道内口后方，受前列腺中叶推挤形成纵嵴状的隆起，称**膀胱垂 vesical uvula**。

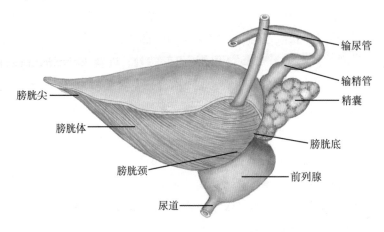

图 7 - 10　膀胱的形态（男性，左侧面观）

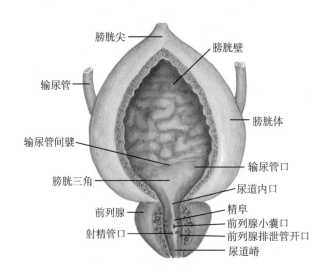

图 7 - 11　膀胱壁的结构和膀胱三角（男性）

三、膀胱的位置和毗邻

成人膀胱位于盆腔的前部和耻骨联合的后方。在男性，膀胱底直接与精囊和输精管末段相接触，后方与直肠相邻，下方邻接前列腺（图 8 - 9）。在女性，膀胱后方与子宫和阴道相邻，下方邻接尿生殖膈（图 9 - 1）。

膀胱空虚时，膀胱尖不超过耻骨联合上缘。膀胱充盈时，膀胱尖可超出耻骨联合上缘，此时自腹前壁折向膀胱上方的腹膜也随之上移，使膀胱前下壁直接与腹前壁相接触。因此，当膀胱极度充盈时，沿耻骨联合上缘经腹前壁施行膀胱穿刺或膀胱手术，可不经过腹膜腔而直接到达膀胱，可避免损伤腹膜，也可避免导致腹膜腔内感染。

新生儿膀胱的位置较成人高，老年人膀胱的位置较低。

⊕ **知识链接**

膀胱镜检查术

膀胱镜检查术是将膀胱镜从尿道直接插入膀胱，以观察膀胱内的病变或施行输尿管逆行插管造影，达到诊断和治疗的目的。该法适用于膀胱肿瘤、结石、异物等疾病的确诊，查找血尿的原因和部位，查找尿路梗阻的原因，或经膀胱尿道镜进行治疗，如取异物、活检和电切，以及施行输尿管插管等。

膀胱镜检查术前，需要检查患者有无尿道及尿道口狭窄，嘱患者排空膀胱，取截石位，备皮后彻底清洁外阴，常规消毒后进行局部浸润麻醉。导入膀胱镜后，抽出闭孔器，测定残余尿量，观察尿液性状。如尿液混浊（严重血尿、脓尿或乳糜尿），则应反复冲洗至回液清晰后，换入检查窥镜。插入窥镜后，边充水边检查，按照顺序检查膀胱内景。术毕，放出膀胱内液体，插入闭孔器，退出膀胱镜。

第四节 尿 道

男、女性**尿道 urethra** 的功能不完全相同。男性尿道除有排尿功能外，还有排精功能，在"第八章 男性生殖系统"中讲述。

女性尿道 female urethra 长 3~5cm，直径约 0.6cm，仅有排尿功能，较男性尿道短、直、宽，易于扩张，易引起尿路逆行性感染。女性尿道位于耻骨联合后下方与阴道前壁之间，上端起自膀胱的**尿道内口 internal orifice of urethra**，经阴道的前方向前下方走行，穿过尿生殖膈，下端以**尿道外口 external orifice of urethra** 开口于阴道前庭（图 7－12）。在穿过尿生殖膈时，尿道和阴道周围有骨骼肌环绕，称尿道阴道括约肌，受意识支配。女性尿道外口位于阴道口的前方，距阴蒂约 2.5cm。

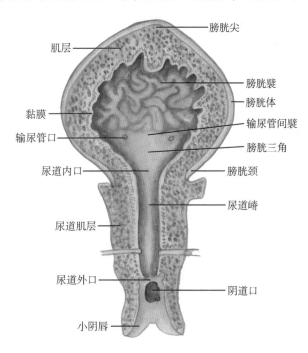

图 7－12 女性膀胱和尿道（额状切面）

答案解析

目标检测

1. 简述施行多囊肾手术时的切口部位、层次及注意事项。
2. 简述肾的结构及参与原尿生成、重吸收的结构。
3. 简述男、女性和左、右侧输尿管的走行差异。
4. 简述膀胱三角的围成及其结构特点和临床意义。

（陆　莹）

书网融合……

本章小结　　　　　微课　　　　　标本图片　　　　　题库

第八章　男性生殖系统

📖 **学习目标**

　　1. 掌握　男性内生殖器的组成、位置、形态及功能；输精管的分部及临床意义；前列腺的位置、形态、分部及临床意义；男性尿道的分部和3个狭窄、3个膨大、2个弯曲。

　　2. 熟悉　睾丸和附睾的形态及精子排出途径；精索的概念；前列腺的分叶；精囊和尿道球腺的位置、形态及临床意义。

　　3. 了解　睾丸和附睾的结构；精液的组成；前列腺的分区；阴囊的结构；阴茎的分部及结构。

　　4. 学会男性生殖系统各器官结构的辨认方法，具备检查男性不育症等常见疾病和确定病变部位的能力。

　　生殖系统 reproductive system 具有繁衍后代、分泌性激素，形成并维持第二性征的功能。生殖系统分为男性生殖系统和女性生殖系统，二者均由内生殖器和外生殖器组成。内生殖器包括生殖腺、生殖管道和附属腺体；外生殖器显露于体表，以两性交接的器官为主。

　　男性生殖系统 male reproductive system 由内生殖器和外生殖器组成。**内生殖器 internal reproductive organs** 包括**生殖腺 gonad**（睾丸）、**输精管道 seminiferous duct**（附睾、输精管、射精管、男性尿道）和**附属腺体 accessory glands**（精囊、前列腺、尿道球腺）3 部分（图 7 - 1、图 8 - 1）。睾丸产生精子和分泌雄性激素。精子在附睾内储存并进一步发育成熟，射精时经输精管、射精管和男性尿道排出。附属腺体分泌液体参与精液的组成，供给精子营养并有利于精子的活动。**外生殖器 external reproductive organs** 包括阴囊和阴茎，阴囊容纳睾丸和附睾，阴茎是男性的两性交接器官。

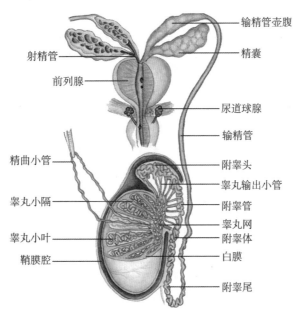

图 8 - 1　男性内生殖器的组成

第一节　男性内生殖器

一、睾丸 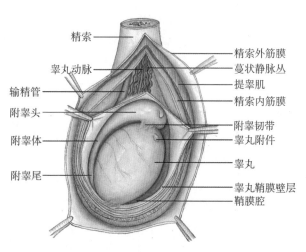 微课

睾丸 testis 位于阴囊内，是成对的实质性器官，左右各一（图8-2）。睾丸为男性生殖腺，是产生精子和分泌雄性激素的器官。

1. 睾丸的形态　呈略扁的椭圆形，表面光滑，可分为上、下端，前、后缘和内、外侧面。外侧面较隆凸，与阴囊壁相贴；内侧面较平坦，与阴囊中隔相邻。上端与附睾头相连，下端游离。前缘游离；后缘与附睾体、尾和输精管起始段相贴，有血管、神经和淋巴管等出入，称**睾丸门 hilum of testis**。

新生儿的睾丸相对较大，但随后生长缓慢，进入青春期后又迅速生长、成熟，老年后则萎缩变小。

2. 睾丸的结构　睾丸表面有一层厚而致密的白膜，坚韧且缺乏弹性，故睾丸外伤出血、发炎肿胀时可产生剧烈疼痛。白膜在睾丸后缘增厚形成睾丸纵隔，自此发出许多睾丸小隔呈扇形伸入睾丸实质，将其分隔成100~200个呈锥体形的睾丸小叶，每个小叶内有2~4条盘曲的精曲小管。精曲小管在靠近睾丸纵隔处会合形成短而直的精直小管。精直小管进入睾丸纵隔后，相互交织吻合成睾丸网。从睾丸网再发出12~15条睾丸输出小管，经睾丸后缘的上部进入附睾头（图8-1）。精曲小管的上皮成熟、分化后产生精子，进入精曲小管管腔。精曲小管间的结缔组织为睾丸间质，其内的睾丸间质细胞分泌雄性激素。

图8-2　睾丸和附睾的形态

精索　精索外筋膜　蔓状静脉丛　提睾肌　精索内筋膜　睾丸动脉　输精管　附睾头　附睾体　附睾尾　附睾韧带　睾丸附件　睾丸　睾丸鞘膜壁层　鞘膜腔

🌐 知识链接

睾丸的下降

　　胚胎初期，睾丸在腹膜后隙内，位于肾的下方；出生前，经腹股沟管降入阴囊内。在睾丸下降之前，腹膜向外突出形成一个囊袋状的腹膜鞘突。同时，睾丸下端与阴囊之间也形成一条索状的睾丸引带，随睾丸引带的缩短和牵拉，睾丸逐渐下降，在腹股沟管内推顶腹膜鞘突和腹前外侧壁的各层结构下降至阴囊，这些结构形成睾丸和精索的被膜。右侧睾丸下降较左侧稍晚，腹膜鞘突近侧端闭合的时间也较晚，故临床上以右侧腹股沟斜疝多见。由于多种因素的影响，睾丸在出生后仍未降入阴囊，停留在腹腔或腹股沟管等处，称隐睾。因腹腔内的温度较高，不利于精子的发育，隐睾同时还可诱发睾丸恶变，故宜在儿童期即施行手术，将睾丸放入阴囊内。

二、附睾

附睾 epididymis 爬附于睾丸的上端和后外侧，全长6~7cm，呈新月形，可分为附睾头、体、尾3部分（图8-2）。上端膨大，称附睾头，向下移行变细为附睾体、尾。睾丸输出小管进入附睾后，弯

曲盘绕成附睾头，其末端会合形成一条附睾管。附睾管迂回盘曲形成附睾体、尾，并在附睾尾的末端转向后上方，移行为输精管（图8-1）。附睾是储存精子的器官，同时还可分泌液体供给精子营养，促进精子的进一步发育成熟。附睾也是结核的好发部位。

三、输精管和射精管

1. 输精管 ductus deferens　是附睾尾的直接延续，为一对壁厚腔小的肌性管道，长约50cm，直径约3mm。输精管的管壁厚，肌层发达，故在活体触摸呈坚实的圆索状。

输精管的行程长且复杂，按照行程分为4部分（图8-1、图8-3）。①睾丸部：起自附睾尾，沿睾丸后缘上升至睾丸上端。②精索部：位于睾丸上端与腹股沟管浅环之间，此部的位置表浅，在皮下易于触及，是临床上进行输精管结扎术的理想部位。③腹股沟管部：是输精管位于腹股沟管内的部分，施行腹股沟疝修补术时，注意勿伤及。④盆部：是输精管最长的一段，输精管出腹股沟管深环离开精索后，沿盆腔侧壁行向后下方，经输尿管末端的前方，沿精囊内侧至膀胱底的后方，在此处，两侧输精管逐渐靠近，呈梭形膨大，称**输精管壶腹 ampulla ductus deferentis**（图8-4）。输精管壶腹的末端逐渐变细，与精囊的排泄管会合形成射精管。输精管的精索部和腹股沟管部均位于精索内。

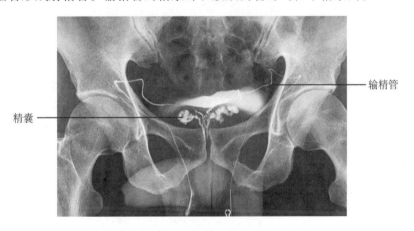

图8-3　输精管道（X线造影）

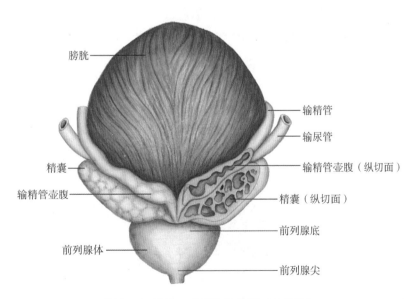

图8-4　膀胱、前列腺和精囊（后面观）

精索 spermatic cord　是一对柔软的圆索状结构（图8-2），全长12~15cm，自腹股沟管深环穿经腹股沟管，出腹股沟管浅环后延续至睾丸上端。精索的主要结构有输精管、睾丸动脉和蔓状静脉丛，此外还有输精管的血管、神经、淋巴管和腹膜鞘突的残余等。精索表面包裹有3层被膜，自外向内依次为精索外筋膜、提睾肌和精索内筋膜。此3层被膜向下延续至阴囊内包裹睾丸和附睾，参与阴囊壁的构成。

2. 射精管 ejaculatory duct 由精囊的排泄管和输精管壶腹的末端会合形成，长约2cm，自前列腺底起始，向前下方斜穿前列腺实质，走行于前列腺的中叶与左、右侧叶之间，开口于尿道前列腺部（图8-5）。

四、精囊

精囊 seminal vesicle 又称为精囊腺，是一对呈长椭圆形的囊状器官，长约5cm，表面凹凸不平，主要由迂曲的小管构成（图8-4）。精囊位于男性膀胱底的后方和输精管壶腹的外侧，上端是盲端，末端变细为排泄管，与输精管壶腹的末端会合形成射精管。精囊分泌淡黄色的黏稠液体，参与精液的组成。

五、前列腺

前列腺 prostate 是男性生殖器官中最大的附属腺体，为不成对的实质性器官，质地坚实，有弹性，表面包裹有盆内筋膜形成的前列腺鞘，与前列腺之间有前列腺静脉丛。

1. 前列腺的位置和毗邻 前列腺位于膀胱颈与尿生殖膈之间，前方是耻骨联合，后方是直肠壶腹（图8-9），临床上可经直肠触及前列腺进行触诊、按摩和穿刺等，协助前列腺病变的诊断。

2. 前列腺的形态 前列腺呈前后略扁的栗子形，可分为前列腺尖、体、底3部分（图8-4）。上端宽大，称前列腺底；下端尖细，称前列腺尖。男性尿道在前列腺底的前份穿入前列腺，经前列腺实质，自前列腺尖处穿出。左、右侧射精管自前列腺底后份的两侧穿入，斜行向前下方，开口于尿道前列腺部后壁的精阜。前列腺底与尖之间是前列腺体，前面隆凸，后面平坦，其后正中线上有一条纵行浅沟，称**前列腺沟 sulcus of prostate**，临床上经直肠指诊可触及此沟，前列腺肿大时，此沟变浅或消失。

前列腺的排泄管开口于尿道前列腺部后壁的尿道嵴两侧。前列腺分泌乳白色的液体，是精液的主要成分。

儿童期，前列腺的腺组织不发达，体积较小；青春期，腺体迅速生长发育，腺体增大；中年以后，腺组织则逐渐萎缩退化，结缔组织增生，可形成前列腺肥大。

3. 前列腺的分叶和分区 前列腺按照胚胎学研究，分为前叶、中叶、后叶和左、右侧叶5叶。前叶较小，位于尿道前方；中叶呈楔形，位于尿道与左、右射精管之间；左、右侧叶位于两侧；后叶位于后方（图8-5）。40岁以后，中叶可发生肥大，向上挤压膀胱，压迫尿道而引起排尿困难。

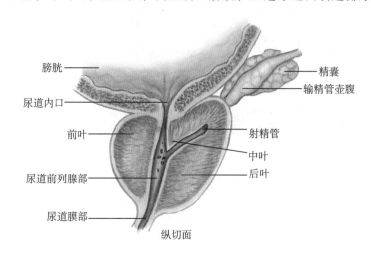

纵切面

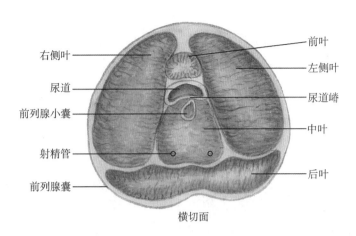

图 8-5 前列腺的结构及分叶

前列腺按照临床应用，分为腺性组织区和非腺性组织区（图 8-6）。腺性组织区包括移行带、尿道周围组织、中央带、外周带，其中，移行带和尿道周围组织又合称为前带。非腺性组织区即前纤维肌肉基质区。外周带是前列腺炎和前列腺癌的好发部位，良性前列腺增生主要由移行带和尿道周围组织增生引起。

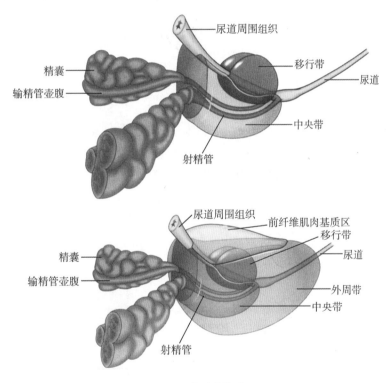

图 8-6 前列腺的分区

⇒ 案例引导

案例 患者，男性，65 岁。主诉尿频、尿急伴尿流变细 6 个月，加重 1 个月；无尿痛和肉眼血尿，无发热和腰痛。检查双肾区压痛、叩击痛和双侧输尿管走行区深压痛均（-）；直肠指诊发现前列腺增大、表面光滑、中央沟消失、未触及结节、质韧、无压痛。实验室检查：前列腺特异抗原（tPSA）10.8ng/ml（正常 0~4.0ng/ml）。超声显示膀胱残余尿 10ml，前列腺轮廓清晰，大小为 5.3cm×4.1cm×3.9cm。MRI T_2WI 显示前列腺结节样增生，外周带信号不均匀。经诊断，该患者为良性前列腺增生。

讨论　1. 良性前列腺增生好发于哪些部位？

　　　2. 如何区分良性前列腺增生与前列腺癌？

　　　3. 可采取哪些方法来治疗良性前列腺增生？

六、尿道球腺

尿道球腺 bulbourethral gland 是一对豌豆大小的球形腺体（图8-1），呈分叶状。位于尿道球的后上方，埋藏于会阴深横肌内，其排泄管细长，约3cm，开口于尿道球部。其分泌物参与形成精液，有利于精子的活动。老年男性的尿道球腺则逐渐缩小。

精液 spermatic fluid 由输精管道和附属腺体（特别是前列腺和精囊）的分泌物组成，内含精子。正常成年男性一次射精2～5ml，含有精子3亿～5亿个。精液呈乳白色，弱碱性，适于精子的生存和活动。精子数量过少或活力不强可影响生育。男性节育手术对输精管进行结扎后，阻断了精子的排出途径，但各附属腺体的分泌液排出不受影响，因此射精时仍有无精子的精液排出体外。

第二节　男性外生殖器

一、阴茎

阴茎 penis 是男性的性交器官，可分为阴茎头、体、根3部分（图8-7）。阴茎的前上面为背侧面，后下面为腹侧面。阴茎的后端，称阴茎根，位于阴囊和会阴的深面，将阴茎固定于耻骨下支和坐骨支上。中部呈圆柱状，称阴茎体，以韧带悬于耻骨联合的前下方。前端膨大，称阴茎头，其尖端处有一个呈矢状位的尿道外口。阴茎头与体交界的狭窄处，称阴茎颈。

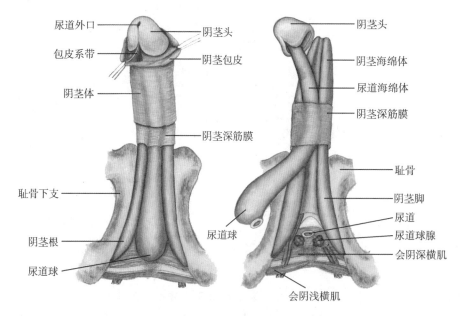

图8-7　阴茎及其结构

阴茎内有2条阴茎海绵体和1条尿道海绵体，外面包裹筋膜和皮肤（图8-7、图8-8）。**阴茎海绵体 cavernous body of penis** 位于阴茎的背侧，是两端尖细的圆柱体，左右各一，二者紧密结合。阴茎海绵体的前端变细，嵌入阴茎头后面的凹陷内；后端的左、右侧分离，称**阴茎脚 crus of penis**，分别附着于两侧的耻骨下支和坐骨支。**尿道海绵体 cavernous body of urethra** 位于阴茎海绵体的腹侧，全长有尿道穿行。尿道海绵体的前端膨大，称阴茎头；中部呈圆柱状，向后逐渐增粗，**称尿道球 bulb of urethra**。

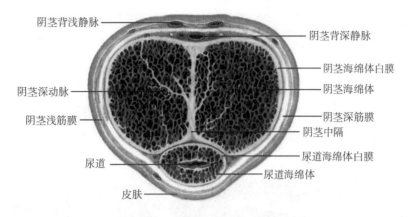

图 8-8　阴茎的层次结构（横切面）

每个海绵体的外面均包裹一层致密而富有伸展性的纤维膜，称白膜。海绵体的内部由许多海绵体小梁（含有胶原纤维、弹性纤维及少量平滑肌纤维）和腔隙构成，腔隙与动、静脉直接相通，当腔隙内大量充血时，阴茎即变粗、变硬而勃起。

3 个海绵体自外向内由皮肤、阴茎浅筋膜和深筋膜共同包裹（图 8-8）。阴茎的皮肤呈棕褐色，薄而柔软，富有延展性，皮下无脂肪组织，易于伸缩。皮肤自阴茎颈处向前反折游离，形成环形双层游离的皮肤皱襞，称**阴茎包皮 prepuce of penis**，前端的游离缘围成包皮口。在阴茎头腹侧的中线上，有一条连于阴茎包皮与阴茎头之间，呈矢状位的皮肤皱襞，称**包皮系带 frenulum of prepuce**。当施行阴茎包皮环切手术时，应注意避免损伤包皮系带，以免术后导致阴茎勃起时阴茎头向下屈曲并引发疼痛。

⊕ **知识链接**

阴茎包皮的长度及临床意义

阴茎包皮的长度存在个体差异。幼儿的阴茎包皮较长，包裹整个阴茎头；随着年龄的增长，阴茎包皮逐渐向后退缩，包皮口也随之扩大，阴茎头自然外露。在成年人，若阴茎包皮包裹尿道外口，但能上翻显露出尿道外口和阴茎头者，称包皮过长；若包皮口过小，阴茎包皮完全包裹阴茎头且上翻不能使阴茎头显露者，称包茎。包皮过长和包茎均会因包皮腔（包皮与阴茎头之间的腔隙）内易积留污垢，刺激阴茎而发生炎症或诱发阴茎癌。包皮过长需要综合考虑是否手术；包茎应在青春期前施行包皮环切术，以免影响阴茎发育。

二、阴囊

阴囊 scrotum 是一个囊袋状结构（图 8-2），由皮肤、肉膜、精索外筋膜、提睾肌和精索内筋膜构成，垂于阴茎根部的下方。

阴囊的皮肤薄而柔软，皱褶较多，有色素沉着，无脂肪组织，中线处有矢状位的阴囊缝。肉膜是阴囊的浅筋膜，含有平滑肌纤维，可随外界温度变化而收缩，借以调节阴囊内的温度，有利于精子的正常发育。在正中线上，肉膜向深部发出阴囊中隔，将阴囊分为左、右囊腔，分别容纳左、右睾丸和附睾。肉膜向上与腹壁浅筋膜的深层相续，向下与会阴浅筋膜相续。

精索外筋膜是腹外斜肌腱膜的延续；提睾肌来自腹内斜肌和腹横肌的肌纤维；精索内筋膜是腹横筋膜的延续。睾丸鞘膜来源于腹膜，可分为脏层和壁层，脏、壁层在睾丸后缘处相互折返移行形成鞘膜腔，内有少量滑液；炎症时滑液增多，可形成鞘膜积液。

第三节　男性尿道

男性尿道 male urethra 起自膀胱颈的尿道内口，终止于阴茎头的尿道外口。成年人的尿道长16~22cm，直径5~7mm，具有排尿和排精的功能（图8-9）。男性尿道按照行程，分为前列腺部、膜部和海绵体部3部分。临床上常将海绵体部称为**前尿道 anterior urethra**，前列腺部和膜部合称为**后尿道 posterior urethra**。

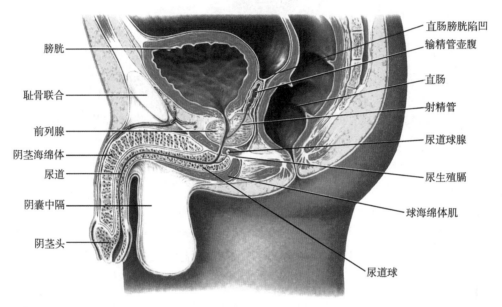

图8-9　男性盆腔的正中矢状切面

1. 前列腺部 prostatic part　是尿道穿过前列腺的一段，长2.5~3.0cm，管腔呈梭形，为尿道最宽和最易扩张的部分。此部的后壁上有一条纵行隆起，称**尿道嵴 urethral ridge**，嵴的中部隆起，称**精阜 seminal colliculus**，两侧各有一个细小的射精管口。尿道嵴两侧的尿道黏膜上有多个细小的前列腺排泄管的开口。

2. 膜部 membranous part　是尿道穿过尿生殖膈的一段，长1.2~1.5cm，是尿道中最短的部分。此段的位置较固定，骨盆骨折时易伤及此处，导致尿道破裂。膜部周围有尿道括约肌和会阴深横肌环绕，二者均为骨骼肌，有控制排尿的作用，又称尿道外括约肌。

3. 海绵体部 cavernous part　是尿道纵行穿过尿道海绵体的一段，长12~17cm，是尿道中最长的部分。此部在尿道球内的扩大处，称**尿道球部 bulbous urethra**，尿道球腺开口于此处，骑跨伤时易损伤此处。尿道在阴茎头内扩大，称**尿道舟状窝 navicular fossa of urethra**。

男性尿道在行程中有3个狭窄、3个膨大和2个弯曲。3个狭窄分别是尿道内口、尿道膜部和尿道外口，其中，尿道外口最狭窄，是尿道结石易发生嵌顿的部位。3个膨大分别是尿道前列腺部、尿道球部和尿道舟状窝，其中，尿道前列腺部最宽阔。2个弯曲分别是耻骨下弯和耻骨前弯。**耻骨下弯 subpubic curvature** 位于耻骨联合的下方，包括尿道前列腺部、膜部和海绵体部的起始处，形成凸向下后方的弯曲，其最低点处距耻骨联合下缘约2cm，此弯曲恒定不能改变；**耻骨前弯 prepubic curvature** 位于耻骨联合的前下方，凸向前上方，如将阴茎向上提起，此弯曲可变直而消失。临床上施行男性导尿和膀胱镜检查时，须注意这些解剖学结构的特点。

答案解析

目标检测

1. 根据精子的产生及排出途径，导致男性不育症的原因有哪些？
2. 简述前列腺的分叶与分区的关系及临床意义。
3. 从解剖学角度考虑，男性膀胱镜检查及经尿道插管导尿时应注意哪些问题？

（贾立敏）

书网融合……

本章小结

微课

标本图片

题库

第九章　女性生殖系统

学习目标

1. 掌握　女性内生殖器的组成、位置、形态、结构及功能；卵巢的位置、形态和固定装置；输卵管的分部及临床意义；子宫的位置、形态、分部、固定装置及作用；阴道穹的位置及临床意义；乳房的位置、形态、结构及临床意义；会阴和会阴中心腱的位置、形态及临床意义。

2. 熟悉　子宫内腔的形态及分部；阴道前庭内的阴道口与尿道外口的位置关系；广义会阴的境界及分区。

3. 了解　卵巢和子宫的年龄变化；前庭大腺的位置及形态；外生殖器的位置及形态；会阴肌的起止及作用。

4. 学会女性生殖系统各器官结构的辨认方法，具备检查女性不育症、异位妊娠等常见疾病和确定病变部位的能力。

女性生殖系统 female reproductive system 由内生殖器和外生殖器组成。内生殖器包括生殖腺（卵巢）、**生殖管道 genital duct**（输卵管、子宫、阴道）和附属腺体（前庭大腺）3部分（图9-1）。卵巢产生的卵子经输卵管腹腔口进入输卵管，在输卵管内完成受精。受精卵借助输卵管蠕动进入子宫腔，种植入子宫内膜后发育成胎儿。分娩时，胎儿经子宫口、阴道娩出。外生殖器即女阴，包括阴阜、大阴唇、小阴唇、阴道前庭、阴蒂和前庭球等。

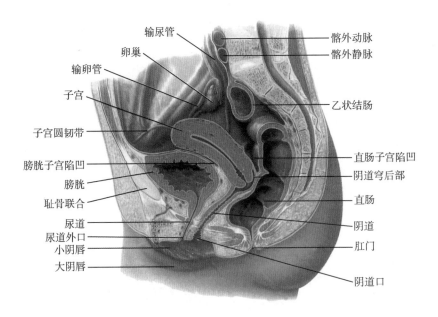

图9-1　女性盆腔的正中矢状切面

第一节 女性内生殖器

一、卵巢

卵巢 ovary 是女性的生殖腺，左右各一，位于盆腔侧壁的卵巢窝（相当于髂内、外动脉夹角处）内，是产生卵子和分泌雌性激素的器官（图9-1、图9-2）。在胚胎早期，卵巢位于肾的下方，然后逐渐下降至盆腔，异常时卵巢可降至腹股沟管或大阴唇处。

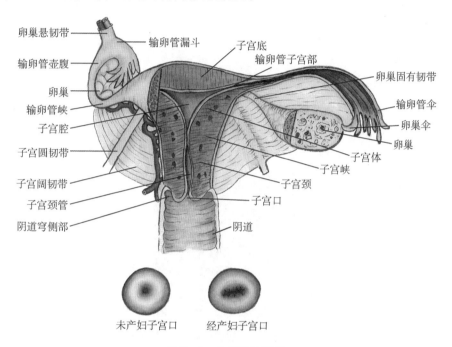

图9-2 女性内生殖器

1. 卵巢的形态 卵巢是成对的实质性器官，呈扁椭圆形，略呈灰红色，可分为上、下端，前、后缘和内、外侧面。内侧面朝向盆腔，与小肠相邻；外侧面与盆腔侧壁相贴。上端与输卵管伞相接触，并借卵巢悬韧带相连，又称输卵管端；下端借卵巢固有韧带与子宫相连，又称子宫端。前缘较平直，借卵巢系膜与子宫阔韧带相连，称系膜缘，其中部称为**卵巢门 hilum of ovary**，有卵巢动、静脉和淋巴管、神经等出入；后缘游离，较隆凸，称独立缘。

卵巢的大小和形态随年龄变化而有差异。幼女的卵巢较小，表面光滑。性成熟期的卵巢最大，成年女性的卵巢大小约4cm×3cm×1cm。因卵巢以破溃的方式排卵，经多次排卵后，卵巢表面出现瘢痕，呈凹凸不平状。35~45岁卵巢开始缩小，约50岁以后逐渐萎缩，可缩小至原先体积的1/2。

2. 卵巢的固定装置 卵巢在盆腔内的正常位置主要依靠卵巢悬韧带和卵巢固有韧带来维持（图9-2）。**卵巢悬韧带 suspensory ligament of ovary** 又称为骨盆漏斗韧带，起自盆腔侧缘，向内下方连于卵巢上端的腹膜皱襞，内含卵巢血管、淋巴管、神经丛、少量结缔组织和平滑肌等，是寻找卵巢动、静脉的标志。**卵巢固有韧带 proper ligament of ovary** 又称为卵巢子宫索，起自卵巢下端，经子宫阔韧带的双层腹膜之间，连于输卵管与子宫结合处（即子宫角）的后下方，由结缔组织和平滑肌构成，呈条索状。此外，子宫阔韧带的后层覆盖卵巢和卵巢固有韧带，对卵巢也有固定作用。

⊕ **知识链接**

卵巢的构造及功能

卵巢实质分为浅层的皮质和深层的髓质。皮质内含大量大小不等、处于不同发育阶段的卵泡。成熟卵泡经卵巢表面以破溃方式将卵细胞排出。左、右侧卵巢交替排卵，一般一个月经周期（28 天）仅排一个卵子，人的一生中排卵 400~500 个。卵巢排出卵细胞后，卵泡形成黄体，分泌孕酮和少量雌性激素。如未受孕，黄体 2 周后开始退化，被结缔组织替代形成白体。髓质由结缔组织、血管、淋巴管和神经等构成，位于卵巢的中央部。卵巢主要分泌孕激素和雌激素，经血液循环作用于靶器官。

二、输卵管

输卵管 uterine tube 是成对的输送卵子的肌性管道（图 9-2、图 9-3），位于子宫阔韧带的上缘内，细长而弯曲，长 8~14cm，连于子宫角与卵巢上端之间。其内侧端开口于子宫腔，称输卵管子宫口；外侧端开口于腹膜腔，称输卵管腹腔口。

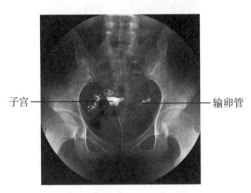

子宫 ———— 输卵管

图 9-3　输卵管（X 线正位造影）

输卵管自内侧向外侧分为 4 部分。①输卵管子宫部：是输卵管向内侧穿过子宫壁的一段，管道最短，约 1cm，管径最细，约 1mm。②输卵管峡：短直且狭窄，管壁厚，血管较少，长 2~3cm，是输卵管结扎术的理想部位。③输卵管壶腹：延续于输卵管峡的外侧，管道粗而弯曲，长 5~8cm，血管丰富，是卵子受精的场所，也是未受精卵子变性吸收的部位。④输卵管漏斗：为输卵管的末端，呈漏斗状膨大，长 1.0~1.5cm，向后下方弯曲覆盖于卵巢的后缘和内侧面。漏斗末端的中央部有输卵管腹腔口，开口于腹膜腔，与卵巢相邻，卵巢排出的卵子由此处进入输卵管。漏斗末端周缘的指状突起，称**输卵管伞 fimbriae of uterine tube**，有"拾卵"作用；其中较大的一个突起连于卵巢，称卵巢伞，有引导卵子进入输卵管腹腔口的作用。输卵管伞是识别输卵管的标志性结构。

卵子由卵巢产生，排入腹膜腔，在卵巢伞的引导下进入输卵管漏斗和输卵管壶腹；在输卵管壶腹内的卵子与精子结合成为受精卵；受精卵经输卵管峡、输卵管子宫部到达子宫腔，然后植入子宫内膜。如输卵管炎引起管腔粘连而堵塞，可导致不孕不育。因盆腔炎、输卵管畸形等的影响，受精卵未能按时移入子宫腔，而在输卵管和腹膜腔等子宫腔外位置进行着床发育，临床上称异位妊娠。

三、子宫 🅔 微课

子宫 uterus 是一个壁厚腔小的肌性器官，为胎儿生长发育的场所和产生月经的器官（图 9-2）。

1. 子宫的形态 成年未孕子宫呈前后稍扁的倒置梨形，大小约 8.0cm × 4.0cm × 2.5cm，可分为子宫底、体、颈 3 部分。两侧输卵管子宫口平面以上的凸出部分，称**子宫底 fundus of uterus**；输卵管与子宫结合处，称**子宫角 horn of uterus**。子宫底向下移行的部分，称**子宫体 body of uterus**，占据子宫的大部分。子宫体向下延续为呈圆柱状的**子宫颈 neck of uterus**，在成人，长约 3.0cm，是肿瘤的好发部位。子宫颈突入阴道内的部分，称子宫颈阴道部；未突入阴道的部分，称子宫颈阴道上部。子宫体与颈移行的狭窄部分，称**子宫峡 isthmus of uterus**，长约 1.0cm。妊娠时，子宫峡逐渐扩展伸长，形成子宫下段（图 9-4）；妊娠末期，可长达 10cm 左右，子宫壁变菲薄。临床上，剖宫取胎术多在此处进行，可避开腹膜腔，减少腹膜炎的发病率。

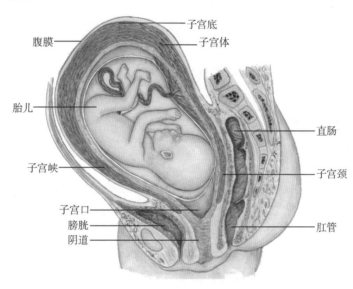

图 9-4 妊娠及分娩期的子宫形态

子宫内腔分为 2 部分（图 9-2）。①**子宫腔 cavity of uterus**：是子宫体内的狭窄腔隙，呈底朝上、尖朝下、前后扁的三角形。底的两侧借输卵管子宫口与输卵管相通，尖向下连通子宫颈管。子宫腔是受精卵着床和放置宫内节育器的部位。②**子宫颈管 canal of cervix of uterus**：是位于子宫颈内的腔隙，呈梭形，向上连通子宫腔，向下借**子宫口 orifice of uterus** 通阴道。未产妇的子宫口呈圆形，边缘光滑整齐；经产妇的子宫口呈横裂形。子宫口的前、后缘分别称为前唇和后唇，后唇长、位置较高。

2. 子宫壁的结构 子宫壁自外向内分为 3 层。①外膜：是覆盖子宫的浆膜。②肌层：主要由平滑肌构成，较厚，易发生子宫肌瘤。③黏膜（或子宫内膜）：由单层柱状上皮和固有层构成，子宫内膜呈周期性生长、脱落变化，脱落的黏膜和血液一起经阴道流出形成月经。子宫颈阴道部由复层鳞状上皮覆盖，子宫口的柱状上皮和鳞状上皮交接处是子宫颈癌的好发部位。

3. 子宫的位置 子宫位于盆腔的中央，膀胱与直肠之间，向下连接阴道，两侧有卵巢和输卵管（图 9-1）。卵巢和输卵管合称为**子宫附件 uterine appendages**，临床上的附件炎即指输卵管炎和（或）卵巢炎。未妊娠时，子宫底位于小骨盆入口的平面以下，子宫颈的下端位于坐骨棘平面稍上方。

膀胱和直肠空虚时，成年女性子宫的正常姿势呈轻度的前倾前屈位（图 9-1）。**前倾 anteversion** 是整个子宫向前倾斜，即子宫长轴与阴道长轴之间形成向前开放的钝角，稍大于 90°。**前屈 anteflexion** 是子宫体长轴与子宫颈长轴之间形成一个向前开放的钝角，约 170°。子宫位置异常是导致女性不孕的原因之一，常见后倾后屈，即子宫后位。

⇒ 案例引导

案例　患者，女性，36 岁。主诉停经 46 天，突发右下腹撕裂样疼痛，伴阴道不规则出血。患者面色苍白，有排便感。血压 78/56mmHg，呼吸 122 次/分，右下腹压痛。施行阴道穹后部穿刺抽出暗红色不凝血，超声显示子宫旁混合回声区，直肠子宫陷凹处有游离暗区；血 hCG 测定阳性。经诊断，该患者为输卵管妊娠破裂（异位妊娠破裂）。

讨论　1. 正常妊娠时，受精卵的着床部位是哪里？

　　　　2. 异位妊娠的常见部位有哪些？

　　　　3. 为什么输卵管妊娠易导致破裂出血？

　　　　4. 输卵管妊娠破裂可出现哪些严重后果？

4. 子宫的固定装置　维持子宫的正常位置及姿势主要依靠子宫周围韧带的固定和盆底结构的承托（图 9-2、图 9-6）。

（1）**子宫阔韧带 broad ligament of uterus**　是覆盖于子宫前、后面的腹膜自子宫侧缘向两侧延伸形成的双层腹膜皱襞，略呈冠状位，向外侧、下方分别至盆腔侧壁和盆底，与盆腔的壁腹膜相延续，有限制子宫向两侧移动的作用。

子宫阔韧带的上缘游离，包裹输卵管；前层覆盖子宫圆韧带，后层覆盖卵巢和卵巢固有韧带，前、后层之间的疏松结缔组织内有子宫血管、神经、淋巴管等。子宫动、静脉和输尿管均从子宫阔韧带基底部穿过。

子宫阔韧带根据附着结构，分为输卵管系膜、卵巢系膜和子宫系膜 3 部分（图 9-5）。卵巢与子宫阔韧带后层相接处，称卵巢系膜；输卵管以下、卵巢附着处以上的子宫阔韧带，称输卵管系膜；其余部分为子宫系膜。

（2）**子宫圆韧带 round ligament of uterus**　是由结缔组织和平滑肌形成的圆索状韧带，起自子宫角的前下方，在子宫阔韧带前层覆盖下，向前外侧弯曲走行，经腹股沟管深环进入腹股沟管，出腹股沟管浅环后，终止于阴阜和大阴唇皮下。子宫圆韧带牵引子宫向前，可维持子宫的前倾。

（3）**子宫主韧带 cardinal ligament of uterus**　又称子宫颈横韧带，位于子宫阔韧带的基底部，自子宫颈两侧缘延伸全盆腔侧壁，由结缔组织和平滑肌构成，较强韧，可防止子宫颈向下脱垂。

（4）**子宫骶韧带 uterosacral ligament**　由结缔组织和平滑肌构成，自子宫体和子宫颈交界处后面的上外侧向后绕过直肠两

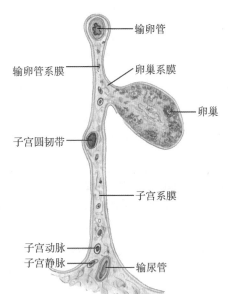

图 9-5　子宫阔韧带（矢状切面）

（图中标注：输卵管、卵巢系膜、卵巢、输卵管系膜、子宫圆韧带、子宫系膜、子宫动脉、子宫静脉、输尿管）

侧，附着于第 2、3 骶椎前方的筋膜，其表面覆盖的腹膜形成呈弧形的直肠子宫襞。子宫骶韧带向后上方牵引子宫颈，维持子宫的前屈。

除子宫的韧带外，盆膈、尿生殖膈、会阴中心腱、阴道和子宫周围的结缔组织等对子宫也具有承托和牵拉作用，在维持或固定子宫的位置方面起着重要作用。若子宫的韧带或承托装置薄弱或受损，可导致子宫的姿势或位置异常，产生各种临床症状或疾病，如不孕、子宫脱垂等。

5. 子宫的年龄变化　子宫的位置、形态和大小随年龄而变化。新生儿子宫可高出小骨盆上口，输卵管和卵巢位于髂窝，子宫颈的长度大于子宫体。性成熟前期，子宫壁迅速增厚；性成熟后，子宫颈和

子宫体大致等长。经产妇的子宫内腔增大，重量可增加一倍。绝经期后，子宫萎缩变小。

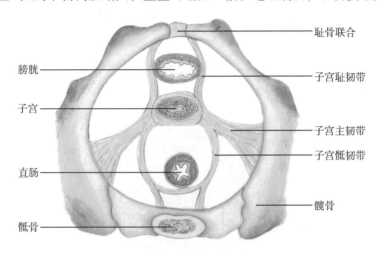

图 9 – 6　子宫的固定装置（上面观）

四、阴道

阴道 vagina 位于小骨盆腔的中央，为前、后略扁的肌性管道（图 9 – 1），是月经排出和胎儿娩出的通道，也是女性的性交器官。阴道壁由黏膜、肌层和外膜构成，富有延展性。阴道上端包绕子宫颈阴道部，形成环状的**阴道穹 fornix of vagina**。阴道穹分为前部、后部和左、右侧部；阴道穹后部较深，与直肠子宫陷凹仅隔有腹膜和阴道壁。阴道前壁邻膀胱和尿道，后壁邻直肠，下部穿经尿生殖膈。尿道阴道括约肌和肛提肌对阴道有括约作用。阴道下端以阴道口开口于阴道前庭。

五、前庭大腺

前庭大腺 greater vestibular gland 相当于男性的尿道球腺，位于前庭球后端的深面，形状、大小如豌豆（图 9 – 7），其导管向内侧开口于阴道前庭后部的阴道口两侧，分泌物有润滑阴道口的作用。前庭大腺若腺管口闭塞，可形成囊肿；若伴有感染，可形成脓肿。

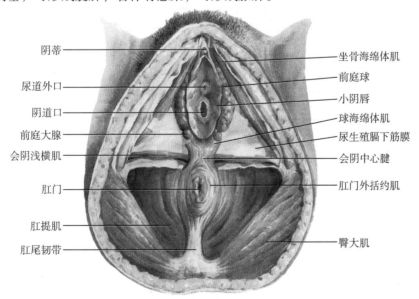

图 9 – 7　阴蒂、前庭球和前庭大腺

第二节 女性外生殖器

女性外生殖器又称为**女阴 vulva**（图 9-8），是生殖器的外露部分，包括阴阜、大阴唇、小阴唇、阴道前庭、阴蒂和前庭球等结构。

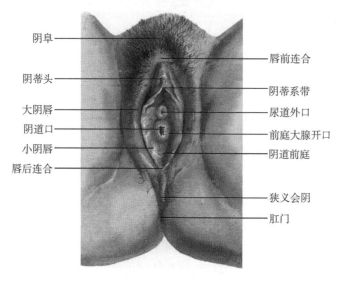

阴阜 ——————————————————— 唇前连合

阴蒂头 —————————————————— 阴蒂系带

大阴唇 —————————————————— 尿道外口

阴道口 —————————————————— 前庭大腺开口

小阴唇 —————————————————— 阴道前庭

唇后连合 ————————————————— 狭义会阴

——————————————————————— 肛门

图 9-8　女性外生殖器

1. 阴阜 mons pubis　是耻骨联合前方的皮肤隆起，呈三角形，有丰富的皮脂腺、汗腺和脂肪组织。性成熟期后的皮肤生有阴毛。

2. 大阴唇 greater lip of pudendum　是一对自阴阜向后下方延伸的皮肤皱襞，较厚，脂肪组织丰富。左、右侧大阴唇的前端和后端相连合处，分别称唇前连合和唇后连合。

3. 小阴唇 lesser lip of pudendum　是位于大阴唇内侧的一对纵行的皮肤皱襞，较薄，表面光滑，无脂肪组织。小阴唇前端分叉形成内、外侧襞，左、右侧外侧襞在阴蒂上方会合并包绕阴蒂头，称阴蒂包皮；左、右侧内侧襞在阴蒂头下方连接形成阴蒂系带。左、右侧小阴唇的后端连接形成一条横行的皮肤皱襞，称阴唇系带，经产妇的阴唇系带多因分娩而撕裂。

4. 阴道前庭 vaginal vestibule　是左、右侧小阴唇之间的裂隙，前部有尿道外口，后部有阴道口，阴道口两侧有前庭大腺导管的开口。

5. 阴蒂 clitoris　位于两侧小阴唇顶端的下方，与男性阴茎是同源器官，由 2 个阴蒂海绵体构成，可分为阴蒂脚、体、头 3 部分。阴蒂脚附着于耻骨下支和坐骨支，两侧阴蒂海绵体向前方结合为阴蒂体，表面有阴蒂包皮覆盖。阴蒂体的游离末端为阴蒂头，暴露于外阴，有丰富的神经末梢分布，感觉敏锐。

6. 前庭球 bulb of vestibule　相当于男性的尿道海绵体，呈马蹄铁形，可分为中间部和左、右外侧部。中间部细小，位于尿道外口和阴蒂体之间；外侧部较大，呈椭圆形，前端细，后端膨大圆钝，位于大阴唇的深面。

【附 1】乳房

乳房 breast 是人类和哺乳动物特有的结构。女性乳房在青春期开始发育，妊娠期迅速生长，分娩后分泌乳汁，哺育婴儿。哺乳停止后，腺体则逐渐萎缩，乳房缩小。绝经期后，腺体萎缩退化，被结缔组织替代。男性乳房不发达，乳头的位置较为恒定，多位于第4肋间隙的锁骨中线上，常作为定位标志。

1. 乳房的位置和形态　乳房位于胸大肌的表面，在第3~6肋之间，内侧至胸骨旁线，外侧到达腋中线。

乳房和胸肌筋膜之间的腔隙，称**乳房后间隙 retromammary space**（图9-9），内有疏松结缔组织和淋巴管，无大血管，故乳房可有轻度移动。临床上，乳房假体即植于此间隙内。乳腺癌变时，乳房可与胸大肌发生粘连，固定于胸大肌上。

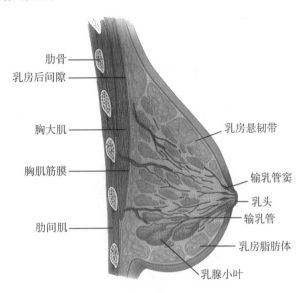

图9-9　成年女性乳房（矢状切面）

成年未产妇的乳房呈半球形，紧张且富有弹性。乳房的中央有**乳头 nipple**，约平对第4肋间隙，其顶端有输乳管开口。乳头周围色素较深的环形皮肤区，称**乳晕 areola**，表面有多个点状隆起，深面有乳晕腺，可分泌油脂样物质滑润乳头。乳头和乳晕的皮肤较薄，易受损伤而感染，故哺乳期妇女应注意加强保护。

2. 乳房的结构　乳房由皮肤、纤维组织、脂肪组织和乳腺构成（图9-9、图9-10）。

每侧**乳腺 mammary gland** 由15~20个乳腺叶构成，每个乳腺叶又分为若干个乳腺小叶。各乳腺小叶的排泄管在乳腺叶内会合形成一条总排泄管，称**输乳管 lactiferous duct**。输乳管行向乳头，在靠近乳头处膨大形成**输乳管窦 lactiferous sinus**，其末端变细，开口于乳头表面的输乳孔。乳腺叶和输乳管均以乳头为中心呈放射状排列，故乳房手术时，应尽可能做放射状切口，以减少对乳腺和输乳管的损伤。乳腺叶及其乳腺小叶之间借脂肪组织和纤维组织相分隔。乳腺周围的纤维组织发出细小纤维束

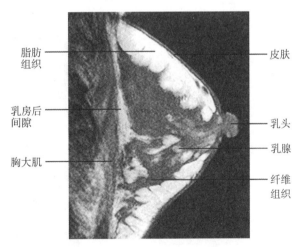

图9-10　乳房（MRI 矢状影像）

连于胸肌筋膜和皮肤之间，称**乳房悬韧带 suspensory ligament of breast** 或 Cooper 韧带，对乳腺起支持和固定作用。

乳腺癌患者的癌细胞阻塞淋巴管，淋巴回流受阻，使组织发生水肿，再加上乳房悬韧带的牵拉固定作用，乳房表面的皮肤向内形成许多点状小凹陷，皮肤呈"橘皮"样改变，临床上称橘皮样变，是晚

期乳腺癌的典型体征。

【附2】 会阴

会阴 perineum 有广义和狭义之分。**广义会阴 generalized perineum** 是指盆膈以下封闭骨盆下口的所有软组织，呈菱形，其境界与骨盆下口一致，前界是耻骨联合下缘，后界是尾骨尖，两侧界是耻骨下支、坐骨支、坐骨结节和骶结节韧带。以两侧坐骨结节的连线为界，将会阴分为 2 个三角形的区域（图 9-11）。前部是**尿生殖区 urogenital region**（尿生殖三角），在男性有尿道穿过，在女性有尿道和阴道穿过；后部是**肛区 anal region**（肛三角），有肛管穿过。**狭义会阴 narrow perineum** 是指肛门与外生殖器之间狭小区域的软组织，在男性为阴囊根部至肛门之间的软组织，在女性为阴道前庭后端至肛门之间的软组织，其深面有会阴中心腱。分娩时，此区承受的压力较大，易发生会阴撕裂，故产妇分娩时应注意保护狭义会阴，即产科会阴，以免造成撕裂，影响盆底结构对盆腔器官的承托作用。

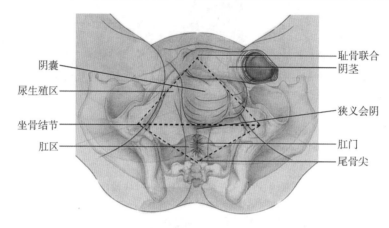

图 9-11　广义会阴的境界及分区（男性）

会阴部的器官结构除男、女性外生殖器外，主要是骨骼肌和筋膜，本节重点讲述会阴肌。

1. 肛区的肌　包括肛提肌、尾骨肌和肛门外括约肌（图 9-7、图 9-12、图 9-13）。

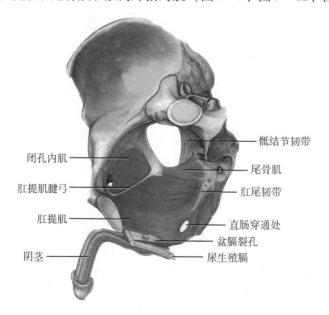

图 9-12　肛提肌和尾骨肌

（1）**肛提肌 levator ani**　是一对四边形的薄扁肌，左、右侧连合呈漏斗状，封闭骨盆下口的大部分。肛提肌起自耻骨后面、坐骨棘和连于二者之间的**肛提肌腱弓 tendinous arch of levator ani**，肌纤维向下、后和内侧，止于会阴中心腱、尾骨和肛尾韧带（肛门与尾骨之间的结缔组织束）。肛提肌内侧的部分肌束左、右侧结合，从后方套绕直肠和阴道。两侧肛提肌的前内侧缘之间有呈三角形的**盆膈裂孔 pelvic diaphragmatic hiatus**，位于直肠和耻骨联合之间，在男性有尿道通过，在女性有尿道和阴道通过。肛提肌的主要作用是参与封闭骨盆下口、承托盆腔器官，并对肛管和阴道有括约作用。

（2）**尾骨肌 coccygeus**　位于肛提肌的后方，起自坐骨棘，经骶棘韧带的上方，止于尾骨和骶骨侧缘，具有协助封闭骨盆下口，承托盆腔脏器和固定骶、尾骨的作用。

（3）**肛门外括约肌 sphincter ani externus**　是环绕肛门的骨骼肌（图5-22、图5-23），可分为皮下部、浅部和深部（见"第五章　消化系统"）。

2. 尿生殖区的肌　位于肛提肌前部的下方，封闭尿生殖区，可分为浅、深层（图9-7、图9-13）。

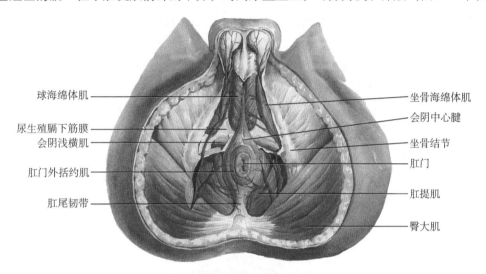

图9-13　男性会阴肌（浅层）

球海绵体肌　尿生殖膈下筋膜　会阴浅横肌　肛门外括约肌　肛尾韧带

坐骨海绵体肌　会阴中心腱　坐骨结节　肛门　肛提肌　臀大肌

（1）**浅层肌**　包括会阴浅横肌、球海绵体肌和坐骨海绵体肌。

①**会阴浅横肌 superficial transverse muscle of perineum**：起自坐骨结节，止于会阴中心腱，有固定会阴中心腱的作用。

②**球海绵体肌 bulbocavernosus muscle**：男性起自会阴中心腱和尿道球下方的会阴中缝，围绕尿道球和尿道海绵体后部，止于阴茎背面的筋膜。收缩时可使尿道缩短、变细，协助排尿、射精，并参与阴茎勃起。在女性，此肌为覆盖于前庭球表面的成对骨骼肌，有缩小阴道口的作用，故又称阴道括约肌。

③**坐骨海绵体肌 ischiocavernosus muscle**：覆盖于阴茎脚（男性）或阴蒂脚（女性）表面，起自坐骨结节，止于阴茎脚或阴蒂脚下面。在男性，此肌收缩时可压迫阴茎海绵体根部，阻止静脉血回流，参与阴茎勃起，又称阴茎勃起肌。女性的此肌较薄弱，收缩时使阴蒂勃起，又称阴蒂勃起肌。

（2）**深层肌**　包括会阴深横肌和尿道括约肌（女性尿道阴道括约肌）。

①**会阴深横肌 deep transverse muscle of perineum**：位于尿生殖膈上、下筋膜之间，附着于两侧坐骨支之间，肌纤维在中线上相互交织，部分止于会阴中心腱，收缩时可对会阴中心腱起稳固作用。

②**尿道括约肌 sphincter of urethra** 或**尿道阴道括约肌 urethrovaginal sphincter**：位于尿生殖膈上、下筋膜之间的会阴深横肌的前方。在男性，此肌围绕尿道膜部的周围，是随意的尿道外括约肌；在女性，此肌围绕尿道和阴道的周围，有紧缩尿道、阴道的作用。

3. 会阴中心腱 perineal central tendon　又称会阴体，是狭义会阴深面的一个腱性结构，有肛提肌、肛门外括约肌、会阴浅横肌、球海绵体肌、会阴深横肌和尿道括约肌（或女性尿道阴道括约肌）等会阴肌附着于此处，具有加固盆底的作用。在女性，会阴中心腱较大且有韧性和弹性，在分娩时要注意保护，避免撕裂。

⊕ 知识链接

会阴筋膜

会阴筋膜分为浅筋膜和深筋膜（图9-14）。

肛区的浅筋膜为富含脂肪组织的疏松结缔组织，部分充填于坐骨肛门窝内。尿生殖区的浅筋膜分为浅、深层，浅层富含脂肪组织，与邻近部位的浅筋膜相延续；深层呈膜状，称会阴浅筋膜。

肛区的深筋膜覆盖于坐骨肛门窝的各壁。盆膈上、下筋膜及其覆盖的肛提肌和尾骨肌共同形成**盆膈 pelvic diaphragm**，封闭骨盆下口的大部分，有直肠穿过，对承托盆腔脏器起重要作用。尿生殖区的深筋膜分为2层，覆盖于会阴深横肌和尿道括约肌（或女性尿道阴道括约肌）的上、下面。尿生殖膈上、下筋膜及其覆盖的会阴深横肌和尿道括约肌（或女性尿道阴道括约肌）共同形成**尿生殖膈 urogenital diaphragm**，封闭尿生殖区及盆膈裂孔，有男性尿道或女性尿道、阴道穿过，可加强盆底，协助承托盆腔脏器。

会阴浅筋膜和尿生殖膈下筋膜之间为**会阴浅隙 superficial perineal space**，内有尿生殖区浅层肌、男性阴茎根及尿道球部或者女性的阴蒂脚、前庭大腺、前庭球等结构。尿生殖膈上、下筋膜之间的腔隙，称**会阴深隙 deep perineal space**，内有尿生殖区深层肌、尿道膜部和尿道球腺等结构。

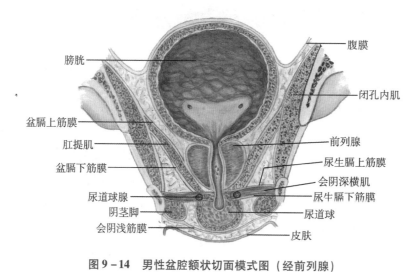

图9-14　男性盆腔额状切面模式图（经前列腺）

目标检测

答案解析

1. 根据卵子的产生及排出途径，导致女性不孕症的原因有哪些？
2. 简述导致子宫脱垂的常见原因和解剖学因素。

3. 简述女性乳房脓肿的手术切口部位、形状及原因。

4. 女性分娩时，为什么要保护狭义会阴？

（贾立敏）

书网融合……

本章小结　　　　　　微课　　　　　　标本图片　　　　　　题库

第十章　腹　膜 微课

PPT

学习目标

　　1. 掌握　腹膜的配布和腹膜腔的特点；腹膜与脏器的位置关系及临床意义；直肠膀胱陷凹和直肠子宫陷凹、膀胱子宫陷凹的位置及临床意义。

　　2. 熟悉　小网膜和大网膜的位置及形态；网膜囊和网膜孔的位置、围成及临床意义；肠系膜、横结肠系膜、阑尾系膜和乙状结肠系膜的结构特点；腹膜腔的分区、间隙及其交通途径。

　　3. 了解　肝、脾、胃、结肠的韧带；常见腹膜皱襞和隐窝的位置。

　　4. 学会腹膜及其形成结构的辨认方法，具备检查腹膜腔积液等常见疾病和确定病变部位的能力。

　　腹膜 peritoneum 是人体内面积最大、配布最复杂的一层薄而光滑的浆膜，呈半透明状，覆盖于腹、盆壁的内面和腹、盆腔脏器的表面（图 10 – 1）。成人腹膜的面积约 2.2m²，相当于人体的表面积。腹膜除对脏器有支持和固定作用外，还有分泌、吸收、修复和防御等功能。

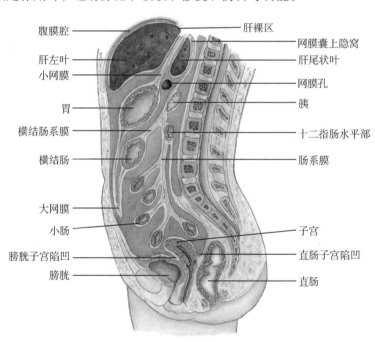

图 10 – 1　腹腔及腹膜腔的正中矢状切面（女性）

一、腹膜腔

　　覆盖于腹壁和盆壁内面的腹膜，称**壁腹膜 parietal peritoneum**；覆盖于脏器表面的腹膜，称**脏腹膜 visceral peritoneum**。脏、壁腹膜相互移行围成一个不规则状、完整的浆膜囊，称**腹膜腔 peritoneal cavity**。男性腹膜腔是一个密闭的盲囊，女性腹膜腔借输卵管腹腔口、输卵管、子宫内腔、子宫口和阴道与体外相通，但正常情况下，子宫颈管被上皮分泌黏液形成的栓子堵塞，使空气和细菌不能进入。正常腹膜腔内含少量浆液，可润滑脏器表面，减少脏器之间的摩擦。

> **⊕ 知识链接** ----------------------------------
>
> ### 腹膜透析
>
> 　　腹膜透析是利用人体自身的腹膜作为透析膜的一种透析方式。通过灌入腹腔的透析液与腹膜另一侧的毛细血管内的血浆成分进行溶质和水分的交换，清除体内潴留的代谢产物和过多的水分，同时通过透析液补充机体必需的物质。通过不断地更新透析液，可达到替代肾或支持治疗的目的。

二、腹膜与腹、盆腔脏器的关系

　　根据脏器被腹膜覆盖程度的不同，可将腹、盆腔脏器分为3类（图10-1、图10-3）。

　　1. 腹膜内位器官 intraperitoneal viscera　整个脏器表面除极小区域外，全部被腹膜包裹，如胃、十二指肠上部、空肠、回肠、盲肠、阑尾、横结肠、乙状结肠、卵巢、输卵管、脾等。这类器官多借系膜或韧带连于腹后壁，活动性较大。

　　2. 腹膜间位器官 interperitoneal viscera　脏器的绝大部分区域被腹膜覆盖，如肝、胆囊、升结肠、降结肠、直肠上段、子宫、充盈的膀胱等。

　　3. 腹膜外位器官 retroperitoneal viscera　脏器的少部分区域被腹膜覆盖，如胰、肾上腺、肾、输尿管、直肠中下段、空虚的膀胱和十二指肠降部、水平部等。这类器官多位于腹膜后隙，又称腹膜后位器官。

　　脏器被腹膜覆盖的情况与临床手术关系密切，如腹膜内位器官的手术必须打开腹膜腔；肾和输尿管等腹膜外位器官的手术，可以不打开腹膜腔，从而避免腹膜腔感染和对腹膜造成损伤而导致腹膜粘连。

三、腹膜形成的结构

　　腹膜自腹、盆壁移行至脏器，或从一个脏器移行至另一个脏器，从而形成许多腹膜结构，主要有网膜、系膜、韧带、皱襞、隐窝和陷凹等。

（一）网膜

　　网膜 omentum 是与胃大弯和胃小弯相连的双层腹膜皱襞，两层之间有分布不均的血管、神经、淋巴管和结缔组织等，外观形似网状。网膜包括小网膜和大网膜（图10-2）。

　　1. 小网膜 lesser omentum　是肝门至食管腹段、胃小弯和十二指肠上部之间的双层腹膜结构，可分为2部分。位于肝门至胃小弯的部分，称**肝胃韧带 hepatogastric ligament**；位于肝门至十二指肠上部的部分，称**肝十二指肠韧带 hepatoduodenal ligament**。肝十二指肠韧带内有胆总管、肝固有动脉和肝门静脉，胆总管位于右侧，肝固有动脉位于左侧，肝门静脉位于二者之间的后方。

　　2. 大网膜 greater omentum　是连于胃大弯和横结肠之间的腹膜结构，呈围裙状，覆盖于横结肠、空肠和回肠的前面。大网膜由4层腹膜构成，胃和十二指肠上部的前、后层腹膜，在胃大弯处合并形成大网膜的前2层，下垂至骨盆上缘，再反折向上方，形成大网膜的后2层，上升并包裹横结肠，移行为横结肠系膜，贴于腹后壁。大网膜的4层常愈合为一层，内含丰富的血管、脂肪组织和吞噬细胞，具有重要的防御功能。随着年龄的增长，自胃大弯下垂的大网膜前2层常与横结肠相愈着，因此，常将胃大弯至横结肠之间的腹膜称为**胃结肠韧带 gastrocolic ligament**，胃手术时常需要切开此韧带。

大网膜有较强的吸收和保护功能，腹膜局部有炎症或胃肠穿孔时，可向病灶移动并将病灶处包裹，限制其蔓延，因此，手术时可借大网膜的移位情况寻找病灶。小儿的大网膜尚未发育完善，较短，故阑尾炎或下腹部器官病变，尤其是穿孔时不能被大网膜包裹，易导致弥漫性腹膜炎。

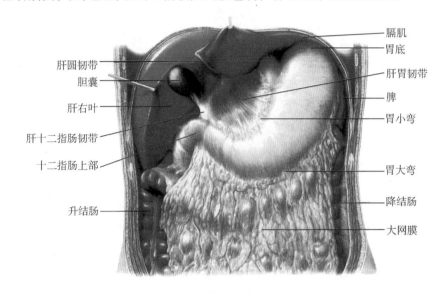

图 10 - 2　网膜

3. 网膜囊 omental bursa　是位于小网膜、胃后壁与腹后壁之间的一个前后扁窄的腔隙（图10 - 3），是腹膜腔的一部分，又称小腹膜腔。有6个壁：前壁是小网膜、胃后壁腹膜和大网膜前2层；后壁是大网膜后2层、横结肠、横结肠系膜和覆盖于胰、左肾、左肾上腺表面的腹膜；上壁是肝尾状叶和膈肌下方的腹膜；下壁是大网膜前2层与后2层的愈合处；左侧壁是胃脾韧带、脾和脾肾韧带；右侧壁借网膜孔与腹膜腔相通。网膜囊是腹膜腔的一个盲囊，其位置较深，周围毗邻结构较多，相关器官的病变易相互影响。

网膜孔 omental foramen 位于肝十二指肠韧带的后方（图10 - 3），约平对第12胸椎体至第2腰椎体，可容纳1～2指。按照形状分为三角形、裂隙形、圆形、椭圆形和半月形5种形态，除新生儿外，均以裂隙多见。上界是肝尾状叶，下界是十二指肠上部，后界是下腔静脉及其前方的腹膜，前界是肝十二指肠韧带。

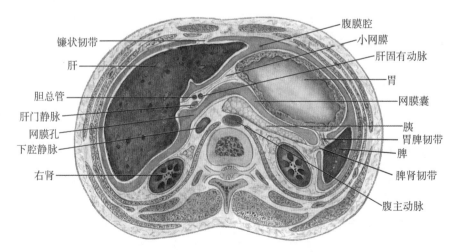

图 10 - 3　网膜囊和网膜孔（经腹部横断面）

⇒ 案例引导

案例　患者，男性，40岁。主诉有胃溃疡史10年。饭后突然感觉腹部疼痛，体温升高，腹膜刺激症状不太明显。CT检查显示在胃后方出现异常的低密度区。经诊断，该患者为胃溃疡（胃后壁）穿孔。

讨论　1. 胃后壁穿孔流出的胃内容物常首先积聚于何部位？

2. 穿刺针可通过哪些结构到达直肠膀胱陷凹或直肠子宫陷凹？

3. 胃后壁穿孔可波及与胃后壁相邻的哪些器官结构？

4. 手术探查可通过切开哪些结构来暴露胃后壁？应注意避免损伤哪些结构？

（二）系膜

系膜 mesentery 包括肠系膜、阑尾系膜、横结肠系膜和乙状结肠系膜（图10-4），是将肠管连于腹后壁的双层腹膜，其间有神经、血管、淋巴管和淋巴结等。系膜有一定的长度，故允许器官有一定的活动度。

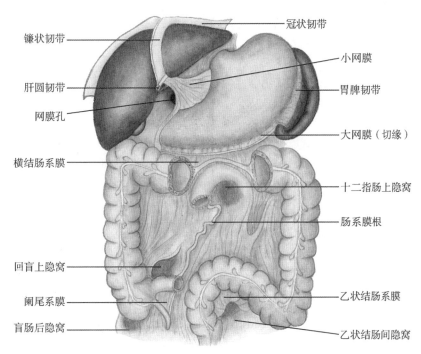

图 10-4　腹膜形成的结构

1. 肠系膜 mesenterium　是将空肠和回肠连于腹后壁的双层腹膜，呈扇形，其附着于腹后壁的部分，称肠系膜根，长约15cm，自第2腰椎体左侧斜向右下方，依次跨越十二指肠水平部、腹主动脉、下腔静脉、右侧输尿管和腰大肌，止于右骶髂关节的前方。肠系膜游离缘的空、回肠较长，故易发生肠扭转。

2. 阑尾系膜 mesoappendix　呈三角形，是回肠末端和阑尾之间的腹膜皱襞。其游离缘内有阑尾血管、淋巴管和神经走行，故阑尾手术时可从阑尾系膜的游离缘进行血管结扎。

3. 横结肠系膜 transverse mesocolon　是将横结肠连于腹后壁的双层腹膜，内含中结肠血管、神经、淋巴管和淋巴结等。中结肠血管常在人体正中线偏右侧的横结肠系膜内下行，故在横结肠系膜左侧有一个相对无血管区，手术时可经此处剪开横结肠系膜而进入网膜囊。

4. 乙状结肠系膜 sigmoid mesocolon 是将乙状结肠连于左髂窝和盆腔左后壁的双层腹膜，内含乙状结肠血管、神经、淋巴管和淋巴结等，直肠上血管在其内下行到达直肠上部。因系膜较长，乙状结肠的活动度大，易发生系膜扭转而导致肠梗阻。

（三）韧带

韧带 ligament 是连于腹壁与脏器之间或连于相邻脏器之间的腹膜结构，可由单层或双层腹膜形成，内有血管和神经走行，对脏器有固定和支持作用。

1. 肝的韧带 包括肝圆韧带、肝胃韧带、肝肾韧带、肝十二指肠韧带、镰状韧带、冠状韧带和左、右三角韧带等（图 5 - 24、图 10 - 2）。

2. 脾的韧带 主要有胃脾韧带和脾肾韧带（图 10 - 3）。**胃脾韧带 gastrosplenic ligament** 是连于胃底、胃大弯上份和脾门之间的双层腹膜结构，向下与大网膜左侧端相连续，内含胃短血管、胃网膜左血管、淋巴管和淋巴结等。**脾肾韧带 splenorenal ligament** 是自脾门连于左肾前面的双层腹膜结构，内含脾血管、胰尾、淋巴结和神经丛等。

3. 胃的韧带 包括肝胃韧带、胃脾韧带、胃结肠韧带、胃膈韧带和胃胰韧带（图 10 - 2、图 10 - 3）。**胃膈韧带 gastrophrenic ligament** 是由胃的贲门左侧和食管腹段连于膈肌下面的双层腹膜结构，两层腹膜相距较远，形成胃裸区。施行胃切除术时，需要切断此韧带才能游离胃的贲门部。**胃胰韧带 gastropancreatic ligament** 是连于胃幽门窦后壁和胰之间的双层腹膜结构。施行胃切除术时，需要将此韧带钝性分离才能够游离胃的幽门部。

4. 结肠的韧带 包括胃结肠韧带、脾结肠韧带和左膈结肠韧带等（图 10 - 6）。

（四）腹膜的皱襞、隐窝和陷凹

腹膜的**皱襞 fold** 位于脏器与腹膜之间或脏器与脏器之间，由腹膜覆盖血管或器官结构形成。腹膜皱襞之间的小腔隙，称**隐窝 peritoneal recesses**。**肝肾隐窝 hepatorenal recess** 位于肝右叶与右肾之间，在仰卧位时是腹膜腔的最低部位。

位于盆腔脏器之间，较大而恒定的腔隙，称**陷凹 pouch**，是腹膜在盆腔脏器之间移行反折形成（图 8 - 9、图 10 - 1）。男性有**直肠膀胱陷凹 rectovesical pouch**，位于膀胱和直肠之间，凹底距肛门 7 ~ 8cm；女性有**膀胱子宫陷凹 vesicouterine pouch**，位于膀胱和子宫之间，凹底约位于子宫峡平面。子宫与直肠之间形成较深的**直肠子宫陷凹 rectouterine pouch**，又称 Douglas 腔，与阴道穹后部之间仅隔阴道后壁和腹膜，凹底距肛门约 3.5cm。在直立位或坐位时，男性的直肠膀胱陷凹和女性的直肠子宫陷凹是腹膜腔的最低部位，腹膜腔内的积液易聚积于此处，临床上可在直肠前壁或阴道穹后部进行穿刺引流。

四、腹膜腔的分区和间隙

腹膜腔借横结肠及其系膜，分为结肠上区和结肠下区。

1. 结肠上区 supramesocolic compartment 是位于膈肌与横结肠及其系膜之间的区域，又称**膈下间隙 subphrenic space**。以肝为界，结肠上区又分为肝上、下间隙（图 10 - 5）。

（1）**肝上间隙 suprahepatic space** 位于肝膈面与膈肌之间。此间隙借镰状韧带分为左肝上间隙和右肝上间隙，左肝上间隙被冠状韧带和左三角韧带分为左肝上前间隙和左肝上后间隙。冠状韧带前、后层之间的肝裸区与膈肌之间是膈下腹膜外间隙，主要位于肝右叶的后方，施行肝内胆管造影术时，常经此间隙进行肝穿刺。

（2）**肝下间隙 subhepatic space** 位于肝脏面与横结肠及其系膜之间。此间隙借肝圆韧带分为左肝下间隙和右肝下间隙，左肝下间隙被小网膜和胃分为左肝下前间隙和左肝下后间隙（网膜囊）。

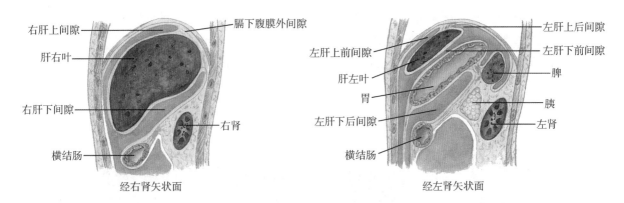

图 10 - 5　结肠上区的间隙示意图

2. 结肠下区 inframesocolic compartment　是位于横结肠及其系膜与骨盆上口之间的区域，以肠系膜根和升、降结肠为界，分为左、右结肠旁沟和左、右肠系膜窦 4 个间隙（图 10 -6）。

（1）**结肠旁沟 paracolic sulci**　位于腹腔侧壁与升、降结肠之间。右结肠旁沟向上连通膈下间隙，向下经右髂窝通向盆腔。因此，肝周脓液等可经右结肠旁沟到达右髂窝甚至盆腔；反之，阑尾炎时的脓液也可经右结肠旁沟到达膈下间隙，形成膈下脓肿。受左膈结肠韧带的限制，仰卧位时左结肠旁沟与结肠上区不相通，但向下可通向左髂窝和盆腔。

（2）**肠系膜窦 mesenteric sinus**　是位于升、降结肠和横结肠及其系膜之间的区域，被斜行的肠系膜根分为左、右肠系膜窦。左肠系膜窦向下方与盆腔相通，因此，窦内有脓液或渗出液时易流入盆腔。仰卧位时，右肠系膜窦呈近似封闭状态，脓液或渗出液等易局限于窦内。

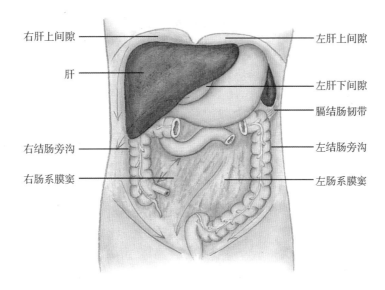

图 10 -6　结肠下区的间隙示意图

目标检测

答案解析

1. 简述腹部手术后患者多采取半卧位的原因。
2. 简述女性腹膜腔感染率高于男性的原因。

3. 简述腹膜内位器官、腹膜间位器官、腹膜外位器官及其临床手术入路的区别。

4. 腹腔内哪些肠管易发生扭转？为什么？

5. 简述化脓性阑尾炎脓肿溃破后脓液的流动方向。

（刘　建）

书网融合……

本章小结　　　　　微课　　　　　标本图片　　　　　题库

第三篇　脉管系统

脉管系统 vascular system 包括心血管系统和淋巴系统，是连续的封闭管道。心血管系统由心、动脉、毛细血管和静脉组成；淋巴系统包括淋巴管道、淋巴器官和淋巴组织。2套管道系统在结构及功能上有所不同，但相互连通，共同形成人体一整套密闭的管道系统。脉管系统的主要功能是物质运输，即将消化系统吸收的营养物质和肺吸收的氧运送到全身器官结构的组织、细胞，同时将组织、细胞的代谢产物和二氧化碳运送到肾、肺、皮肤而排出体外，以保证机体新陈代谢的不断进行。

第十一章　心血管系统

PPT

学习目标

1. **掌握**　心的外形，心腔结构，心传导系组成，冠状动脉和冠状窦的分支（属支）及分布，心包及心包腔、心包窦的结构；头颈部、上肢、腹部、盆部和下肢的动脉干及其分支、分布；面静脉的结构特点及其与颅腔内的交通途径；大隐静脉的起止、属支及临床意义；肝门静脉系的组成、属支、特点及其与上、下腔静脉系之间的侧支吻合部位及临床意义。

2. **熟悉**　心纤维性支架的位置及临床意义；房间隔和室间隔的构成及临床意义；主动脉的起止及分部；全身大动脉干的延续关系；胸部和会阴的动脉干及其分支、分布；奇静脉的走行、收集范围和注入部位；颈外静脉和上、下肢主要浅静脉的走行、注入部位及临床意义。

3. **了解**　心血管系统的组成，体循环和肺循环的途径及意义；血管吻合的形成及临床意义；全身动脉压迫止血点的位置。

4. 学会心血管系统各器官结构的辨认方法，具备检查冠心病、肝门静脉高压征等常见疾病和确定病变部位的能力。

第一节　总　论

一、心血管系统的组成

心血管系统 cardiovascular system 包括心、动脉、毛细血管和静脉。

1. **心 heart**　是主要由心肌构成的中空性器官，是心血管系统的动力装置。心借房间隔和室间隔分为互不相通的左半心和右半心，每半心又分为心房和心室，故心有左心房、左心室、右心房和右心室4

个腔，每侧心房和心室借房室口相通。心房接受静脉，心室发出动脉。房室口和动脉口处均有瓣膜，保证血液的定向流动。

2. 动脉 artery 是运送血液离心的管道，在行程中不断分支，可分为大、中、小动脉，最后移行为毛细血管。动脉的管壁较厚，管腔呈圆形，随心的舒缩搏动。大动脉管壁的弹性纤维多，有较大的弹性，心室射血时，管壁被动扩张；心室舒张时，管壁弹性回缩，推动血液继续向前流动。中、小动脉，特别是小动脉管壁中的平滑肌，在神经体液调节下收缩或舒张以改变管腔大小，调节局部血流量和血流阻力。

3. 毛细血管 capillary 是连接小动、静脉之间的微细血管，管径 6～9μm。毛细血管彼此吻合成网，除软骨、角膜、晶状体、毛发、牙釉质和被覆上皮外，遍布全身各处。毛细血管数量多、管壁薄、通透性大、管内血流缓慢，是血液与血管外组织液进行物质交换的场所。

4. 静脉 vein 是引流血液回心的血管。起始于毛细血管的静脉端，在向心回流的过程中不断接受属支，逐渐会合形成中静脉和大静脉。与动脉相比较，静脉数量多、血流速度慢、管壁薄、管腔大、弹性小、血容量大。人体有浅静脉和深静脉，浅静脉回流入深静脉，最终回流入心。

二、血液循环途径

血液自心室射出，经动脉、毛细血管和静脉流回心房，周而复始的血液流动过程，称**血液循环 circulation of blood**，按照途径和功能分为相互连续的体循环和肺循环两部分（图 11－1）。

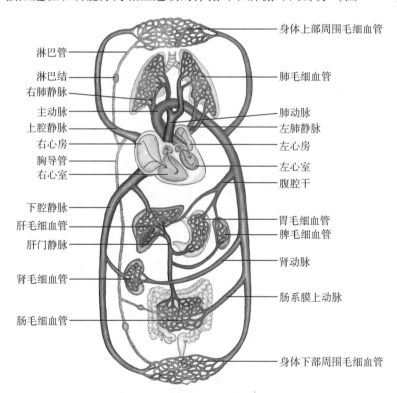

左侧标注（从上到下）：淋巴管、淋巴结、右肺静脉、主动脉、上腔静脉、右心房、胸导管、右心室、下腔静脉、肝毛细血管、肝门静脉、肾毛细血管、肠毛细血管

右侧标注（从上到下）：身体上部周围毛细血管、肺毛细血管、肺动脉、左肺静脉、左心房、左心室、腹腔干、胃毛细血管、脾毛细血管、肾动脉、肠系膜上动脉、身体下部周围毛细血管

图 11－1 血液循环示意图

1. 体循环 systemic circulation 当左心室收缩时，富含氧和营养物质的动脉血，经主动脉及其分支到达全身毛细血管，血液在此处与周围的组织、细胞进行物质和气体交换，将代谢产物和二氧化碳等带回血液，再通过各级静脉，最后经上、下腔静脉和心的冠状窦流回右心房。体循环的途径长，流经范围广。

2. 肺循环 pulmonary circulation 从体循环流回的静脉血，自右心房经右房室口到达右心室，右心室收缩将血液射入肺动脉，经肺动脉干及其各级分支到达肺泡毛细血管进行气体交换，排出二氧化碳，吸入氧气，将富含氧的血液经肺静脉流回左心房。肺循环的途径短，流经范围小。

体循环和肺循环同时进行，二者通过左、右房室口相互衔接。2 个循环虽然路径不同，功能各异，但都是血液循环密不可分的组成部分。血液循环途径中任何部位发生病变，如心瓣膜病、房间隔或室间隔缺损、肺部疾患、血管病变等都会影响血液循环的正常进行。

三、血管吻合及其功能

血管之间的吻合非常丰富，动脉与动脉之间，静脉与静脉之间以及动、静脉之间，均可借血管交通支彼此相连，形成**血管吻合 vascular anastomosis**（图 11 - 2）。

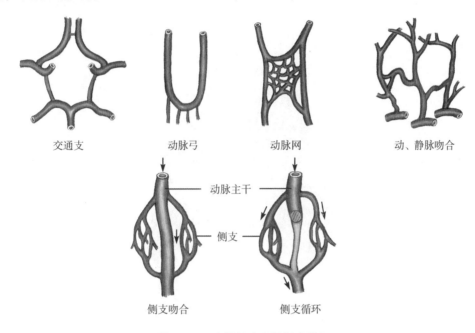

图 11 - 2 血管的吻合及侧支循环

1. 动脉间吻合 2 条动脉干之间借交通支相连，如脑底动脉之间形成的大脑动脉环；功能活动较多或易受压的部位，邻近的多条动脉分支常吻合成网，如关节的动脉网；经常改变形态的器官，其动脉末端或分支吻合形成动脉弓，如掌浅弓、掌深弓和空、回肠动脉弓等。

2. 静脉间吻合 较动脉吻合更丰富，除具有与动脉相似的吻合形式外，体表浅静脉之间常吻合成静脉弓（网），体内深静脉之间常吻合成静脉丛，尤其是在脏器周围或脏器壁内形成静脉丛，如膀胱静脉丛、直肠静脉丛等，以保证脏器扩大或腔壁受压时的血流通畅。

3. 动、静脉吻合 在人体的指尖、趾端、唇、鼻和生殖器勃起组织等处，小动脉和小静脉之间可借血管支直接相连。这种吻合具有缩短血液循环途径、调节局部血流量和温度的作用。

4. 侧支吻合 较大的动脉干在走行中发出与其平行的侧副支，发自主干不同高度的侧副支相互吻合，称**侧支吻合 collateral anastomosis**。当主干阻塞时，侧副支逐渐增粗，血流可经扩大的侧支吻合到达阻塞远端的血管主干，使血管受阻区的血液循环得到不同程度的代偿恢复，这种通过侧支吻合建立的循环，称**侧支循环 collateral circulation**，对于保证器官结构在病理状态下的血液供应具有重要意义。

人体少数器官内的动脉与相邻动脉之间无吻合，这种动脉称为**终动脉 terminal artery**，如视网膜中央动脉。终动脉的阻塞可导致供血区域的组织缺血甚至坏死。如果某一条动脉与邻近动脉虽有吻合，但当该动脉阻塞后，邻近动脉不足以代偿其血液供应，这种动脉称为功能性终动脉，如脑、肾和脾内的部分动脉分支。

第二节　心

一、心的位置、外形和毗邻

1. 心的位置和毗邻　心 heart 是肌性纤维性中空器官，位于胸腔前下部的中纵隔内，约2/3位于正中线的左侧，1/3位于正中线的右侧（图11-3、图11-4）。前面对向胸骨体和第2~6肋软骨，大部分被肺和胸膜覆盖；后面平对第5~8胸椎体；两侧借纵隔胸膜与肺相邻；上方有出入心的大血管；下方借心包邻接膈肌。

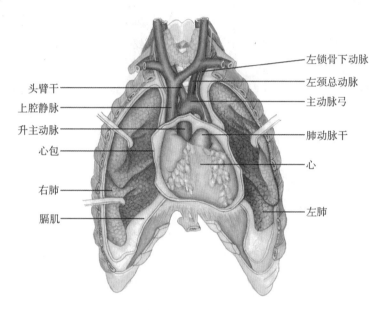

图11-3　心的位置和毗邻

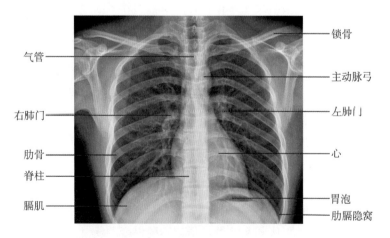

图11-4　胸部的器官结构（X线正位片）

2. 心的外形　心似倒置的、前后稍扁的圆锥体，大小似本人拳头。心的长轴自右肩部斜向左季肋区，与身体正中线形成约45°角。

心的外形分为1尖、1底、2面、3缘和4条沟（图11-5、图11-6）。

（1）**心尖 cardiac apex**　朝向左前下方，圆钝、游离，由左心室构成，在左侧第5肋间隙的锁骨中

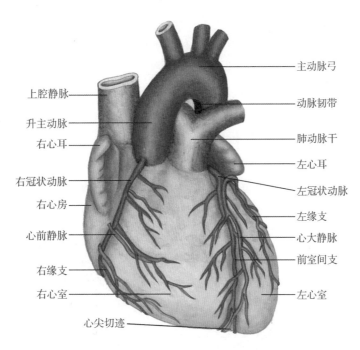

主动脉弓

上腔静脉

升主动脉

右心耳

右冠状动脉

右心房

心前静脉

右缘支

右心室

心尖切迹

动脉韧带

肺动脉干

左心耳

左冠状动脉

左缘支

心大静脉

前室间支

左心室

图 11 - 5　心的外形和血管（前面观）

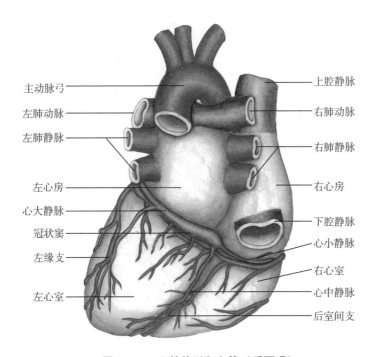

主动脉弓

左肺动脉

左肺静脉

左心房

心大静脉

冠状窦

左缘支

左心室

上腔静脉

右肺动脉

右肺静脉

右心房

下腔静脉

心小静脉

右心室

心中静脉

后室间支

图 11 - 6　心的外形和血管（后面观）

线内侧 1～2cm 处可触及心尖搏动。

（2）**心底 cardiac base**　朝向右后上方，由左心房和小部分右心房构成。上、下腔静脉分别从上、下方开口于右心房；左肺上、下静脉和右肺上、下静脉分别从两侧开口于左心房。心底后面隔心包后壁与食管、迷走神经和胸主动脉等相邻。

（3）2 面　①**胸肋面 sternocostal surface**：朝向前上方，大部分由右心房和右心室构成，小部分由左心耳和左心室构成。胸肋面的上部可见起自右心室的肺动脉干，行向左上方；起自左心室的升主动脉，在肺动脉干的后方向右上方走行。胸肋面的大部分隔心包被胸膜和肺遮盖，小部分隔心包与胸骨体下部和左侧第4~6肋软骨相邻，故在左侧第4肋间隙的胸骨左侧缘处进行心内注射，一般不会伤及胸膜和肺。②**膈面 diaphragmatic surface**：近似呈水平位，朝向下后方，由左心室和右心室构成，隔心包紧贴于膈肌。

（4）3缘　①**下缘 inferior margin**：是胸肋面和膈面在前下部的会合处，较锐利，近似呈水平位，由右心室和心尖（左心室）构成。②**左缘 left margin**：钝圆，斜向左下方，由左心室和左心耳构成。③**右缘 right margin**：垂直向下，由右心房构成。

（5）4沟　心表面的4条沟可作为心腔在心表面的分界标志。①**冠状沟 coronary sulcus**：靠近心底，近似呈冠状位，接近环状，前面被肺动脉干中断，是心房和心室在心表面的分界标志。②**前室间沟 anterior interventricular groove** 和**后室间沟 posterior interventricular groove**：分别位于心的胸肋面和膈面，自冠状沟走向心尖的右侧，是左、右心室在心表面的分界标志。前、后室间沟在心尖右侧的会合处稍凹陷，称心尖切迹。③在心底部，右心房与右肺上、下静脉交界处的浅沟，称**后房间沟 posterior interatrial groove**，是左、右心房在心表面的分界标志。后房间沟、后室间沟和冠状沟相交汇的区域，称**房室交点 crux**，是心表面的一个重要标志，其深面有作为心传导系重要组成部分的房室结。

⊕ 知识链接 --

右位心

因胚胎发育的原因，有时心可以反位，形成右位心，同时常伴有腹腔内的脏器反位。此时，心的位置偏向中线右侧，心尖指向右下方，心房和心室与大血管的连接关系正常，但位置倒转，宛如正常心的镜中影像，无血流动力学的改变。此外，还有一种位于胸腔右侧的心，是由肺、胸膜和膈肌的病变而引起，心并无结构和功能上的改变，各心房与心室之间的位置关系正常，只是心搏动的位置向右移动。

二、心腔结构

心被心间隔分为左、右心房和左、右心室4个腔，同侧的心房和心室借房室口相通。

1. 右心房 right atrium　位于心的右上部，壁薄而腔大，以上、下腔静脉口前缘连线处的**界沟 sulcus terminalis** 或心腔内的界嵴为界，分为前方的固有心房和后方的腔静脉窦（图11-7）。固有心房的前上部呈锥体形突出的盲囊，称**右心耳 right auricle**，遮盖升主动脉根部的右侧面。在右心房的腔内壁上，有一条与界沟相对应的纵行肌隆起，称**界嵴 crista terminalis**，向下与下腔静脉瓣相延续。

（1）**固有心房 intrinsic atrium proper**　构成右心房的前部，其内面有许多平行排列的肌束，称梳状肌。在心耳处的肌束交错似海绵状，当心功能发生障碍时，心耳处的血流缓慢，易在此处淤积形成血栓。固有心房的前下部有**右房室口 right atrioventricular orifice**，右心房的血液由此口流入右心室。在房间隔基部，由冠状窦口前内侧缘、三尖瓣隔侧瓣附着缘和 Todaro 腱围成的三角形区域，称 **Koch 三角 Koch's triangle**，此三角前部的深面有房室结，是外科手术的重要标志。

（2）**腔静脉窦 sinus venarum**　位于右心房的后部，内壁光滑无肌性隆起，有上、下腔静脉口和冠状窦开口处。**上腔静脉口 orifice of superior vena cava** 开口于腔静脉窦的上部，在手术剥离上腔静脉根部时，应避免损伤其附近的窦房结及其血管。**下腔静脉口 orifice of inferior vena cava** 开口于腔静脉窦的下部，其前缘有呈半月形的下腔静脉瓣，在胎儿时期有引导下腔静脉血经卵圆孔流入左心房的作用。**冠状窦口 orifice of coronary sinus** 位于下腔静脉口与右房室口之间，窦口下部有呈半月形的冠状窦瓣。

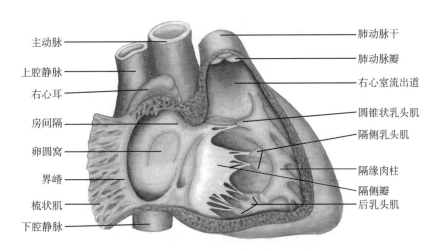

图 11-7　右心房和右心室的内部结构

右心房内侧壁的房间隔下部有一个呈卵圆形的凹陷，称**卵圆窝 fossa ovalis**，是胎儿时期卵圆孔闭合后的遗迹，此处较薄弱，是房间隔缺损的好发部位。房间隔前上部有一个与主动脉窦相应的凸起，称主动脉隆凸，是临床上的重要标志，手术时应防止误伤。

2. 右心室 right ventricle　位于右心房的左前下方，构成胸肋面的大部分。室腔呈锥体形，壁薄，约为 1/3 左心室壁的厚度。室腔底有右房室口和肺动脉口，2 个口之间的室壁上有一个呈弓形的肌性隆起，称**室上嵴 supraventricular crest**，将室腔分为后下方的流入道和前上方的流出道 2 部分（图 11-8）。

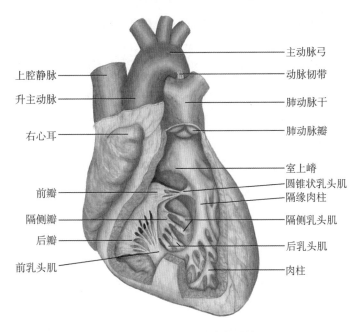

图 11-8　右心室的内部结构

（1）**流入道 inflow tract**　又称固有心腔，自右房室口延伸至右心室尖。室壁上有许多纵横交错的肌性隆起，称**肉柱 trabeculae carneae**。心室壁上呈锥体形的肌隆起，称**乳头肌 papillary muscle**，可分为前、后、隔侧乳头肌 3 群：前乳头肌较大，1~3 个，位于右心室的前壁，其尖端发出腱索连于三尖瓣的前瓣和后瓣；后乳头肌较小，2~3 个，位于右心室的下壁，发出腱索连于三尖瓣后瓣；隔侧乳头肌小且数目较多，位于室间隔，发出腱索连于三尖瓣的前瓣和隔侧瓣。前乳头肌根部有一条肌束横过室腔至室间隔的下部，称**隔缘肉柱 septomarginal trabecula**（节制索），内有心的传导束通过，有防止心室过度扩张的功能。

右心室流入道的入口为**右房室口 right atrioventricular orifice**，呈卵圆形，其周围由致密结缔组织形成的三尖瓣环围绕。该环上附着有 3 个近似呈三角形的瓣膜，称**三尖瓣 tricuspid valve**（右房室瓣），瓣膜的游离缘垂入室腔，按照位置分别称为前瓣、后瓣和隔侧瓣。三尖瓣的游离缘借腱索连于乳头肌，当右心室收缩时，由于三尖瓣环缩小和血流推动，三尖瓣闭合，因乳头肌收缩和腱索牵拉，使瓣膜不至于翻向右心房，从而防止血液逆流入右心房。三尖瓣环、三尖瓣、腱索和乳头肌在结构和功能上是一个整体，称**三尖瓣复合体 tricuspid valve complex**（图 11 - 9），共同保证血液的单向流动，其中任何一部分的结构损伤均会导致血流动力学上的改变。

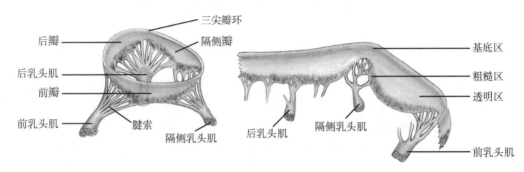

图 11 - 9　三尖瓣复合体示意图

（2）**流出道 outflow tract**　又称**动脉圆锥 conus arteriosus**，位于右心室的前上部，内壁光滑无肉柱，呈锥体状，其上端借**肺动脉口 orifice of pulmonary trunk**通向肺动脉干。肺动脉口周缘有肺动脉环，环上附着有 3 个呈半月形的**肺动脉瓣 pulmonary valve**，瓣膜游离缘朝向肺动脉干的方向。肺动脉瓣和肺动脉壁之间的袋状腔隙，称肺动脉窦。心室收缩时，血液冲开肺动脉瓣进入肺动脉干；心室舒张时，肺动脉窦被倒流的血液充盈，使 3 个瓣膜相互靠拢，关闭肺动脉口，阻止血液反流入心室。

3. 左心房 left atrium　位于右心房的左后方，构成心底的大部分，是 4 个心腔中最靠后的部分。根据胚胎发育，分为前部的左心耳和后部的左心房窦。

（1）**左心耳 left auricle**　较右心耳狭长、壁厚，突向左前方，覆盖于肺动脉干根部的左侧和左冠状沟的前部（图 11 - 5），因与二尖瓣邻近，是心外科常用的手术入路之一。左心耳的腔面结构与右心耳相似，内壁上因有梳状肌而凹凸不平，似海绵状。由于左心耳的腔面凹凸不平，当心功能障碍时，心腔内的血流缓慢，易形成血栓。

（2）**左心房窦 left atrial sinus**　又称固有心房。腔面光滑，后壁的左、右侧各有一对**肺静脉口 orifice of pulmonary vein**（4 个），开口处无静脉瓣。左心房窦的前下部借**左房室口 left atrioventricular orifice**通向左心室（图 11 - 10）。

4. 左心室 left ventricle　位于右心室的左后方，呈圆锥形，腔室底被左房室口和主动脉口占据。左心室壁厚 9～12mm，是右心室壁厚度的 3 倍。左心室的肉柱较右心室细小；心尖处的心壁肌最薄，此处是室壁瘤易发生的部位。左心室腔以**二尖瓣前瓣 anterior valve of mitral valve**为界，分为左后方的流入道和右前方的流出道 2 部分（图 11 - 10）。

（1）**流入道 inflow tract**　又称左心室窦部，位于二尖瓣前瓣的左后方。左心室流入道的入口为**左房室口 left atrioventricular orifice**，口周围有二尖瓣环，**二尖瓣 mitral valve**（左房室瓣）基底部附着于二尖瓣环，其游离缘垂入室腔。瓣膜按照位置分为前瓣和后瓣。二尖瓣环、二尖瓣、腱索和乳头肌在功能上是一个整体，称**二尖瓣复合体 mitral valve complex**。左心室的乳头肌较右心室粗大，可分为前、后乳头肌 2 群。前乳头肌位于左心室前外侧壁的中部，后乳头肌位于左心室后壁的内侧部。当左心室收缩时，乳头肌对腱索产生垂直的牵拉力，使二尖瓣有效地靠拢、闭合，同时又限制二尖瓣翻向左心房。

（2）**流出道 outflow tract**　又称**主动脉前庭 aortic vestibule**，室壁光滑无肉柱，缺乏伸展性和收缩性。流出道的上界是**主动脉口 aortic orifice**，其周围的纤维环上附着有 3 个呈半月形的瓣膜，称**主动脉瓣 aortic valve**。每个瓣膜相对的主动脉壁向外膨出，主动脉瓣和主动脉壁之间的袋状腔隙，称主动脉窦，按照位置分为主动脉左、右、后窦，左、右窦内分别有左、右冠状动脉的起始处。当左心室收缩使主动脉瓣开放时，瓣膜未贴附窦壁，进入窦内的血液形成局部涡流，不仅有利于左心室射血时主动脉瓣立即关闭，还可保证无论在左心室收缩还是舒张时均不会影响足量的血液流入冠状动脉，从而保证心肌有充分的血液供应。

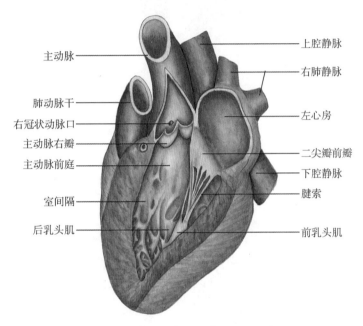

图 11-10　左心房和左心室的内部结构

左、右侧心房和心室的收缩是同步的。左、右心室收缩时，二尖瓣和三尖瓣关闭，主动脉瓣和肺动脉瓣开放，血液射入主动脉和肺动脉；心室舒张时，二尖瓣和三尖瓣开放，主动脉瓣和肺动脉瓣关闭，血流由心房流入心室。

三、心的构造

1. 心壁　由心内膜、心肌层和心外膜构成。

（1）**心内膜**　是衬覆于心腔内面的一层光滑的薄膜，心瓣膜由心内膜向心腔折叠而形成，其间夹有一层致密结缔组织。

（2）**心肌层**　构成心壁的主体，可分为较薄的心房肌和较厚的心室肌 2 部分。心房肌和心室肌均附着于心纤维性支架，被其分开而不相延续，故心房和心室可以不同步收缩。心室肌分为深层的纵行、中层的环行和浅层的斜行 3 层（图 11-11），浅层肌在心尖处捻成心涡，然后进入深部移行为深层的乳头肌和肉柱。

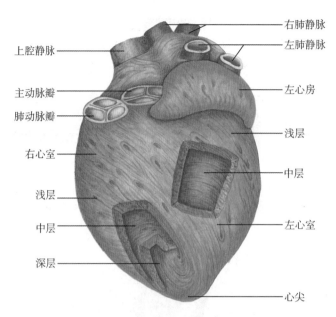

图 11-11 心壁肌层

（3）**心外膜** 即浆膜性心包的脏层，包裹于心肌的表面，易分离。

2. 心间隔 包括房间隔和室间隔（图 11-12）。

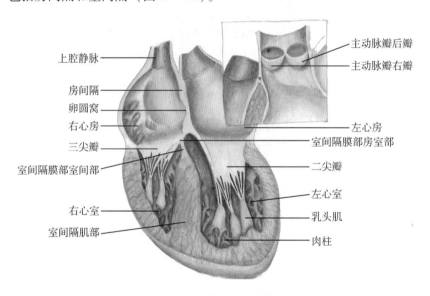

图 11-12 房间隔和室间隔

（1）**房间隔 interatrial septum** 位于左、右心房之间，向左前方倾斜。前缘与升主动脉的后面相适应，稍向后弯曲；后缘邻近心表面的后房间沟。房间隔右侧面的中下部有卵圆窝，是房间隔的最薄弱处。

（2）**室间隔 interventricular septum** 主要位于左、右心室之间，可分为肌部和膜部。**肌部 muscular part** 位于室间隔下部的大部分，由肌组织覆盖心内膜形成；左侧面心内膜的深面有左束支及其分支通过，右侧面有右束支通过。**膜部 membranous part** 位于室间隔的上部，右侧面有三尖瓣隔侧瓣附着，故膜部分为 2 部分：位于右心房和左心室之间，称房室部；位于左、右心室之间，称室间部。室间隔缺损多发生于膜部的室间部。

3. 心纤维性支架 cardiac fibrous scaffolds 又称心纤维骨骼，位于肺动脉口、主动脉口和左、右房室口的周围，由致密结缔组织构成（图 11 – 13）。心纤维性支架的质地坚韧且富有弹性，提供了心肌和心瓣膜的附着处，在心肌运动中起支持和稳固作用。心纤维性支架包括左、右纤维三角和 4 个瓣纤维环（肺动脉瓣环、主动脉瓣环、二尖瓣环和三尖瓣环）、圆锥韧带、室间隔膜部等。

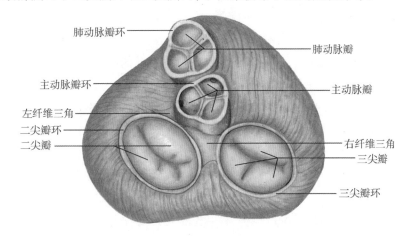

图 11 – 13　心纤维性支架

（1）**右纤维三角 righ fibrous trigone**　位于二尖瓣环、三尖瓣环和主动脉瓣环之间，向下方附着于室间隔肌部，向前逐渐移行为室间隔膜部，略呈三角形或前宽后窄的楔形。因右纤维三角位于心的中央部，又称**中心纤维体 central fibrous body**，内有房室束通过。

（2）**左纤维三角 left fibrous trigone**　位于主动脉瓣环和二尖瓣环之间，呈三角形，体积较小。

四、心传导系

心传导系 conduction system of heart 由特殊分化的心肌细胞构成，主要功能是产生和传导冲动，控制心的节律性活动，包括窦房结、结间束、房室结区、房室束、左右束支和 Purkinje 纤维网（图 11 – 14）。

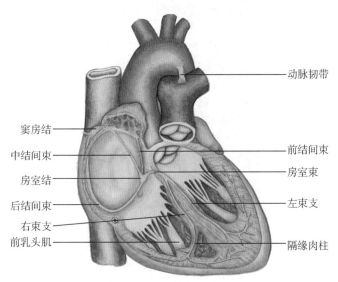

图 11 – 14　心传导系

1. 窦房结 sinuatrial node　是心的正常起搏点，呈长梭形，位于上腔静脉与右心房交界处的界沟上 1/3 的心外膜深面，其长轴与界沟大致平行。

2. 结间束 internodal tracts　连于窦房结和房室结之间，一般认为有前、中、后结间束 3 条。

3. 房室结区 atriolventricular nodal region　是心传导系在心房和心室相连接部位的特化心肌结构，由房室结、房室结的心房扩展部和房室束的近侧部 3 部分组成。**房室结 atrioventricular node** 是一个呈矢状位的扁薄结构，位于 Koch 三角尖端的心内膜深面，是冲动从心房传向心室的必经之路，且是最重要的次级起搏点。房室结区将来自窦房结的兴奋延搁并下传至心室，使心房肌和心室肌依次收缩。

4. 房室束 atrioventricular bundle　又称 His 束，起自房室结的前端，穿过右纤维三角，继而走行于室间隔肌部与右纤维三角之间，向前下方走行于室间隔膜部的后下缘，最后分为左束支和右束支。

5. 左、右束支 left and right bundle branch　左束支呈扁带状，经室间隔左侧的心内膜下走行，在室间隔肌部的上、中 1/3 交界处分为 3 组分支，从室间隔上部的前、中、后 3 个方向散向整个左心室内面，在游离壁互相吻合成 Purkinje 纤维网，相互之间无明显界限。右束支细长呈圆索状，从室间隔膜部下缘的中部向前下方弯行，向下方进入隔缘肉柱，到达右心室的前乳头肌根部发出分支，分布于右心室壁。

6. Purkinje 纤维网 Purkinje fiber net　左、右束支的分支在心内膜下交织形成心内膜下 Purkinje 纤维网，主要分布于室间隔中下部的心尖、乳头肌下部和游离心室壁下部。

五、心的血管

心的血液供应来自左、右冠状动脉；回流的静脉血绝大部分经冠状窦汇入右心房，一部分直接流入右心房。心本身的血液循环，称**冠状循环 coronary circulation**。

(一) 冠状动脉

1. 左冠状动脉 left coronary artery　起自主动脉左窦，主干很短，向左走行于左心耳与肺动脉干之间，随即分为前室间支和旋支。左冠状动脉主干的分叉处常发出对角支，斜向左下方，分布于左心室前壁（图 11-5、图 11-6、图 11-15）。

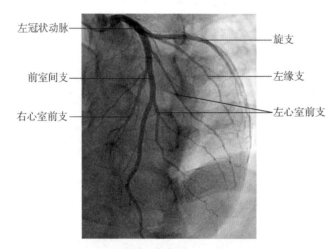

图 11-15　左冠状动脉（血管造影，前面观）

（1）**前室间支 anterior interventricular branch**　也称前降支，沿前室间沟下行，其末梢多数绕过心尖切迹止于后室间沟的下 1/3 部，与后室间支末梢相吻合。主要分支如下。①左心室前支：也称对角支，3～5 支，分别向心左缘或心尖斜行，主要分布于左心室前壁、前乳头肌和心尖。②右心室前支：也称圆锥支，短小，分布于右心室前壁靠近前室间沟的区域。③室间隔前支：起自前室间支的深面，穿入室间隔内，分布于室间隔的前 2/3。

（2）**旋支 circumflex branch** 走行于左侧冠状沟内，绕心左缘至左心室的膈面。主要分支如下。①左缘支：在心左缘处起自旋支，斜行向心左缘，分布于左心室侧壁。②左心室后支：多为 1 支，分布于左心室膈面的外侧部。③心房支：是一些细小的分支，分布于左心房的前壁、外侧壁和后壁。④窦房结支：近 40% 起自旋支的近侧段，向上方经左心耳内侧壁，再经左心房前壁向右行，分布于窦房结。

2. 右冠状动脉 right coronary artery 起自主动脉右窦，在右心耳与肺动脉干之间进入冠状沟，向右绕过心右缘经冠状沟后部至房室交点处分为后室间支和左心室后支（图 11 - 5、图 11 - 6、图 11 - 16）。

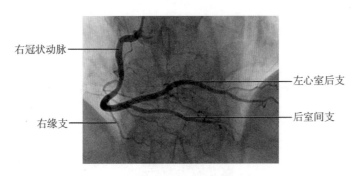

左→右冠状动脉

左心室后支→

后室间支→

右缘支→

图 11 - 16 右冠状动脉（血管造影，前面观）

右冠状动脉的主要分支如下。①右缘支：粗大且恒定，沿心下缘走行，分布于附近心室壁。②后室间支：沿后室间沟下行，多数止于后室间沟下 1/3，与前室间支的末梢相吻合，分布于后室间沟附近的左、右心室壁。③室间隔后支：穿入室间隔，分布于室间隔的后 1/3。④左心室后支：向左行，越过房室交点，分布于左心室后壁。⑤右心房支：分布于右心房，并形成心房动脉网。⑥动脉圆锥支：是右冠状动脉向右心室壁发出的第 1 个分支，与前室间支的相应分支相吻合。⑦房室结支：约 90% 的人起自右冠状动脉。⑧窦房结支：大多数起自右冠状动脉的近侧段。

⇒ **案例引导**

案例 患者，男性，50 岁。主诉曾有心绞痛史。夜间加班工作时，突感胸前区剧烈疼痛。入院心电图检查显示 ST 段抬高、T 波倒置。经诊断，该患者为冠心病导致的心肌缺血，随急诊进行经皮冠状动脉介入治疗。

讨论 1. 左、右冠状动脉有哪些主要分支及分布区域？
2. 为什么冠状动脉的分支阻塞后易导致心肌缺血？
3. 哪些穿刺部位可行经皮冠状动脉介入治疗心肌缺血？
4. 如何治疗冠状动脉及其分支狭窄部或阻塞处？

3. 冠状动脉的分布类型 左、右冠状动脉在心膈面的分布范围存在较大差异。根据左、右冠状动脉在膈面分布区域的大小，将我国人群冠状动脉的分布类型分为 3 型（图 11 - 17）。

（1）**右优势型** 右冠状动脉除发出后室间支外，还分布于左心室膈面的一部分或全部。此类型最多，占 71.4%。

（2）**均衡型** 左、右冠状动脉的分布区域互不越过房室交点和后室间沟。占 22.9%。

（3）**左优势型** 左冠状动脉较粗大，除发出分支分布于左心室膈面外，还越过房室交点和后室间沟，分布于右心室膈面的一部分。占 5.7%。

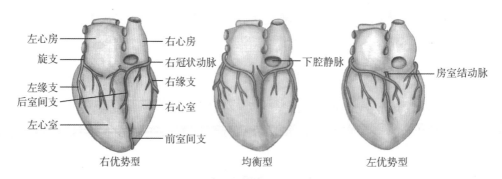

图 11 - 17　冠状动脉的分布类型（后面观）

（二）心的静脉

心的静脉血主要经冠状窦回流，还有一些小静脉可直接注入心腔，多见于右心房（图 11 - 18）。

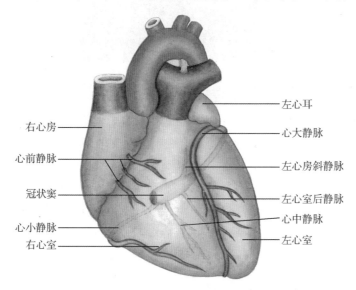

图 11 - 18　心的静脉示意图（前面观）

1. 冠状窦 coronary sinus　位于心膈面的左心房和左心室之间的冠状沟内，长约 5cm，向右借冠状窦口注入右心房。主要属支有心大、中、小静脉。

（1）**心大静脉 great cardiac vein**　在前室间沟内与前室间支伴行，上行至冠状沟，绕心左缘至心的膈面，注入冠状窦左侧。心大静脉收集左心室的前壁、侧壁和右心室前壁的小部分、室间隔前部、左心房前外侧壁的静脉血。

（2）**心中静脉 middle cardiac vein**　起自心尖，与后室间支伴行，注入冠状窦的末端。心中静脉收集左、右心室后壁和室间隔后部、心尖的静脉血。

（3）**心小静脉 small cardiac vein**　起自右心缘，上行至右冠状沟内，伴右冠状动脉向左注入冠状窦。心小静脉收集右心室前、后壁的静脉血。

2. 心前静脉　起自右心室前壁，1～4 支，向上越过冠状沟直接注入右心房。

3. 心最小静脉　是位于心壁内的小静脉，自心壁肌层的毛细血管丛开始，直接开口于心房或心室腔。

六、心包

心包 pericardium 是包裹于心和出入心的大血管根部，呈圆锥形的纤维浆膜囊（图 11 - 19），可分为内、外层，外层是纤维心包，内层是浆膜心包。

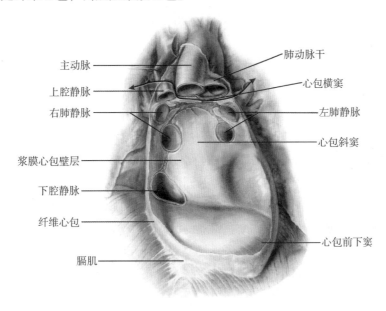

图 11-19　心包

主动脉　肺动脉干　心包横窦　上腔静脉　右肺静脉　左肺静脉　心包斜窦　浆膜心包壁层　下腔静脉　纤维心包　心包前下窦　膈肌

1. **纤维心包 fibrous pericardium**　是坚韧的结缔组织囊，上方与大血管的外膜相延续，下方与膈的中心腱相愈着。

2. **浆膜心包 serous pericardium**　薄而光滑，可分为脏、壁层。壁层衬贴于纤维心包的内面，与纤维心包紧密相贴；脏层包裹于心肌的表面，称心外膜。脏、壁层在出入心的大血管根部相移行，两层之间的潜在性腔隙，称**心包腔 pericardial cavity**，内含少量浆液，起润滑作用。

3. **心包窦 pericardial sinus**　是浆膜性心包的脏、壁层反折处形成的较窄的心包腔部分。主要如下。①**心包横窦 transverse sinus of pericardium**：是心包腔在升主动脉、肺动脉干的后方与上腔静脉、左心房前壁之间的腔隙。当心直视手术需要阻断主动脉、肺动脉血流时，可通过此窦从前后方向钳夹 2 个大动脉。②**心包斜窦 oblique sinus of pericardium**：是位于左心房后壁，左、右肺静脉，下腔静脉与心包后壁之间的心包腔。手术需要阻断下腔静脉血流时，可经此窦下部施行。③**心包前下窦 anterior inferior sinus of pericardium**：位于心包腔的前下部，由心包前壁移行至下壁形成。从左剑肋角进行心包腔穿刺，恰可进入此窦，是心包腔穿刺比较安全的部位。

⊕ **知识链接**

心包腔穿刺术

心包腔穿刺术主要用于对心包腔积液性质的判断、向心包腔内注射药物和协助诊断病因等。心包前下窦的位置较低，心包腔积液常潴留于此处，是心包腔穿刺的适宜部位。

选取左剑肋角作为胸骨下穿刺点，进针时针体与腹壁的角度为 30°～45°，针尖向上、后、左侧刺入心包腔底部。穿刺层次为：皮肤→浅筋膜→深筋膜→腹直肌→膈肌→膈筋膜→纤维心包和浆膜心包壁层→心包腔。进针深度为 3～5cm。

在穿刺过程中，感觉到针尖抵抗感突然消失时，提示穿刺针已经穿过浆膜心包壁层，如针尖感到有心搏动，此时应退针少许，以免划伤心肌。

第三节　动　脉

　　动脉 artery 是从心运送血液到全身各器官结构的血管，自左心室发出的主动脉及各级分支运送动脉血（富含氧），自右心室发出的肺动脉干及其分支则运送静脉血（含氧较少）。

　　器官外动脉的分布规律如下。①动脉的分布与人体结构相适应，左、右侧对称。②每一个大局部（头颈部、胸部、腹部、盆部、上肢和下肢）均有1~2条动脉干。③躯干部的动脉分为壁支和脏支，壁支仍保留其胚胎时的原始分节状态，呈节段性和对称性分布，如肋间后动脉、腰动脉（图11-20）。④动脉常有静脉、神经伴行，形成血管神经束。⑤动脉多走行于躯体的屈侧、深部或安全隐蔽处，如骨、肌和筋膜形成的沟或管内，不易受到损伤。⑥动脉常以最短距离到达其分布的器官，但睾丸动脉（女性卵巢动脉）例外，与胚胎发生过程中的睾丸和卵巢下降有关。⑦动脉的分布形式与器官的形态有关：容积经常变化的中空性器官如胃、肠等，其动脉在器官外先吻合成动脉弓，自动脉弓再分支进入器官；经常活动、容易受压的部位，其动脉相互吻合形成动脉网或动脉弓，如掌浅弓和掌深弓等；位置相对固定的器官如肝、肾等，动脉从其凹侧的门进入。⑧动脉的管径不仅取决于其供应器官的大小，而且与器官的功能有关，如肾动脉的管径较粗，与肾的泌尿功能有关。

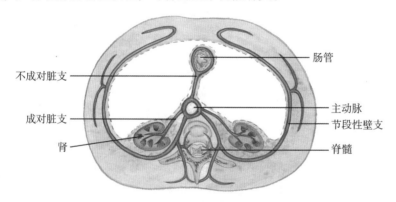

图11-20　躯干部动脉的分布模式图（经腹横断面）

　　器官内动脉的分布形式与器官的构造密切相关，结构相似的器官，其动脉分布形式也大致相同。实质性器官内的动脉呈放射状、纵行和集中分布。分叶状结构的实质性器官如肝、肾等，动脉自门进入其内，分支呈放射状分布；中空性或管状器官，动脉呈横行、纵行或放射状分布（图11-21）。

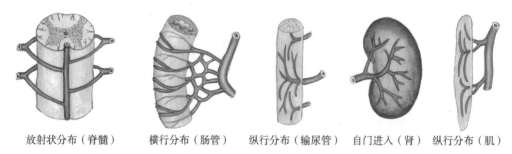

放射状分布（脊髓）　　横行分布（肠管）　　纵行分布（输尿管）　　自门进入（肾）　　纵行分布（肌）

图11-21　器官内动脉的分布模式图

一、肺循环的动脉

　　肺动脉干 pulmonary trunk 是一条粗、短的动脉干，起自右心室，在升主动脉的前方向左后上方斜行，至主动脉弓下方分为左、右肺动脉（图11-5、图11-6）。

1. 左肺动脉 left pulmonary artery 较短，水平向左，经食管、胸主动脉的前方至左肺门，可分为2支，分别进入左肺上、下叶。

2. 右肺动脉 right pulmonary artery 较长，水平向右，经升主动脉和上腔静脉的后方，横行至右肺门，可分为3支，分别进入右肺上、中、下叶。

在肺动脉干分叉处稍左侧，与主动脉弓下缘之间有一条结缔组织索，称**动脉韧带 arterial ligament**，是胚胎时期动脉导管闭锁后的遗迹。动脉导管若在出生后6个月仍未闭锁，则称动脉导管未闭，是常见的一种先天性心脏病。

二、体循环的动脉

主动脉 aorta 是体循环的动脉主干，自左心室发出，按照走行及部位分为**升主动脉 ascending aorta**、**主动脉弓 aortic arch** 和**降主动脉 descending aorta** 3部分，降主动脉又以膈肌的主动脉裂孔为界分为胸主动脉和腹主动脉（图11-22、图11-23）。升主动脉向右前上方斜行，到达右侧第2胸肋关节高度移行为主动脉弓，再弯向左后方，到达第4胸椎体下缘处移行为胸主动脉，沿脊柱左前方下行并逐渐转至其前方，穿膈肌的主动脉裂孔移行为腹主动脉，至第4腰椎体下缘处分为左、右髂总动脉。髂总动脉至骶髂关节处分为髂内动脉和髂外动脉。

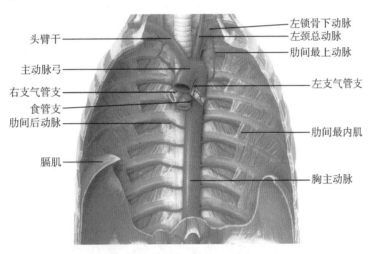

左锁骨下动脉
左颈总动脉
肋间最上动脉
左支气管支
肋间最内肌
胸主动脉

头臂干
主动脉弓
右支气管支
食管支
肋间后动脉
膈肌

图11-22　胸主动脉及其分支

自升主动脉上发出左、右冠状动脉。在主动脉弓管壁下部的外膜下，有2~3个粟粒样小体，称**主动脉小球 aortic glomera**，属于化学感受器，能感受血液中氧和二氧化碳浓度的变化；主动脉弓管壁外膜下有丰富的神经末梢，称**压力感受器 baroreceptor**，能感受动脉血压的变化。主动脉弓凸侧自右向左发出头臂干、左颈总动脉和左锁骨下动脉3大分支。**头臂干 brachiocephalic trunk** 是一个粗短干，向右上方斜行至右胸锁关节的后方，可分为右颈总动脉和右锁骨下动脉2个分支。

（一）颈总动脉

颈总动脉 common carotid artery 是头颈部的动脉主干，左侧起自主动脉弓，右侧起自头臂干（图11-22），两侧颈总动脉均经胸锁关节的后方，沿食管、气管和喉的外侧上行，至甲状软骨上缘高度分为颈内动脉和颈外动脉。颈总动脉上段的位置表浅，在活体可触摸到其搏动。当头面部大出血时，可在胸锁乳突肌前缘平对环状软骨的高度，将颈总动脉向后内侧压向第6颈椎的颈动脉结节进行急救止血。

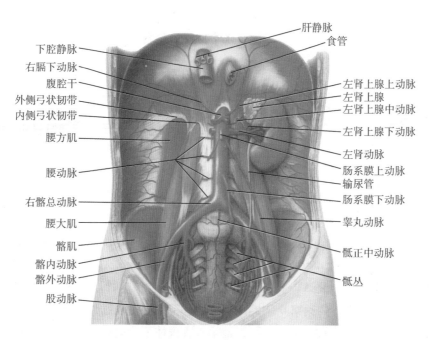

图 11-23　腹主动脉及其分支

在颈总动脉分叉处，有颈动脉窦和颈动脉小球2个重要结构。**颈动脉窦 carotid sinus** 是颈总动脉末端和颈内动脉起始部的膨大部分，管壁内有压力感受器，当血压增高时，窦壁扩张刺激压力感受器，可反射性地引起心跳减慢、血管扩张、血压下降。**颈动脉小球 carotid glomus** 是呈扁椭圆形的小体，借结缔组织连于颈总动脉分叉处的后方，属于化学感受器，可感受血液中二氧化碳分压、氧分压和氢离子浓度的变化，当血中氧分压降低或二氧化碳分压增高时，可反射性地促使呼吸加深、加快。

1. 颈外动脉 external carotid artery　平对甲状软骨上缘处起始，先走行于颈内动脉的前内侧，后经其前方转至其外侧，上行穿腮腺至下颌颈处，可分为颞浅动脉和上颌动脉2个终末支（图11-24）。

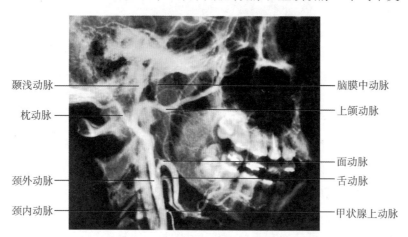

图 11-24　颈外动脉及其分支（血管造影，侧面观）

（1）**面动脉 facial artery**　约平对下颌角处起始，向前方经下颌下腺的深面，在咬肌前缘绕过下颌体下缘至面部，沿口角和鼻翼的外侧上行至内眦，改称内眦动脉，分布于面部软组织、下颌下腺和腭扁桃体等。面动脉在咬肌前缘绕下颌体下缘处的位置表浅，可触摸到动脉搏动，当面部出血时，可在此处进行压迫止血。

（2）**颞浅动脉 superficial temporal artery**　经外耳门的前方上行，越颧弓根部至颞部，分布于腮腺和额、颞、顶部软组织。在外耳门前上方的颧弓根部可触及动脉搏动，可在此处进行压迫止血。

（3）**上颌动脉 maxillary artery** 经下颌颈的深面进入颞下窝，在翼内、外肌之间向前内侧走行至翼腭窝，沿途发出分支分布于外耳道、鼓室、牙及牙龈、鼻腔、腭、咀嚼肌、硬脑膜等处。其中分布于硬脑膜的分支，称**脑膜中动脉 middle meningeal artery**，在下颌颈的深面发出，向上穿棘孔进入颅腔，可分为前、后支，紧贴颅骨内面走行，分布于颅骨和硬脑膜；前支经过颅骨翼点的内面，颞部骨折时易受损伤而引起硬膜外血肿。

（4）**甲状腺上动脉 superior thyroid artery** 起自颈外动脉的起始处，向前下方走行，分布于甲状腺的上部和喉。

（5）**舌动脉 lingual artery** 在甲状腺上动脉的稍上方，平对舌骨大角处发自颈外动脉，分布于舌、舌下腺和腭扁桃体。

颈外动脉的分支尚有枕动脉、耳后动脉和咽升动脉，分布于枕部、耳郭和咽等。

2. 颈内动脉 internal carotid artery 自颈总动脉发出后，垂直上行至颅底，经颈动脉管进入颅腔，分布于视器和脑（见"第十九章 脑和脊髓的被膜、血管及脑脊液循环"）。

（二）锁骨下动脉

锁骨下动脉 subclavian artery 在左侧起自主动脉弓，右侧起自头臂干，是上肢的动脉主干。自胸锁关节的后方斜向外侧至颈根部，呈弓状经胸膜顶的前方，穿斜角肌间隙，至第 1 肋外侧缘处延续为腋动脉（图 11 – 25）。当上肢出血时，可在锁骨中点上方的锁骨上窝处向后下方将动脉压向第 1 肋进行止血。

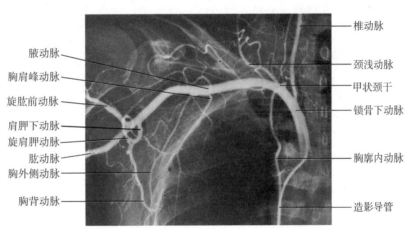

图 11 – 25 锁骨下动脉和腋动脉及其分支（血管造影，前面观）

锁骨下动脉的主要分支如下。①椎动脉：在前斜角肌内侧起自锁骨下动脉，向上穿第 6 ~ 1 颈椎的横突孔，经枕骨大孔进入颅腔，分布于脑和脊髓。②胸廓内动脉：在椎动脉起点的对侧发自锁骨下动脉的下壁，下行进入胸腔，距胸骨外侧缘约 1cm 处，沿第 1 ~ 6 肋软骨后面下行，分布于胸前壁、膈肌、心包和乳房等处。在第 6 肋间隙处，胸廓内动脉末端分出肌膈动脉和腹壁上动脉 2 个终末支。肌膈动脉走行于第 7 ~ 9 肋软骨后面，分布于胸前壁下部、腹前壁肌和膈肌。腹壁上动脉穿膈肌进入腹直肌鞘内，经腹直肌深面下行，在脐附近与腹壁下动脉吻合，分布于腹直肌和腹膜。③甲状颈干：是一条短干，在椎动脉外侧的前斜角肌内侧缘处起自锁骨下动脉，随即分为甲状腺下动脉、肩胛上动脉等数支。甲状腺下动脉向上至甲状腺下端，分布于甲状腺、咽、喉、气管和食管等处。肩胛上动脉自甲状颈干发出后，至冈上、下窝，分布于冈上肌、冈下肌和肩胛骨。④肋颈干：在甲状颈干的外侧起自锁骨下动脉，分布于颈深肌和第 1、2 肋间隙后部。⑤肩胛背动脉：分布于背部。

1. 腋动脉 axillay artery 在第 1 肋外侧缘处由锁骨下动脉延续形成，经腋窝深部至背阔肌下缘处移行为肱动脉（图 11 - 25）。主要分支如下。①胸肩峰动脉：在胸小肌上缘处起自腋动脉，分布于胸大肌、胸小肌、三角肌和肩关节。②胸外侧动脉：在腋中线前方，沿前锯肌表面下行，分布于前锯肌、胸大肌和乳房。③肩胛下动脉：沿肩胛下肌下缘行向后下，可分为胸背动脉和旋肩胛动脉。前者与胸背神经伴行，分布于背阔肌和前锯肌；后者穿三边孔，至冈下窝，分布于附近诸肌。④旋肱后动脉：与腋神经伴行，穿四边孔，绕肱骨外科颈，分布于三角肌和肩关节。⑤胸上动脉：分布于第 1、2 肋间隙。⑥旋肱前动脉：分布于肩关节及其邻近肌。

2. 肱动脉 brachial artery 在大圆肌下缘处延续于腋动脉，沿肱二头肌内侧沟下行至肘窝，平对桡骨颈高度分为桡动脉和尺动脉（图 11 - 26）。在肘窝的内上方可触摸到肱动脉的搏动，是测量血压的部位。**肱深动脉 deep brachial artery** 是肱动脉的最大分支，伴桡神经经桡神经沟下行，分布于肱三头肌和肱骨，其终末支参与形成肘关节动脉网。

3. 桡动脉 radial artery 在桡骨颈高度发自肱动脉，先经肱桡肌与旋前圆肌之间，继而在肱桡肌肌腱与桡侧腕屈肌肌腱之间下行，在腕关节的上方可触及其搏动，是中医诊脉的常用部位（图 11 - 26）；继而绕桡骨茎突至手背，穿第 1 掌骨间隙至手掌，与尺动脉的掌深支吻合形成掌深弓。主要分支如下。①掌浅支：在桡腕关节处发出，穿鱼际肌或沿其表面至手掌，与尺动脉末端吻合形成掌浅弓。②拇主要动脉：在桡动脉进入手掌处发出，可分为 3 支，分布于拇指侧缘和示指桡侧。

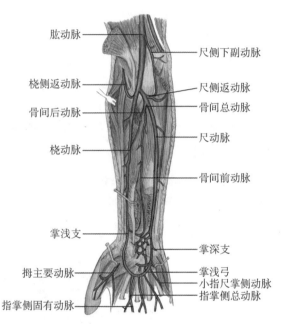

图 11 - 26　前臂的动脉（掌侧面）

（图标签）肱动脉／尺侧下副动脉／桡侧返动脉／尺侧返动脉／骨间后动脉／骨间总动脉／尺动脉／桡动脉／骨间前动脉／掌浅支／掌深支／拇主要动脉／掌浅弓／小指尺掌侧动脉／指掌侧总动脉／指掌侧固有动脉

🌐 知识链接

中医诊脉

中医诊脉又称为切脉，指医生用手指触按患者的桡动脉搏动，以探查其脉搏的变化，从而了解病情的一种中医常用诊断方法。桡动脉在腕部的位置表浅，走行于桡骨茎突内侧，易于触及其搏动。诊脉时，患者的正确体位是正坐或仰卧，前臂自然向前平展，与心放置于同一平面，手腕部伸直，手掌向上，手指微微弯曲，在腕关节下方垫一块松软的脉枕，使腕部充分暴露伸展。诊脉时，医生将示指、中指和无名指 3 指按在桡骨茎突内侧，3 指指尖要平齐，手指略呈弓形，与患者体表约呈 45°，使指尖和指腹紧贴于桡动脉搏动处。诊脉主要感知动脉的频率、节律、长短、张力、幅度等。中医博大精深，源远流长，需要当代医学工作者继续发扬光大。

4. 尺动脉 ulnar artery 自肱动脉发出后，在尺侧腕屈肌和指浅屈肌之间下行，经豌豆骨桡侧至手掌，与桡动脉的掌浅支吻合形成掌浅弓（图 11 - 26）。主要分支如下。①**骨间总动脉 common interosseous artery**：自尺动脉的上端发出，在前臂骨间膜近侧端分为骨间前动脉和骨间后动脉（图 11 - 27），分别沿前臂骨间膜的前、后方下行，分布于前臂肌和尺、桡骨。②掌深支：在豌豆骨的桡侧自尺动脉发出，穿小鱼际至掌深部，与桡动脉末端吻合形成掌深弓。

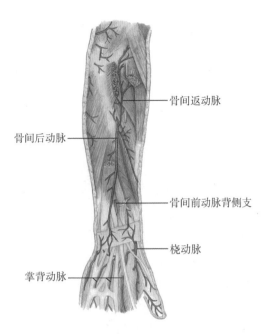

图 11 – 27　前臂的动脉（背侧面）

5. 掌浅弓 superficial palmar arch　由尺动脉末端和桡动脉掌浅支吻合形成，位于掌腱膜和屈指肌肌腱之间，动脉弓的凸缘约平对掌骨中部。自掌浅弓上发出 3 条指掌侧总动脉和 1 条小指尺掌侧动脉（图 11 – 28）。前者走行至掌指关节附近，每支各分为 2 条指掌侧固有动脉，分别分布于第 2~5 指相对缘；后者分布于小指尺侧缘。

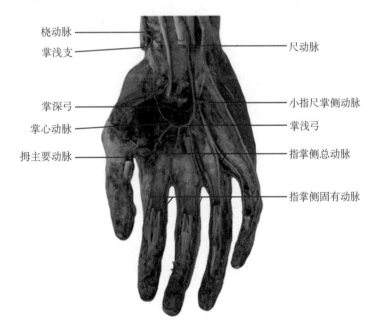

图 11 – 28　手的动脉（掌侧面）

6. 掌深弓 deep palmar arch　由桡动脉末端和尺动脉的掌深支吻合形成，位于屈指肌肌腱的深面，动脉弓的凸缘约平对腕掌关节（图 11 – 28）。自动脉弓上发出 3 条掌心动脉，走行至掌指关节附近，分别汇入相应的指掌侧总动脉。

（三）胸主动脉

胸主动脉 thoracic aorta 是胸部的动脉主干（图 11 – 22），有壁支和脏支 2 种分支。壁支有**肋间后动脉 posterior intercostal artery**、肋下动脉和膈上动脉，分布于胸壁、腹壁上部、背部和脊髓等处；脏支较细小，主要有支气管支、食管支和心包支，分布于气管、支气管、食管和心包等。

（四）腹主动脉

腹主动脉 abdominal aorta 在膈肌的主动脉裂孔处延续于胸主动脉，是腹部的动脉主干，沿脊柱的左前方下行，至第 4 腰椎体下缘处分为左、右髂总动脉（图 11 – 23）。有壁支和脏支 2 种分支。

1. 壁支　主要有**腰动脉 lumbar artery**、膈肌下动脉和骶正中动脉等，分布于腹后壁、脊髓、膈下面和盆腔后壁等处，其中，膈肌下动脉尚发出细小的肾上腺上动脉，分布于肾上腺。

2. 脏支　分为成对脏支和不成对脏支 2 类。成对脏支有肾上腺中动脉、肾动脉和睾丸动脉（男性）或卵巢动脉（女性）；不成对脏支有腹腔干、肠系膜上动脉和肠系膜下动脉。

（1）**肾上腺中动脉 middle suprarenal artery**　约平对第 1 腰椎体处起自腹主动脉的侧壁，分布于肾上腺。

（2）**肾动脉 renal artery**　平对第 1 ~ 2 腰椎体处起自腹主动脉的侧壁，横行向外侧，至肾门附近分为前、后干，经肾门进入肾。肾动脉在进入肾门之前尚发出肾上腺下动脉，分布于肾上腺。

（3）**睾丸动脉 testicular artery**　又称精索内动脉，细长，在肾动脉起始处的稍下方自腹主动脉的前壁发出，斜向外下方，穿入腹股沟管，参与精索的构成。在女性为**卵巢动脉 ovarian artery**，经卵巢悬韧带下行进入盆腔，分布于卵巢和输卵管壶腹。

（4）**腹腔干 celiac trunk**　是一条粗短的动脉干，在膈肌的主动脉裂孔稍下方处起自腹主动脉前壁，随即分为胃左动脉、肝总动脉和脾动脉（图 11 – 29、图 11 – 30）。

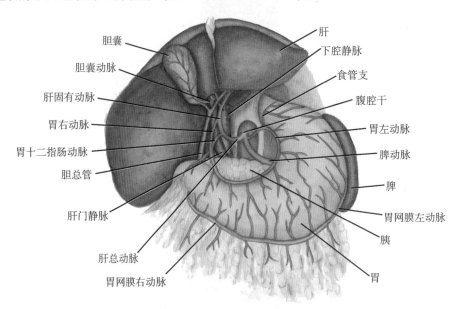

图 11 – 29　腹腔干及其分支（胃前面观）

①**胃左动脉 left gastric artery**：向左上方走行至贲门附近，沿胃小弯在小网膜 2 层之间向右走行，与胃右动脉相吻合。沿途发出分支，分布于食管腹段、贲门和胃小弯附近的胃壁。

②**肝总动脉 common hepatic artery**：向右前方走行，在十二指肠上部的上缘进入肝十二指肠韧带，可分为肝固有动脉和胃十二指肠动脉。A. **肝固有动脉 proper hepatic artery** 走行于肝十二指肠韧带内，

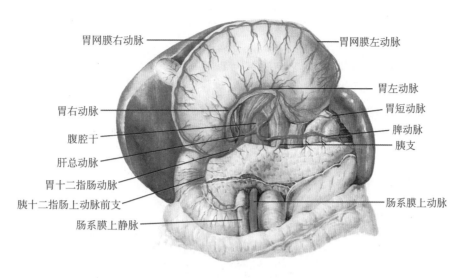

胃网膜右动脉　　　　　　　　　　　　胃网膜左动脉
胃右动脉　　　　　　　　　　　　　　　胃左动脉
腹腔干　　　　　　　　　　　　　　　　胃短动脉
肝总动脉　　　　　　　　　　　　　　　脾动脉
　　　　　　　　　　　　　　　　　　　胰支
胃十二指肠动脉
胰十二指肠上动脉前支　　　　　　　　　肠系膜上动脉
肠系膜上静脉

图 11 – 30　腹腔干及其分支（胃后面观）

在肝门静脉的前方和胆总管的左侧上行至肝门，可分为左、右支，分别进入肝左、右叶。肝右支在进入肝门之前，在胆囊三角内尚发出胆囊动脉，分布于胆囊。肝固有动脉尚发出胃右动脉，在小网膜内走行至幽门上缘，沿胃小弯向左行，与胃左动脉相吻合，沿途发出分支分布于十二指肠上部和胃小弯附近的胃壁。B. **胃十二指肠动脉 gastroduodenal artery** 在幽门下缘处分为胃网膜右动脉和胰十二指肠上动脉。前者沿胃大弯向左行，发出胃支和网膜支，其终末支与胃网膜左动脉相吻合；后者分为前、后支，在胰头和十二指肠降部之间的前、后方下行，分布于胰头和十二指肠。

　　③**脾动脉 splenic artery**：沿胰上缘向左行至脾门，可分为数条脾支进入脾。沿途发出多条分支，分布于胰体和胰尾；发出 1~2 支胃后动脉，分布于胃体后壁的上部；在脾门附近发出 3~5 支胃短动脉，经胃脾韧带至胃底；发出胃网膜左动脉，沿胃大弯向右行，与胃网膜右动脉相吻合；发出胃支和网膜支，分布于胃和大网膜。

　　（5）**肠系膜上动脉 superior mesenteric artery**　在腹腔干的稍下方，约平对第 1 腰椎体处起自腹主动脉的前壁，从胰颈的后方下行，经十二指肠水平部的前方进入肠系膜根，向右髂窝方向走行，主要分支如下（图 11 –31）。

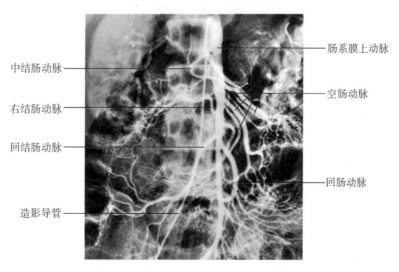

中结肠动脉　　　　　　　　　　　　　　肠系膜上动脉
右结肠动脉　　　　　　　　　　　　　　空肠动脉
回结肠动脉
　　　　　　　　　　　　　　　　　　　回肠动脉
造影导管

图 11 –31　肠系膜上动脉及其分支（血管造影）

①胰十二指肠下动脉：走行于胰头和十二指肠之间，可分为前、后支，与胰十二指肠上动脉的前、后支相吻合，分布于胰和十二指肠。

②**空肠动脉 jejunal artery** 和**回肠动脉 ileal artery**：13～18 支，发自肠系膜上动脉的左侧壁，走行于肠系膜内，其分支吻合形成多级动脉弓，最后一级动脉弓发出直动脉进入肠壁，分布于空肠和回肠。

③**回结肠动脉 ileocolic artery**：是肠系膜上动脉右侧壁发出的分支，斜向右下方，分布于回肠末端、盲肠、阑尾和升结肠（图 11 - 32）。此外，尚发出阑尾动脉，沿阑尾系膜的游离缘至阑尾尖端，分布于阑尾。

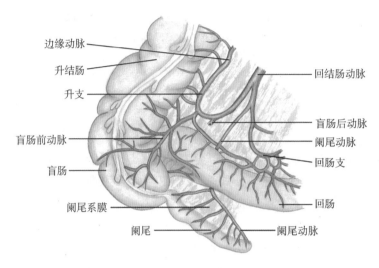

图 11 - 32　回结肠动脉及其分支

④**右结肠动脉 right colic artery**：自回结肠动脉起点的上方发出，向右侧走行，可分为升、降支，与中结肠动脉和回结肠动脉相吻合，分布于升结肠。

⑤**中结肠动脉 middle colic artery**：自胰下缘处发出，向前进入横结肠系膜，可分为左、右支，分别与左、右结肠动脉相吻合，分布于横结肠。

（6）**肠系膜下动脉 inferior mesenteric artery**　约平对第 3 腰椎体处起自腹主动脉的前壁，向左下方走行，分布于降结肠、乙状结肠和直肠上部（图 11 - 33）。

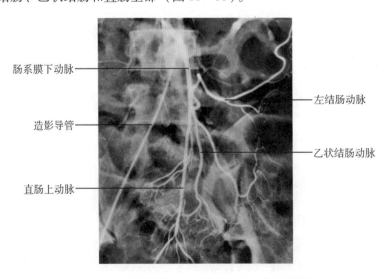

图 11 - 33　肠系膜下动脉及其分支（血管造影）

①**左结肠动脉 left colic artery**：横行向左侧，至降结肠附近分为升、降支，分别与中结肠动脉和乙

状结肠动脉相吻合，分布于降结肠。

②**乙状结肠动脉 sigmoid artery**：2～3 支，进入乙状结肠系膜内，相互吻合成动脉弓，分布于乙状结肠。

③**直肠上动脉 superior rectal artery**：是肠系膜下动脉的直接延续，至第 3 骶椎处分为 2 支，沿直肠两侧走行，分布于直肠上部，与直肠下动脉的分支相吻合。

（五）髂总动脉

髂总动脉 common iliac artery 左右各一，在第 4 腰椎体下缘处自腹主动脉发出，沿腰大肌向外下方斜行至骶髂关节的前方，可分为髂内动脉和髂外动脉。

1. 髂内动脉 internal iliac artery　为一条短干，是盆部的动脉主干，沿盆腔侧壁下行，发出壁支和脏支（图 11 -34、图 11 -35）。

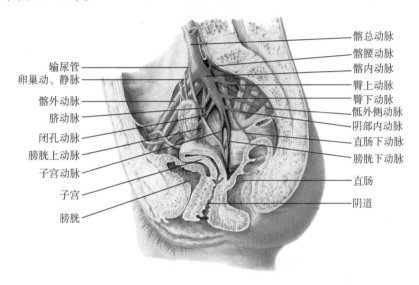

图 11 -34　女性盆腔动脉

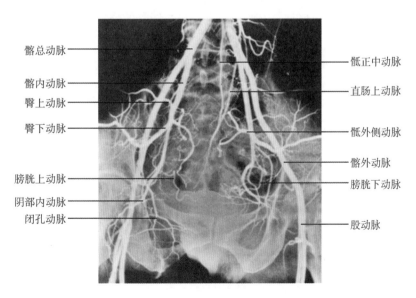

图 11 -35　男性盆腔动脉（血管造影）

（1）壁支　髂内动脉除发出较细小的髂腰动脉和骶外侧动脉，分布于髂腰肌、盆腔后壁和骶管内结构外，尚发出以下分支。

①**闭孔动脉 obturator artery**：沿盆腔侧壁走行向前下方，穿闭膜管至大腿内侧，分布于大腿内侧群肌和髋关节。

②**臀上动脉 superior gluteal artery** 和**臀下动脉 inferior gluteal artery**：分别经梨状肌上、下孔穿出至臀部，分布于臀肌和髋关节等（图11-36）。

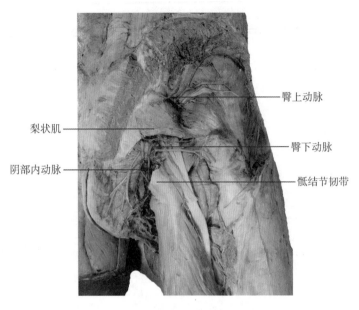

图11-36　臀部动脉

（2）脏支　有5条分支。

①**脐动脉 umbilical artery**：是胎儿时期的动脉干，出生后，其远侧段闭锁形成脐内侧韧带；近侧段保留管腔，发出2~3支**膀胱上动脉 superior vesical artery**，分布于膀胱尖和膀胱体。

②**子宫动脉 uterine artery**：沿盆腔侧壁下行进入子宫阔韧带底部，在子宫颈外侧约2cm处跨越输尿管的前上方，沿子宫侧缘迂曲上升至子宫底，分布于子宫、阴道、输卵管和卵巢，并与卵巢动脉相吻合。在施行子宫切除术结扎子宫动脉时，应特别注意其与输尿管的位置关系，以免误将输尿管结扎。男性的**输精管动脉 deferential artery** 较细小，随精索进入腹股沟管，分布于精索。

③**阴部内动脉 internal pudendal artery**：从臀下动脉的前方下行，穿梨状肌下孔出盆腔，经坐骨小孔至坐骨肛门窝，发出肛动脉、会阴动脉和阴茎动脉（女性阴蒂动脉）等分支（图11-37），分布于肛门、会阴和外生殖器。

④**直肠下动脉 inferior rectal artery**：走行向内下方，分布于直肠下部，与直肠上动脉和肛动脉相吻合。

⑤**膀胱下动脉 inferior vesical artery**：沿盆腔侧壁下行，分布于膀胱底、精囊和前列腺；女性分布于膀胱和阴道。

2. 髂外动脉 external iliac artery　是下肢的动脉主干，沿腰大肌的内侧缘下行，经腹股沟韧带中点处的深面至股前部，移行为股动脉（图11-23）。髂外动脉在腹股沟韧带稍上方发出腹壁下动脉，进入腹直肌鞘，分布于腹直肌，并与腹壁上动脉相吻合。此外，髂外动脉尚发出旋髂深动脉，斜向外上方，分布于髂嵴及其邻近肌。

3. 股动脉 femoral artery　在腹股沟韧带中点处延续于髂外动脉，从股三角内下行，经收肌管，出收肌腱裂孔至腘窝，移行为腘动脉（图11-38）。在腹股沟韧带稍下方，股动脉的位置表浅，可触及其搏动，下肢出血时可在此处向后方压迫止血。主要分支有股深动脉等。

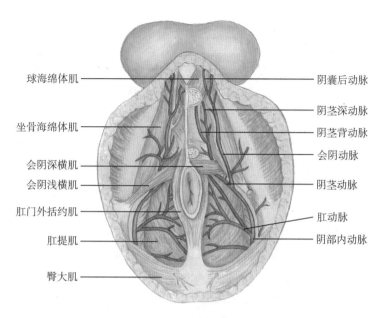

图 11 - 37　会阴的动脉（男性）

球海绵体肌

坐骨海绵体肌

会阴深横肌

会阴浅横肌

肛门外括约肌

肛提肌

臀大肌

阴囊后动脉

阴茎深动脉

阴茎背动脉

会阴动脉

阴茎动脉

肛动脉

阴部内动脉

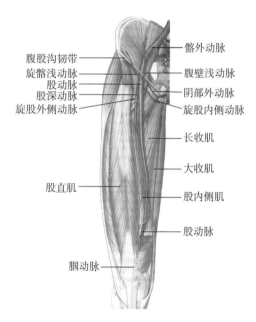

图 11 - 38　股动脉及其分支

腹股沟韧带

旋髂浅动脉

股动脉

股深动脉

旋股外侧动脉

股直肌

腘动脉

髂外动脉

腹壁浅动脉

阴部外动脉

旋股内侧动脉

长收肌

大收肌

股内侧肌

股动脉

（1）**股深动脉 deep femoral artery**　在腹股沟韧带中点下方 2 ~ 5cm 处起自股动脉，行向后下内侧。股深动脉沿途发出旋股内侧动脉分布于大腿内侧群肌；旋股外侧动脉分布于大腿前群肌；穿动脉，3 ~ 4 支，分布于大腿后群肌、内侧群肌和股骨。

（2）**腹壁浅动脉、旋髂浅动脉和阴部外动脉**　均较细小，在腹股沟韧带中点稍下方发自股动脉。腹壁浅动脉行向上，分布于腹前壁下部的皮肤和浅筋膜；旋髂浅动脉沿腹股沟韧带下方行向外上至髂前上棘，分布于其附近的皮肤和浅筋膜；阴部外动脉沿腹股沟韧带下方行向内下，分布于会阴的皮肤和浅筋膜。

🌐 知识链接

经皮股动脉穿刺进行冠状动脉介入治疗途径

在腹股沟中点下方约2cm的股动脉搏动最强处刺入皮肤，经皮肤→浅筋膜→阔筋膜→股鞘进入股动脉。当持针手感到动脉明显搏动时，即可穿入血管，穿刺成功即可见动脉血搏动性流出。将血管支架通过股动脉→髂外动脉→髂总动脉→降主动脉→主动脉弓→升主动脉、主动脉左窦或右窦，到达左或右冠状动脉口，到达左或右冠状动脉的病变部位（可为冠状动脉主干，或冠状动脉1个或多个分支）。

4. 腘动脉 popliteal artery　在收肌腱裂孔处延续于股动脉，在腘窝深部下行至腘肌下缘，可分为胫前动脉和胫后动脉（图11-39）。腘动脉在腘窝内尚发出数条关节支和肌支，分布于膝关节及其邻近肌，并参与形成膝关节动脉网。

5. 胫后动脉 posterior tibial artery　自腘动脉发出后，沿小腿后部的浅、深层肌之间下行，经内踝的后方进入足底，可分为足底内侧动脉和足底外侧动脉2个终末支（图11-39、图11-40）。主要分支有腓动脉等。

（1）腓动脉　自胫后动脉起始部发出，沿腓骨内侧下行，分布于胫、腓骨及其附近肌。

（2）足底内侧动脉　沿足底内侧前行，分布于足底内侧。

（3）足底外侧动脉　沿足底外侧斜行至第5跖骨底处，转向内侧至第1跖骨间隙，与足背动脉的足底深支吻合形成足底弓。自动脉弓上发出4条跖足底总动脉，向前方各分为2条趾足底固有动脉，分布于足趾相对缘。

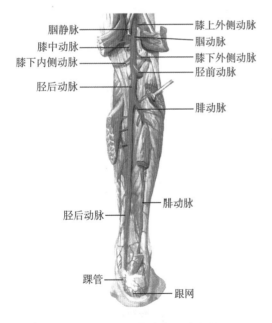

图11-39　小腿的动脉（后面观）

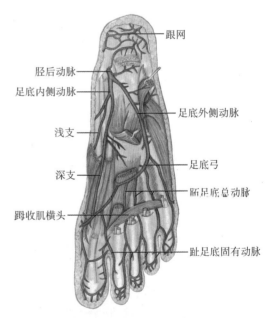

图11-40　足底的动脉

6. 胫前动脉 anterior tibial artery　自腘动脉发出后，穿小腿骨间膜上端至小腿前部，在小腿前群肌之间下行，至踝关节的前方移行为足背动脉（图11-41）。胫前动脉沿途发出分支分布于小腿前群肌，并发出分支参与形成膝关节动脉网。

7. 足背动脉 dorsal artery of foot　是胫前动脉的直接延续，经蹞长伸肌肌腱和趾长伸肌肌腱之间前行，至第1跖骨间隙近侧端，可分为第1跖背动脉和足底深支2个终末支（图11-42）。足背动脉的位置表浅，在踝关节前方的内、外踝连线中点，踇长伸肌肌腱的外侧可触及其搏动，足部出血时可在此处压迫足背动脉进行止血。

足背动脉的主要分支如下。①弓状动脉：在第1、2跖跖关节附近自足背动脉发出，沿跖骨底呈弓状走向外侧，自动脉弓的凸侧缘发出3条跖背动脉，向前行至趾基底部，各分为2支细小的趾背动脉，分布于第2~5趾相对缘。②第1跖背动脉：是足背动脉的终末支，沿第1跖骨间隙向前行，分布于踇指背面的侧缘和第2趾背面的内侧缘。③足底深支：是足背动脉的另一条终末支，穿第1跖骨间隙至足底，与足底外侧动脉末端吻合形成动脉弓。

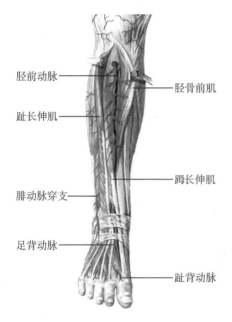

图 11-41 小腿的动脉（前面观）

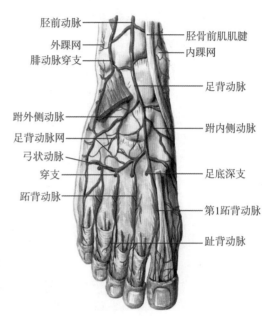

图 11-42 足背动脉及其分支

第四节 静 脉

静脉 vein 是运送血液回心的血管，起自毛细血管，止于心房。静脉的数量较动脉多，管径较粗，管腔较大。与伴行的动脉相比，静脉的管壁薄而柔软，弹性也小。

静脉有以下特点。①静脉壁上有**静脉瓣 venous valve**，由静脉管壁的内膜形成，薄而柔软，形似口朝向心的半月状小袋（图11-43），有保证血液向心流动和防止血液逆流的作用，受重力影响较大的四肢的静脉瓣较多。②体循环的静脉分为浅、深静脉：浅静脉位于浅筋膜内，不与动脉伴行，最后注入深静脉；深静脉位于深筋膜的深面，与动脉伴行。③形成静脉网和静脉丛：静脉的吻合较丰富，浅静脉常吻合成静脉网，深静脉环绕容积经常变动的器官（如膀胱、子宫和直肠等）形成静脉丛。④结构特殊的静脉有硬脑膜窦和板障静脉：硬脑膜窦是颅腔内的一种结构特殊的静脉，硬脑膜参与窦壁的形成，窦壁光滑且无静脉瓣；**板障静脉 diploic vein** 是颅顶骨骨松质内的管道，无静脉瓣，借导血管连接头皮静脉和硬脑膜窦。

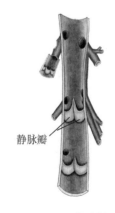

图 11-43 静脉瓣

全身的静脉分为肺循环的静脉和体循环的静脉。

一、肺循环的静脉

肺静脉 pulmonary vein 每侧 2 条，分别称为左肺上、下静脉和右肺上、下静脉，自肺门处注入左心房。左肺上、下静脉分别收集左肺上、下叶的血液，右肺上静脉收集右肺上、中叶的血液，右肺下静脉收集右肺下叶的血液。

二、体循环的静脉

体循环的静脉分为上腔静脉系、心静脉系和下腔静脉系。

（一）上腔静脉系

上腔静脉系由上腔静脉及其属支组成，收集头颈部、上肢和胸部（心和肺除外）等上半身的静脉血（图 11 – 44）。**上腔静脉 superior vena cava** 是一条粗大的静脉干，在右侧第 1 胸肋结合处的后方，由左、右头臂静脉会合形成，至第 3 胸肋关节下缘处注入右心房。在胸锁关节的后方，**头臂静脉 brachiocephalic vein** 由同侧的颈内静脉和锁骨下静脉会合形成，其会合处的夹角，称**静脉角 venous angle**。头臂静脉尚接受椎静脉、胸廓内静脉、肋间最上静脉和甲状腺下静脉等。

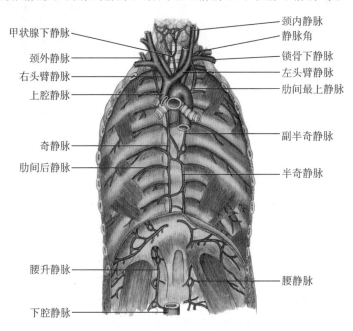

图 11 – 44 上腔静脉及其属支

1. 头颈部的静脉 浅静脉包括面静脉、颞浅静脉、颈前静脉和颈外静脉，深静脉包括颅腔内的静脉、颈内静脉和锁骨下静脉等（图 11 – 45）。

（1）**面静脉 facial vein** 起自内眦静脉，与面动脉伴行，常在下颌角下方与下颌后静脉的前支会合形成一个短干，称面总静脉，至舌骨大角附近注入颈内静脉。

面静脉通过眼上静脉和眼下静脉与颅腔内的海绵窦相交通，并通过面深静脉与翼静脉丛相交通，继而与海绵窦相交通（图 11 – 46）。面静脉缺乏静脉瓣，因此，面部感染处理不当时可导致颅腔内感染。故将鼻根至两侧口角的三角形区域称为**危险三角 danger triangle**。

（2）**下颌后静脉 retromandibular vein** 由颞浅静脉和上颌静脉在腮腺内会合形成。上颌静脉起自翼内肌和翼外肌之间的**翼静脉丛 pterygoid venous plexus**。下颌后静脉下行至腮腺下端处分为前、后支，前支与面静脉会合，后支与耳后静脉和枕静脉会合形成颈外静脉。

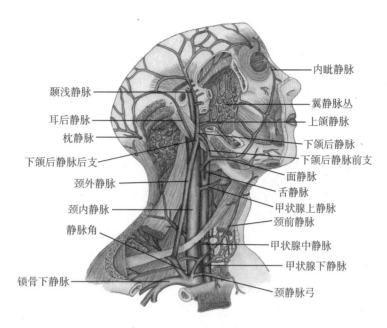

图 11-45　头颈部静脉

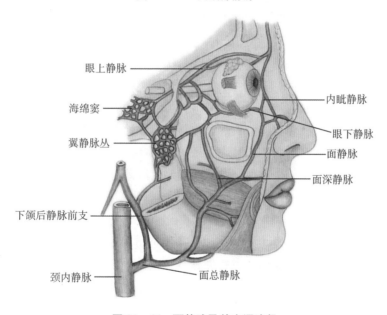

图 11-46　面静脉及其交通途径

（3）**颈外静脉 external jugular vein**　由下颌后静脉的后支和耳后静脉、枕静脉在下颌角处会合形成，沿胸锁乳突肌表面下行，在锁骨上方穿深筋膜，注入锁骨下静脉或静脉角。颈外静脉主要收集头皮和面部的静脉血。在颈外静脉末端有 1 对静脉瓣，但不能防止血液逆流。

（4）**颈前静脉 anterior jugular vein**　起自颏部下方的浅静脉，沿颈前正中线的两侧下行，注入颈外静脉末端或锁骨下静脉。

（5）**颈内静脉 internal jugular vein**　在颈静脉孔处与乙状窦相延续，沿颈内动脉和颈总动脉的外侧下行，至胸锁关节的后方与锁骨下静脉会合形成头臂静脉。颈内静脉的管壁附着于颈动脉鞘，与鞘的筋膜及其附近的肌腱紧密相连，故管腔常处于开放状态，有利于血液回流；但当颈内静脉因外伤破裂时，由于管腔不能闭锁和胸腔负压的影响，可导致空气栓塞。

（6）**锁骨下静脉 subclavian vein**　在第 1 肋外侧缘处延续于腋静脉，至胸锁关节后方与颈内静脉会合形成头臂静脉。锁骨下静脉的主要属支有腋静脉和颈外静脉。

2. 上肢的静脉

（1）**上肢的浅静脉**　包括头静脉、贵要静脉、肘正中静脉和前臂正中静脉等（图11-47、图11-48）。

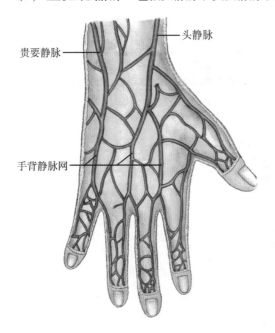

图11-47　手背浅静脉

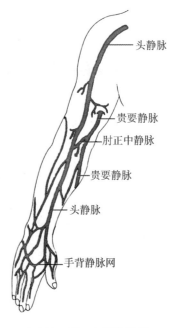

图11-48　上肢浅静脉

①**头静脉 cephalic vein**：起自手背静脉网的桡侧，沿前臂下部的桡侧、前臂上部、肘部前面和肱二头肌外侧沟上行，经三角肌胸大肌间沟上行至锁骨下窝，穿深筋膜注入腋静脉或锁骨下静脉。头静脉在肘窝处通过肘正中静脉与贵要静脉相交通。头静脉收集手部和前臂桡侧浅层的静脉血。

②**贵要静脉 basilic vein**：起自手背静脉网的尺侧，沿前臂的尺侧上行，在肘窝处与肘正中静脉会合，再经肱二头肌内侧沟上行至臂部中点处，穿深筋膜注入肱静脉，或伴肱静脉上行，注入腋静脉。贵要静脉收集手部和前臂尺侧浅层的静脉血。

③**肘正中静脉 median cubital vein**：变异较多，常在肘窝处连接头静脉和贵要静脉。

④**前臂正中静脉 median antebrachial vein**：起自手掌静脉丛，沿前臂前面上行，注入肘正中静脉。前臂正中静脉有时分叉，分别注入头静脉和贵要静脉，因而不存在肘正中静脉。前臂正中静脉收集手掌侧和前臂前部浅层的静脉血。

贵要静脉的位置表浅，管径较粗，易于寻找，临床上常选择贵要静脉施行穿刺抽血化验。手背静脉、头静脉前臂段和肘正中静脉也是临床上采血和输液的常用血管。

（2）**上肢的深静脉**　与同名动脉伴行，多为2条。深、浅静脉之间有广泛的吻合支。2条肱静脉在大圆肌下缘处会合形成一条**腋静脉 axillary vein**，在第1肋外侧缘处延续为锁骨下静脉。腋静脉收集上肢的浅静脉和深静脉的血液。

3. 胸部的静脉　包括胸后壁的静脉和胸前壁的静脉。胸后壁的静脉主要有奇静脉、半奇静脉、副半奇静脉和椎静脉丛（图11-44）。

（1）**奇静脉 azygos vein**　起自右腰升静脉，沿食管的后方和胸主动脉的右侧上行，至第4胸椎体高度向前方勾绕右肺根的上方，汇入上腔静脉。奇静脉沿途收集右肋间后静脉、食管静脉、支气管静脉和半奇静脉的血液。奇静脉向上连通上腔静脉，向下借右腰升静脉连通下腔静脉，是上、下腔静脉系的重要交通途径之一。

（2）**半奇静脉 hemiazygos vein**　起自左腰升静脉，沿胸椎体左侧上行，约到达第9胸椎体高度，经胸主动脉和食管的后方，向右跨越脊柱注入奇静脉。半奇静脉收集左侧胸下部的肋间后静脉、食管静脉和副半奇静脉的血液。

（3）**副半奇静脉 accessory hemiazygos vein**　沿胸椎体左侧下行，注入半奇静脉或向右跨越脊柱的前方注入奇静脉。副半奇静脉收集左侧胸上部的肋间后静脉的血液。

（4）**椎静脉丛 vertebral venous plexus**　按照部位分为椎外静脉丛和椎内静脉丛（图11-49）。椎内静脉丛位于椎骨骨膜和硬脊膜之间，收集椎骨、脊髓被膜和脊髓的静脉血；椎外静脉丛位于椎体的前方、椎弓及其突起的后方，收集椎体和附近骨骼肌的静脉血。椎内、外静脉丛无静脉瓣，互相吻合，注入附近的椎静脉、肋间后静脉、腰静脉和骶外侧静脉等。椎静脉丛向上经枕骨大孔与硬脑膜窦相交通，向下与盆腔静脉丛相交通，是沟通上、下腔静脉系和颅腔内、外静脉的重要通道。

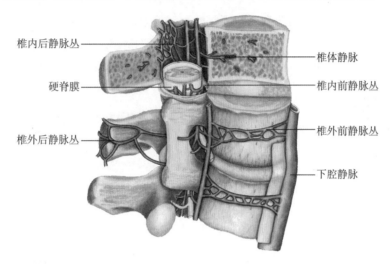

图11-49　椎静脉丛

（二）心静脉系

心的静脉血主要经冠状窦回流（见本章"第二节　心"）。

（三）下腔静脉系

下腔静脉系由下腔静脉及其属支组成，收集下半身的静脉血（图11-50），其中，收集腹腔内不成对器官（除肝外）血液的静脉形成肝门静脉系。

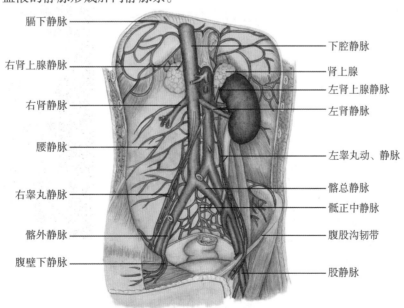

图11-50　下腔静脉及其属支

1. 下肢的静脉 静脉瓣较上肢多，浅静脉与深静脉之间有丰富的交通支。

（1）下肢的浅静脉 包括小隐静脉和大隐静脉及其属支（图 11 - 51、图 11 - 52）。

①**小隐静脉 small saphenous vein**：起自足背静脉弓的外侧端，经外踝的后方沿小腿后面上行，在腓肠肌两头之间上行至腘窝，注入腘静脉。小隐静脉收集足部外侧和小腿后部浅层的静脉血。

②**大隐静脉 great saphenous vein**：是全身最长的浅静脉，起自足背静脉弓的内侧端，经内踝的前方，沿小腿内侧、膝关节的内后方和大腿内侧上行，至耻骨结节外下方 3~4cm 处穿阔筋膜的隐静脉裂孔，注入股静脉。大隐静脉在注入股静脉之前，有股内侧浅静脉、股外侧浅静脉、阴部外静脉、腹壁浅静脉和旋髂浅静脉 5 条属支。大隐静脉收集足部、小腿、会阴浅层、大腿的内侧部和大腿前部浅层的静脉血。大隐静脉在内踝前方的位置表浅且恒定，是输液和注射的常用部位。

大隐静脉和小隐静脉借穿静脉与深静脉相交通。穿静脉的静脉瓣朝向深静脉，可将浅静脉的血液引流入深静脉。当深静脉回流受阻时，穿静脉的静脉瓣关闭不全，血液反流入浅静脉，导致下肢浅静脉曲张。

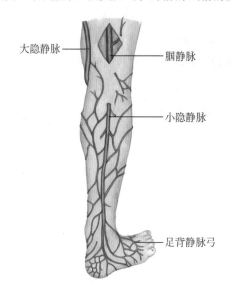

图 11 - 51 小隐静脉

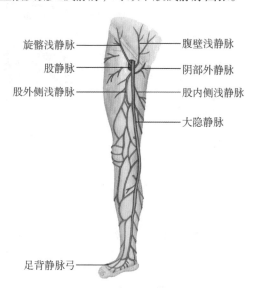

图 11 - 52 大隐静脉及其属支

（2）下肢的深静脉 小腿的深静脉均有 2 条，与同名动脉伴行。胫前静脉和胫后静脉会合形成腘静脉，在穿收肌腱裂孔处移行为**股静脉 femoral vein**（图 11 - 53）。股静脉位于股动脉的内侧，伴股动脉上行，经腹股沟韧带的深面延续为髂外静脉。股静脉接受大隐静脉和与股动脉分支伴行的静脉。股静脉收集下肢、腹前壁下部、会阴等处的静脉血。

2. 腹盆部的静脉 主要有髂外静脉、髂内静脉、髂总静脉、下腔静脉和肝门静脉及其属支（图 11 - 50）。

（1）**髂外静脉 external iliac vein** 是股静脉的直接延续，在骶髂关节的前方与髂内静脉会合形成髂总静脉。髂外静脉接受腹壁下静脉和旋髂深静脉，与同名动脉伴行。

（2）**髂内静脉 internal iliac vein** 在坐骨大孔上方由

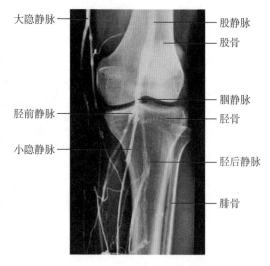

图 11 - 53 下肢静脉（血管造影）

盆部的静脉会合形成，沿髂内动脉后内侧上行，在骶髂关节的前方与髂外静脉会合形成髂总静脉。髂内静脉的属支有壁支和脏支，壁支有臀上、下静脉和闭孔静脉、骶外侧静脉等；脏支有直肠下静脉、阴部内静脉和子宫静脉等。

（3）**髂总静脉 common iliac vein** 由髂外静脉和髂内静脉会合形成。左、右侧髂总静脉伴髂总动脉上行，在第 5 腰椎体的右侧会合形成下腔静脉。左髂总静脉长而倾斜，先沿左髂总动脉的内侧，然后经左髂总动脉的后方上行。右髂总静脉短而垂直，先经右髂总动脉的后方，然后走行于右髂总动脉的外侧。髂总静脉在上行过程中接受髂腰静脉和骶正中静脉。

（4）**下腔静脉 inferior vena cava** 在第 4～5 腰椎体的右前方，由左、右髂总静脉会合形成，沿腹主动脉的右侧上行，经肝的腔静脉沟，穿膈肌的腔静脉孔进入胸腔，注入右心房。下腔静脉的属支分为壁支和脏支（图 11 - 50）。

①壁支：包括 1 对膈下静脉和 4 对腰静脉，各腰静脉之间的纵支连成腰升静脉。左、右腰升静脉向上分别延续为半奇静脉和奇静脉，向下方与髂总静脉和髂腰静脉相交通。

②脏支：包括睾丸静脉（女性卵巢静脉）、肾静脉、肾上腺静脉和肝静脉等。

睾丸静脉 testicular vein 起自睾丸和附睾的蔓状静脉丛，经腹股沟管进入盆腔后会合形成。左睾丸静脉以直角汇入左肾静脉，右睾丸静脉以锐角注入下腔静脉。因此，左睾丸静脉常因回流不畅而导致静脉曲张。**卵巢静脉 ovarian vein** 起自卵巢静脉丛，在卵巢悬韧带内上行会合形成，注入部位与男性睾丸静脉相同。

肾静脉 renal vein 经肾动脉的前方向内侧走行，注入下腔静脉。左肾静脉较右肾静脉长，跨越腹主动脉的前方。左肾静脉尚接受左睾丸静脉（女性左卵巢静脉）和左肾上腺静脉。

肾上腺静脉 suprarenal vein 的注入部位不同，左侧注入左肾静脉，右侧直接注入下腔静脉。

肝静脉 hepatic vein 有 3 条，即肝左静脉、肝中静脉和肝右静脉，收集肝血窦回流的静脉血，在肝的腔静脉沟处注入下腔静脉。

（5）**肝门静脉系 hepatic portal system** 由肝门静脉及其属支组成，收集腹盆部的消化管、脾、胰和胆囊的静脉血。其起始端和末端与毛细血管相连，无静脉瓣。 ⓔ 微课

①**肝门静脉 hepatic portal vein**：是肝门静脉系的主干，由肠系膜上静脉和脾静脉在胰颈后方会合形成（图 11 - 54），上行进入肝十二指肠韧带内，经肝固有动脉和胆总管的后方上行，在肝门处分为 2 支，分别进入肝左、右叶，在肝内再反复分支，最终注入肝血窦。

②肝门静脉的属支：主要有 7 条。**脾静脉 splenic vein** 起自脾门处，经脾动脉的下方和胰的后方向右行，与肠系膜上静脉以直角会合形成肝门静脉。**肠系膜上静脉 superior mesenteric vein** 与肠系膜上动脉伴行，走行于肠系膜内，与脾静脉会合形成肝门静脉。**肠系膜下静脉 inferior mesenteric vein** 与肠系膜下动脉伴行，在胰头的后方注入脾静脉或肠系膜上静脉。**胃左静脉 left gastric vein** 在贲门处与食管静脉相吻合，食管静脉可注入奇静脉和半奇静脉。**胃右静脉 right gastric vein** 在胃小弯处与胃左静脉相吻合，注入肝门静脉之前尚接受幽门前静脉。**胆囊静脉 cystic vein** 与胆囊动脉伴行，注入肝门静脉主干或肝门静脉右支。**附脐静脉 paraumbilical vein** 起自脐周静脉网，沿肝圆韧带上行至肝脏面，注入肝门静脉。

③肝门静脉系与上、下腔静脉系之间的吻合途径：主要有 5 个途径（图 11 - 55）。A. **食管静脉丛 esophagus venous plexus**：肝门静脉系的胃左静脉，通过食管腹段黏膜下的食管静脉丛，与上腔静脉系的奇静脉和半奇静脉的属支相吻合。B. **直肠静脉丛 rectal venous plexus**：肝门静脉系的直肠上静脉，通过直肠静脉丛，与下腔静脉系的直肠下静脉和肛静脉相吻合。C. **脐周静脉网 paraumbilical venous plexus**：肝门静脉系的附脐静脉，通过脐周静脉网，与上腔静脉系的胸腹壁静脉和腹壁上静脉，与下腔静脉系的腹壁浅静脉和腹壁下静脉相吻合。D. **椎静脉丛 vertebral venous plexus**：通过椎内、外静脉丛形成腹后壁前方的肝门静脉系的小静脉与上、下腔静脉系的肋间后静脉和腰静脉等的交通。E. 肝门静脉系：

在肝裸区、胰、十二指肠、升结肠、降结肠等处的小静脉与上、下腔静脉系的膈下静脉、肋间后静脉、肾静脉、腰静脉等相交通。

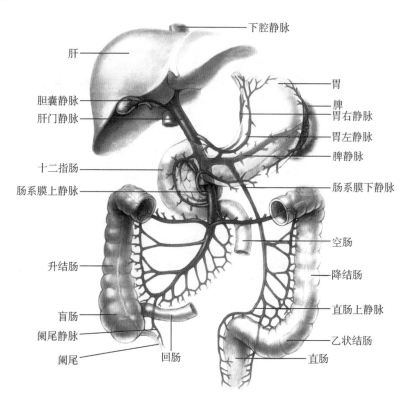

图 11 – 54　肝门静脉及其属支

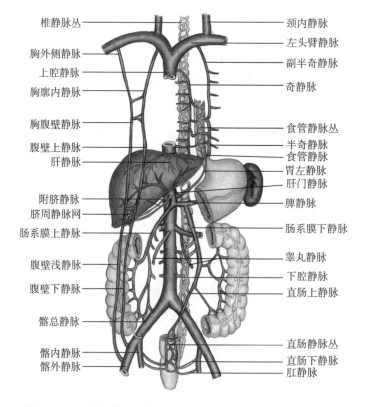

动画：肝门静脉
及其侧支循环

图 11 – 55　肝门静脉系与上、下腔静脉之间的吻合途径示意图

在正常情况下，肝门静脉系与上、下腔静脉系之间的交通支细小，血流量少。肝硬化等导致肝门静脉回流受阻，此时，肝门静脉系的血液可经上述交通途径形成侧支循环，通过上、下腔静脉系回流。由于血流量增多，交通支变粗大、弯曲，出现静脉曲张，如食管静脉丛、直肠静脉丛和脐周静脉网曲张。如果食管静脉丛和直肠静脉丛曲张破裂，则引起呕血和便血。当肝门静脉系的侧支循环失代偿时，可引起肝门静脉收集范围的器官瘀血，出现脾肿大和腹水等临床体征。

⇒ 案例引导

案例 患者，女性，66岁。主诉食用苹果时突发大量呕血。检查发现患者腹部的脐周静脉充血怒张，下腹部膨隆，叩诊提示有腹水存在；超声显示肝表面粗糙不均，回声增强、增粗；肝功能：白蛋白降低，球蛋白升高，白蛋白与球蛋白的比例倒置；血总胆红素升高，谷丙转氨酶和谷草转氨酶均升高。经诊断，该患者为肝硬化（晚期）。

讨论 1. 肝门静脉与其他静脉相比有哪些特点？

2. 肝门静脉有哪些属支和侧支吻合部位？

3. 肝门静脉高压时，肝门静脉血液可通过哪些吻合途径流回右心房？

4. 肝门静脉高压有哪些常见的体征和并发症？可采取哪些手术方法来处理肝门静脉高压症？

目标检测

答案解析

1. 在心的正常搏动中，哪些结构保证了血液在心腔内的定向流动？

2. 简述心传导系的组成、位置、功能及临床意义。

3. 简述冠状动脉分支阻塞导致心肌缺血的治疗方法。

4. 简述心包腔积液的穿刺部位及原因。

5. 人体各部有哪些主要动脉压迫止血点？怎样确定止血点的位置？

6. 简述肝门静脉的结构特点、属支和侧支吻合途径及临床意义。

7. 简述口服含有黄色色素的药物1小时后，黄色色素经尿液排出的运行途径。

8. 简述臀部肌内注射治疗足部感染的药物的运行途径。

9. 经手背静脉网静脉输注消炎药治疗阑尾炎，药物经过哪些器官结构到达阑尾？

（陈志国）

书网融合……

本章小结

微课

标本图片

题库

第十二章　淋巴系统

PPT

📖 学习目标

1. 掌握　淋巴系统的组成；淋巴干和淋巴导管的形成、走行、注入部位及收纳范围；腋淋巴结的分群、位置及收纳范围；脾的位置和形态；局部淋巴结的位置及临床意义。

2. 熟悉　淋巴管的结构特点；全身主要部位淋巴结的位置、分群及收纳范围。

3. 了解　淋巴结的形态、结构及功能；胸腺和扁桃体的位置、形态。

4. 学会淋巴系统各器官结构的辨认方法，具备检查乳糜胸、腋淋巴结肿大等常见疾病和确定病变部位的能力。

淋巴系统 lymphatic system 是脉管系统的一个重要组成部分，由各级淋巴管道、淋巴器官和散在的淋巴组织组成（图 12 - 1）。血液流经毛细血管动脉端时，一些成分透过毛细血管壁进入组织间隙，形成组织液。组织液与细胞进行物质交换后，大部分经毛细血管静脉端吸收入静脉，小部分含有大分子物质的组织液进入毛细淋巴管成为淋巴。淋巴沿各级淋巴管道向心流动，并经过诸多淋巴结的滤过，最后汇入静脉，故淋巴管道可视作静脉的辅助管道。

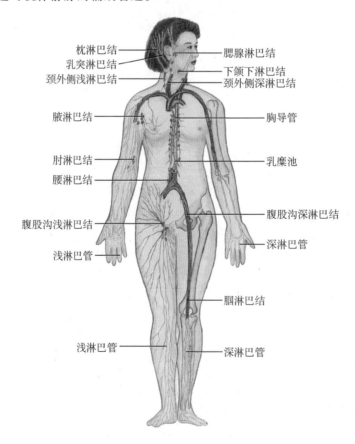

枕淋巴结
乳突淋巴结
颈外侧浅淋巴结
腋淋巴结
肘淋巴结
腰淋巴结
腹股沟浅淋巴结
浅淋巴管

腮腺淋巴结
下颌下淋巴结
颈外侧深淋巴结
胸导管
乳糜池
腹股沟深淋巴结
深淋巴管
腘淋巴结
浅淋巴管
深淋巴管

图 12 - 1　全身淋巴系统示意图

淋巴系统不仅能协助静脉运送液体回流入心，而且还能转运脂肪组织和其他大分子物质。淋巴器官和淋巴组织还可增殖淋巴细胞、过滤淋巴液、参与免疫过程，是人体的重要防护屏障。

第一节　淋巴系统的组成和结构特点

淋巴系统由淋巴管道、淋巴器官和淋巴组织 3 部分组成。

一、淋巴管道

根据结构和功能特点，**淋巴管道 lymphatic channels** 分为毛细淋巴管、淋巴管、淋巴干和淋巴导管 4 种（图 12 - 1、图 12 - 2）。

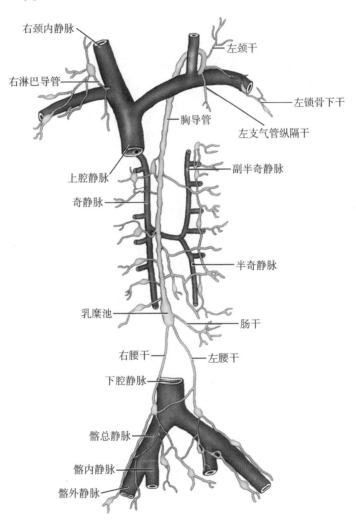

图 12 - 2　淋巴干和胸导管的行程模式图

1. 毛细淋巴管 lymphatic capillary　是淋巴管道的起始部，位于组织间隙内，以膨大的盲端起始，彼此吻合成网。管壁由内皮构成，无基膜和周细胞，较毛细血管有更大的通透性，一些大分子物质如蛋白质、细菌和癌细胞等较易进入毛细淋巴管。

2. 淋巴管 lymphatic vessel　由毛细淋巴管丛会合形成，管壁结构与小静脉相似，有大量向心方向的瓣膜，可防止淋巴逆流。瓣膜附近的管腔略扩张呈窦状，使充盈的淋巴管外观呈串珠状。淋巴管根据分布位置分为浅淋巴管和深淋巴管。浅淋巴管走行于浅筋膜内，多与浅静脉伴行；深淋巴管多与深部的血管神经束伴行。浅、深淋巴管之间存在广泛的吻合支。淋巴回流的速度缓慢，仅为静脉流速的1/10，因此，浅、深淋巴管的数量及其瓣膜数目是静脉的数倍，从而维持淋巴的正常回流。

当淋巴管阻塞时，被阻塞部位的远端淋巴管逐渐扩张，相邻的淋巴管形成广泛的侧支吻合，同时瓣膜出现关闭不全，淋巴可经吻合部位流至广泛区域，使阻塞部位的远端形成淋巴水肿。

3. 淋巴干 lymphatic trunks　全身各部的浅、深淋巴管在向心走行中经过一系列的淋巴结，其最后一群淋巴结的输出淋巴管会合形成较大的淋巴管和淋巴干。全身共有9条淋巴干：即成对的**颈干 cervical trunk**、**支气管纵隔干 bronchomediastinal trunk**、**锁骨下干 subclavian trunk**、**腰干 lumbar trunk** 和单一的**肠干 intestinal trunk**。

4. 淋巴导管 lymphatic ducts　全身9条淋巴干分别会合形成右淋巴导管和胸导管2条粗大的淋巴导管（图12-2）。

（1）**右淋巴导管 right lymphatic duct**　是一条短干，长1.0~1.5cm，管径约2mm，由右颈干、右锁骨下干和右支气管纵隔干会合形成，其末端注入右静脉角。主要收纳头颈部右侧半、右侧上肢、右肺、右侧半心、胸壁右侧半的淋巴，相当于全身1/4部位的淋巴。

（2）**胸导管 thoracic duct**　是全身最大的淋巴管，长30~40cm，管腔内的瓣膜较少，收纳全身3/4部位的淋巴。胸导管的起始部膨大，称**乳糜池 cisterna chyli**，在平对第1腰椎体的前方，由左、右腰干和肠干会合形成。胸导管从脊柱前方经膈肌的主动脉裂孔进入胸腔，在胸主动脉和奇静脉之间沿脊柱的前方上行，至第5胸椎体高度走行向左上方，沿食管左侧上行，经胸廓上口至颈根部，向前方呈弓状弯曲注入左静脉角。在注入静脉角处，接受左支气管纵隔干、左颈干和左锁骨下干。主要收纳双侧下肢、盆部、腹部、左肺、左侧半心、胸壁左侧半、左侧上肢和头颈部左侧半的淋巴。 🅔 微课

二、淋巴器官

淋巴器官 lymphatic organ 包括淋巴结、扁桃体、脾和胸腺。

1. 淋巴结 lymph nodes　是淋巴管向心走行中的必经器官，一般呈扁圆形的小体，质软，灰红色，直径5~20mm。淋巴结的一侧隆凸；另一侧凹陷，称**淋巴结门 hilum of lymph node**，是神经、血管等的出入处（图12-3）。与凸面相连的淋巴管，称输入淋巴管，将淋巴注入淋巴结；与凹面相连的淋巴管，称输出淋巴管，数目较少。以深筋膜为界，分为浅、深淋巴结。在活体，浅淋巴结常易触及。四肢的淋巴结多位于关节屈侧或骨骼肌围成的沟、窝内，内脏的淋巴结多位于脏器的门附近或腹、盆部血管分支周围。主要功能是过滤淋巴、产生淋巴细胞和浆细胞，参与机体的免疫过程。

人体某个器官或某一区域的淋巴回流至特定的淋巴结，该组淋巴结则称为这个区域或器官的**局部淋巴结 reginal lymph nodes**。当某器官或区域发生病变时，细菌、毒素、寄生虫或癌细胞可沿淋巴管进入相应的局部淋巴结，该淋巴结可清除或阻截这些有害因子，成为阻止病变扩散蔓延的有力屏障，从而发挥对机体的保护作用。此时，局部淋巴结的细胞增生、功能旺盛、体积增大，常反映其引流区域内存在病变。

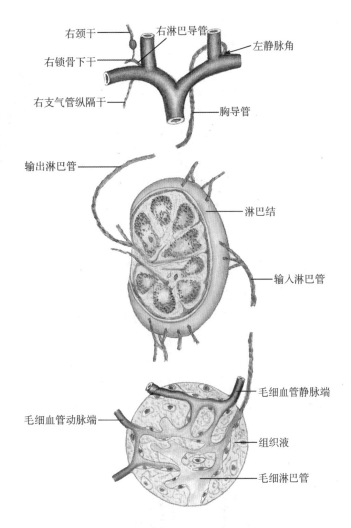

图 12-3 淋巴管和淋巴结模式图

⊕ 知识链接

局部淋巴结肿大

触诊是检查淋巴结的主要方法,将示、中、环指并拢,指腹平放于被检查部位的皮肤上进行滑动触诊,触诊不同部位的淋巴结时应使该部位的皮肤和骨骼肌松弛,以便于触摸。发现肿大的淋巴结时,应注意其部位、大小、数目、硬度、压痛、活动度、与周围组织有无粘连,局部皮肤有无红肿、瘢痕、瘘管等。

常见的局部淋巴结肿大的原因如下。①特异性淋巴结炎:某些部位的急、慢性炎症,如化脓性扁桃体炎、牙龈炎等。急性炎症引起的淋巴结肿大常有压痛,表面光滑,无粘连,发病初期质地较软;慢性炎症则常疼痛较轻、质地较硬。②淋巴结结核:常见颈部淋巴结结核,多发性、质地较硬,大小不等,可互相粘连,或与周围组织粘连,若发生干酪样坏死,可触及波动,破溃可形成瘘管,愈合后形成瘢痕。③恶性肿瘤淋巴结转移:如肺癌、食管癌、乳腺癌等,肿大的淋巴结无痛、质硬,与周围组织粘连。

2. 扁桃体 palatine tonsil 位于腭舌弓和腭咽弓之间的扁桃体窝内,此处是细菌易于存留的部位,易感染(见"第五章 消化系统")。

3. 脾 spleen 是人体最大的淋巴器官（图 12 - 4），具有造血、滤血、清除衰老血细胞和参与免疫反应等功能。

（1）脾的形态和结构 脾是呈扁椭圆形或扁三角形的实质性器官，可分为前、后端，上、下缘和脏、膈面。脾的前端较宽，朝向前外侧；后端圆钝，朝向后内侧。下缘较钝，朝向后下方；上缘锐利，朝向前上方，有 2～3 个深凹的脾切迹，是触诊时辨认脾的标志。膈面平滑隆凸，贴于膈穹隆下面；脏面凹陷，中央部有**脾门 splenic hilum**，是神经、血管等出入脾的部位。脾是腹膜内位器官，各面均被脏腹膜覆盖，并借腹膜形成的胃脾韧带、脾肾韧带、脾膈韧带和脾结肠韧带等支持固定。

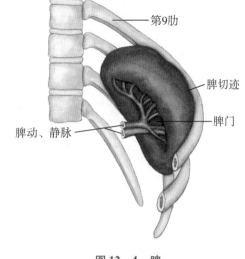

图 12 - 4 脾

（2）脾的位置和毗邻 脾位于左季肋区的胃和膈肌之间，相当于左侧第 9～11 肋的深面，其长轴与第 10 肋方向大致一致。脾质脆易破，当左季肋区受到暴力时，常导致脾破裂。脏面的前上方与胃底相贴，后下方与左肾和左肾上腺相邻。

（3）副脾 在脾的附近，特别是胃脾韧带和大网膜中尚存在**副脾 accessory spleen**，其位置、大小和数目不定，功能与脾相同。因脾功能亢进需要做脾切除术时，应同时切除副脾。

4. 胸腺 thymus 位于胸骨柄的后方和上纵隔的前部，贴近心包的上方。胸腺分为不对称的左、右叶（图 12 - 5），二者借结缔组织相连，质软。胸腺有明显的年龄变化，新生儿和幼儿的胸腺相对较大，重 10～15g；性成熟期最大，重 25～40g；此后则逐渐萎缩、退化，成年人胸腺常被结缔组织替代。

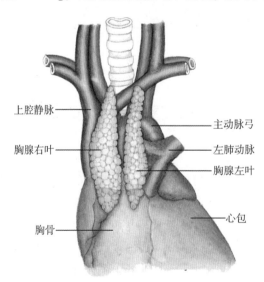

图 12 - 5 胸腺

胸腺与机体的免疫功能密切相关。骨髓产生的淋巴干细胞不具有免疫功能，这些细胞经血液循环进入胸腺，在胸腺复杂的微环境中，淋巴干细胞被培育、增殖、转化成具有免疫活性的 T 淋巴细胞，然后再经血液运送到淋巴结和脾，参与机体的免疫反应。

三、淋巴组织

淋巴组织 lymphatic tissue 分为弥散淋巴组织和淋巴小结 2 类。除淋巴器官外，消化、呼吸、泌尿、生殖管道和皮肤等处均含有丰富的淋巴组织，起着防御屏障的作用。

第二节　人体各部的淋巴管和淋巴结

一、头颈部的淋巴管和淋巴结

（一）头部的淋巴结

头部的淋巴结多位于头、颈部的交界处，自后向前有枕淋巴结、乳突淋巴结、腮腺淋巴结、下颌下淋巴结和颏下淋巴结等，收纳头面部浅层的淋巴，直接或间接汇入颈外侧深淋巴结（图 12 – 6）。

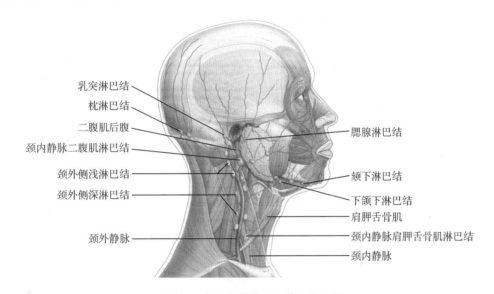

图 12 – 6　头颈部的淋巴管和淋巴结

1. 枕淋巴结 occipital lymph nodes　位于枕部皮下和斜方肌起点处的表面，收纳枕部、项部的淋巴。

2. 乳突淋巴结 mastoid lymph nodes　位于耳后和胸锁乳突肌上端的表面，收纳颅顶部和耳郭后方的淋巴。

3. 腮腺淋巴结 parotid lymph nodes　可分为浅、深组，分别位于腮腺表面和腮腺实质内，收纳额部、颞部、耳郭和外耳道、颊部、腮腺等处的淋巴。

4. 下颌下淋巴结 submandibular lymph nodes　位于下颌下腺附近，收纳面部、鼻部和口腔的淋巴。

5. 颏下淋巴结 submental lymph nodes　位于颏下部，收纳颏部、下唇皮肤和舌尖的淋巴。

（二）颈部的淋巴结

颈部的淋巴结分为颈前淋巴结和颈外侧淋巴结（图 12 – 6）。

1. 颈前淋巴结 anterior cervical lymph nodes　可分为浅、深群。浅群沿颈前静脉排列。深群包括喉前淋巴结、甲状腺淋巴结、气管前淋巴结和气管旁淋巴结，分别位于喉、甲状腺、气管等器官的前方，收纳上述器官的淋巴，其输出淋巴管注入颈外侧淋巴结。

2. 颈外侧淋巴结 lateral cervical lymph nodes　包括沿颈外静脉排列的颈外侧浅淋巴结和沿颈内静脉排列的颈外侧深淋巴结。

（1）**颈外侧浅淋巴结 superficial lateral cervical lymph nodes**　位于胸锁乳突肌表面及其后缘处，沿颈外静脉排列，收纳颈部浅层的淋巴，并接受乳突淋巴结、枕淋巴结和耳下淋巴结的输出淋巴管，注入颈外侧深淋巴结。

（2）**颈外侧深淋巴结 deep lateral cervical lymph nodes**　10～15 个，沿颈内静脉排列。较重要的淋巴结如下。①颈内静脉二腹肌淋巴结：又称**角淋巴结 angular lymph node**，位于二腹肌后腹和颈内静脉交界处，收纳舌后部和腭扁桃体的淋巴。②颈内静脉肩胛舌骨肌淋巴结：位于肩胛舌骨肌中间腱和颈内静脉交叉处附近，收纳颏下部和舌尖的淋巴，舌癌首先转移至此群淋巴结。③**锁骨上淋巴结 supraclavicular lymph nodes**：位于锁骨下动脉和臂丛附近，食管癌和胃癌的癌细胞可沿胸导管和颈干逆流转移至左锁骨上淋巴结的 Virchow 淋巴结（斜角肌淋巴结）。颈外侧深淋巴结收纳头颈部、胸壁上部、乳房上部和舌、咽、腭扁桃体、喉、气管、甲状腺等器官的淋巴，其输出淋巴管会合形成颈干。

二、上肢的淋巴管和淋巴结

上肢的浅淋巴管较多，伴浅静脉走行于浅筋膜内。深淋巴管与深血管伴行。浅、深淋巴管直接或间接注入腋淋巴结。

1. 肘淋巴结 cubital lymph nodes　位于肘窝和肱骨内上髁附近，1～2 个，收纳伴随贵要静脉、尺血管上行的手部和前臂尺侧半浅、深层的淋巴，其输出淋巴管伴肱静脉上行注入腋淋巴结。

2. 锁骨下淋巴结 infraclavicular lymph nodes　又称三角胸肌淋巴结，位于三角肌与胸大肌间沟内，沿头静脉末端排列，收纳沿头静脉上行的浅淋巴，其输出淋巴管注入腋淋巴结，少数注入锁骨上淋巴结。

3. 腋淋巴结 axillary lymph nodes　位于腋窝内的腋血管及其分支周围（图 12-7），15～20 个，按照位置分为 5 群。①**外侧淋巴结 lateral lymph nodes**：位于腋动、静脉远侧段周围，收纳上肢的淋巴。②**胸肌淋巴结 pectoral lymph nodes**：位于胸小肌下缘的胸外侧动、静脉周围，收纳胸、腹外侧壁和乳房外侧、中央部的淋巴。③**肩胛下淋巴结 subscapular lymph nodes**：位于腋窝后壁的肩胛下动、静脉周围，收纳项背部、肩胛区的淋巴。④**中央淋巴结 central lymph nodes**：位于腋窝内的脂肪组织中，接受上述 3 群淋巴结的输出淋巴管。⑤**尖淋巴结 apical lymph nodes**：位于腋窝尖，沿腋动、静脉近侧段排列，接受中央淋巴结的输出淋巴管和收纳乳房上部的淋巴，其输出淋巴管大部分会合形成锁骨下干，少数注入锁骨上淋巴结。腋淋巴结收纳上肢、乳房、胸壁和腹壁上部等处的淋巴，其输出淋巴管会合形成锁骨下干，左锁骨下干注入胸导管，右锁骨下干注入右淋巴导管。

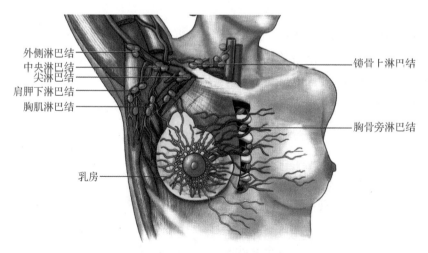

外侧淋巴结
中央淋巴结
尖淋巴结
肩胛下淋巴结
胸肌淋巴结

锁骨上淋巴结

胸骨旁淋巴结

乳房

图 12-7　腋淋巴结和乳房的淋巴引流

　　案例　患者，女性，60 岁。主诉 3 个月前发现右侧乳房有一个无痛性肿块，近几天发现肿块略有增大，并伴有乳房胀痛。检查发现右侧乳房的局部凹陷，表面粗糙不平，呈"橘皮"样外观；可触及直径约 2cm 的肿块，无压痛，质地较硬，表面不光滑，活动性差，与周围组织分界不清，同时发现右腋窝内有数个肿大的淋巴结，质地较硬，无触痛。经诊断，该患者为乳腺癌（晚期）。

　　讨论　1. 乳房的淋巴回流有哪些途径？两侧乳房之间的淋巴管是否相通？

　　　　　　2. 乳腺癌主要通过哪些途径转移？乳腺癌晚期患者皮肤呈"橘皮"样的原因是什么？

　　　　　　3. 如何治疗早、中、晚期乳腺癌？

三、胸部的淋巴管和淋巴结

胸部淋巴结位于胸壁内和胸腔脏器周围。

（一）胸壁的淋巴结

胸壁的淋巴结包括胸骨旁淋巴结、肋间淋巴结和膈上淋巴结等，收纳胸壁浅、深层的淋巴，其输出淋巴管分别注入纵隔前、后淋巴结。

（二）胸腔脏器的淋巴结

1. 纵隔前淋巴结 anterior mediastinal lymph nodes　位于胸腔大血管和心包的前方，收纳胸腺、心包、心、膈肌和肝上面的淋巴，其输出淋巴管注入支气管纵隔干。

2. 纵隔后淋巴结 posterior mediastinal lymph nodes　位于食管和胸主动脉的周围，收纳食管、胸主动脉的淋巴和接受部分支气管肺淋巴结、膈上淋巴结的输出淋巴管，多直接注入胸导管。

3. 气管、支气管、肺的淋巴结　数目众多（图 12 - 8）。**肺淋巴结 pulmonary lymph nodes** 位于肺内，沿支气管和肺动脉的分支排列，收纳肺内的淋巴，其输出淋巴管注入支气管肺淋巴结。**支气管肺淋巴结 bronchopulmonary lymph nodes** 位于肺门处，又称肺门淋巴结，收纳肺、食管等处的淋巴，其输出淋巴管注入气管支气管淋巴结。**气管支气管淋巴结 tracheobronchial lymph nodes** 沿主支气管和气管与主支气管交界处排列，其输出淋巴管注入气管周围的**气管旁淋巴结 paratracheal lymph nodes**。左、右气管旁淋巴结和纵隔前淋巴结的输出淋巴管分别会合形成左、右支气管纵隔干，分别注入胸导管和右淋巴导管。

四、腹部的淋巴管和淋巴结

腹部淋巴结位于腹壁内和腹腔脏器周围。

（一）腹壁的淋巴管和淋巴结

脐平面以上腹前壁的淋巴注入腋淋巴结，脐平面以下腹前壁的淋巴注入腹股沟浅淋巴结。腹后壁的淋巴注入腰淋巴结。**腰淋巴结 lumbar lymph nodes** 位于下腔静脉和腹主动脉的周围，30 ~ 50 个，除收纳腹后壁的淋巴外，还接受腹腔内成对脏器（肾、肾上腺、睾丸或卵巢等）的淋巴和髂总淋巴结的输出淋巴管。腰淋巴结的输出淋巴管会合形成左、右腰干，参与乳糜池的形成。

（二）腹腔脏器的淋巴管和淋巴结

腹腔成对脏器如肾上腺、肾、睾丸（卵巢）等器官的淋巴注入腰淋巴结。腹腔不成对脏器如消化

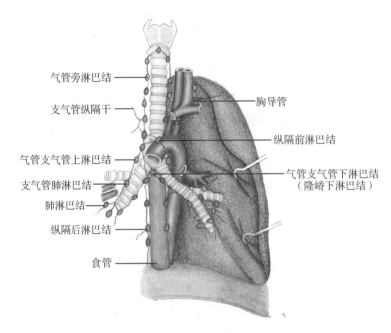

图 12 – 8 胸腔脏器的淋巴结

管、肝、胆囊、胰、脾等器官的淋巴，分别注入腹腔干和肠系膜上、下动脉及其分支附近的淋巴结。

1. 腹腔淋巴结 celiac lymph nodes 位于腹腔干的周围，1~3 个，收纳肝、胆囊、胰、脾、胃、十二指肠等器官的淋巴，其输出淋巴管注入肠干。沿腹腔干分支排列的淋巴结有胃左、右淋巴结，胃网膜左、右淋巴结，幽门上、下淋巴结，肝淋巴结，脾淋巴结和胰淋巴结等（图 12 – 9）。上述淋巴结沿同名血管排列，收纳范围与相应血管的分布范围一致，其输出淋巴管均注入腹腔淋巴结。

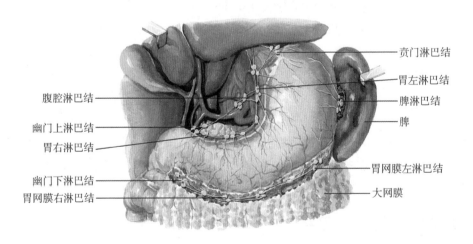

图 12 – 9 沿腹腔干及其分支排列的淋巴结

2. 肠系膜上淋巴结 superior mesenteric lymph nodes 位于肠系膜上动脉根部的周围，收纳空肠至结肠左曲之间消化管的淋巴，其输出淋巴管注入肠干（图 12 – 10）。

沿肠系膜上动脉分支排列的淋巴结有肠系膜淋巴结、回结肠淋巴结、右结肠淋巴结和中结肠淋巴结等。上述淋巴结沿同名动脉排列，收纳各动脉供应区域的淋巴，其输出淋巴管均注入肠系膜上淋巴结。

3. 肠系膜下淋巴结 inferior mesenteric lymph nodes 位于肠系膜下动脉根部的周围，收纳结肠左曲以下至直肠上部的淋巴，其输出淋巴管注入肠干（图 12 – 10）。

沿肠系膜下动脉分支排列的淋巴结有左结肠淋巴结、乙状结肠淋巴结和直肠上淋巴结等。上述淋巴结沿同名动脉排列，收纳各动脉分布区域的淋巴，其输出淋巴管均注入肠系膜下淋巴结。

腹腔淋巴结、肠系膜上淋巴结和肠系膜下淋巴结的输出淋巴管会合形成肠干，向上注入乳糜池。肠干中的淋巴含有经肠道吸收的脂肪组织微粒，呈乳糜状。

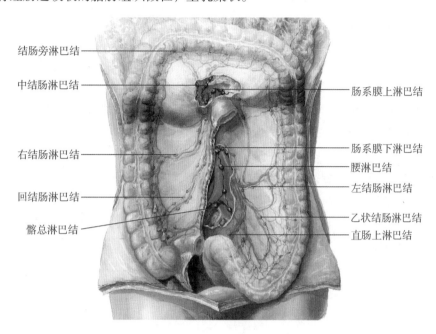

图 12-10　大肠的淋巴结

五、盆部的淋巴管和淋巴结

盆部的淋巴结分为盆壁淋巴结和盆腔脏器淋巴结（图 12-11）。盆壁淋巴结沿血管排列，盆腔脏器淋巴结位于脏器的附近。盆部的淋巴结主要收纳下肢、盆部、腹壁下部和盆腔脏器的淋巴。

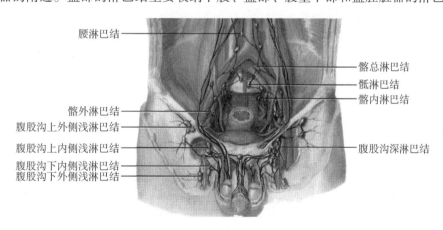

图 12-11　盆壁淋巴结和腹股沟淋巴结

1. 髂内淋巴结 internal iliac lymph nodes 沿髂内血管及其分支排列，收纳大部分盆壁、盆腔脏器、会阴深层、臀部和大腿后面的深淋巴，其输出淋巴管注入髂总淋巴结。

2. 骶淋巴结 sacral lymph nodes 沿骶正中血管和骶外侧血管排列，收纳盆腔后壁、直肠、前列腺或子宫的淋巴，其输出淋巴管注入髂内淋巴结或髂总淋巴结。

3. 髂外淋巴结 external iliac lymph nodes 沿髂外血管排列，主要接受腹股沟浅、深淋巴结的输出淋巴管和收纳腹前壁下部、膀胱、前列腺（或子宫颈）、阴道上部的淋巴，其输出淋巴管注入髂总淋巴结。

4. 髂总淋巴结 common iliac lymph nodes 位于髂总动脉的周围，接受上述 3 组淋巴结的输出淋巴管，收纳下肢、盆壁、盆腔脏器和腹壁下部的淋巴，其输出淋巴管注入腰淋巴结。

六、下肢的淋巴管和淋巴结

下肢的淋巴管分为浅、深淋巴管。浅淋巴管与浅静脉伴行，走行于浅筋膜内；深淋巴管与深部血管神经束伴行，最后注入腹股沟深淋巴结。

1. 腘淋巴结 popliteal lymph nodes 位于腘窝，浅淋巴结分布于小隐静脉末端附近，深淋巴结位于腘血管的周围，收纳小腿后外侧部的浅淋巴和足部、小腿的深淋巴，其输出淋巴管与股血管伴行，注入腹股沟深淋巴结。

2. 腹股沟淋巴结 按照位置分为腹股沟浅、深淋巴结（图 12 – 11）。

（1）**腹股沟浅淋巴结 superficial inguinal lymph nodes** 8 ~ 10 个，可分为上、下组，上组沿腹股沟韧带排列，下组位于大隐静脉末端的周围，收纳腹前壁下部、臀部、会阴、外生殖器、下肢大部分的浅淋巴，其输出淋巴管大部分注入腹股沟深淋巴结，少部分注入髂外淋巴结。

（2）**腹股沟深淋巴结 deep inguinal lymph nodes** 位于股静脉根部的周围，接受腹股沟浅淋巴结的输出淋巴管和收纳下肢的深淋巴，其输出淋巴管注入髂外淋巴结。

目标检测

答案解析

1. 简述胸导管的起始、走行和接受的淋巴干及收纳范围。
2. 某患者左侧第 1 趾感染，毒素通过淋巴系统进入血液的器官结构有哪些？
3. 简述局部淋巴结的位置及临床意义。
4. 简述腋淋巴结的分群及收纳范围。
5. 简述脾的位置、形态及毗邻。

（张义伟）

书网融合……

本章小结

微课

标本图片

题库

第四篇　感觉器

感觉器 sensory organs 由感受器及其附属装置组成，主要功能是接受机体内、外环境的刺激，并将刺激转化为神经冲动。这些神经冲动经过特定的神经传导通路传入中枢神经系统后，在大脑皮质产生相应的感觉，从而建立机体与内、外环境之间的联系。

感受器 receptor 广泛分布于身体各部，是接收机体内、外环境刺激的结构。感受器的种类繁多，形态、功能各异，有的结构非常简单，仅为感觉神经的游离末梢，如皮肤中的痛觉感受器；有的除感觉神经末梢外，还有一些其他细胞共同参与构成，如感受触、压觉的触觉小体和环层小体；有的结构更为复杂，对感受器起保护、支持、运动等作用，如视器、前庭蜗器等，也称特殊感受器。

根据存在的部位和接收刺激的来源，感受器分为 3 类。①**外感受器 exteroceptor**：分布于皮肤、黏膜、味蕾、视器和蜗器等处，接受来自外环境的刺激，如触、压、痛、温度、光、声等理化刺激。②**内感受器 interoceptor**：分布于内脏和心血管等处，接受来自内脏和心血管的刺激，如压力、渗透压、离子和化合物的变化等刺激。③**本体感受器 proprioceptor**：分布于肌、肌腱、关节和前庭器等处，接受机体运动和平衡变化时产生的刺激。

第十三章　视　器

PPT

学习目标

1. **掌握**　眼球壁的层次结构及特点；眼球内容物的位置、形态、功能和房水循环途径；眼球外肌的位置、起止及功能。

2. **熟悉**　眼睑的层次；结膜的分部；泪液的产生及排出途径。

3. **了解**　眶脂体和眶筋膜的位置；眼动脉的主要分支及分布；眼静脉的回流。

4. 学会视器的各器官结构的辨认方法，具备检查近视、白内障等常见疾病和确定病变部位的能力。

视器 visual organ 能够接受光的刺激，并将其转变为神经冲动，经视神经等传导至大脑皮质的视觉中枢，从而产生视觉和视觉反射。视器由眼球和眼副器两部分组成，大部分位于眶腔内；眼副器位于眼球的周围及其附近，对眼球起着保护、运动和支持的作用。

第一节　眼　球

眼球 eyeball 是视器的主要部分，呈球形，位于眶腔的前部，后面借视神经连于间脑。眶腔呈四棱锥形，内侧壁与外侧壁在眶尖的夹角约45°，此角的平分线称为**眶轴 orbital axis**。

　　眼球的前正中点处，称前极；后正中点处，称后极。前、后极的连线，称**眼轴 ocular axis**。眼轴中点沿眼球表面所作的环形线，称**中纬线 midlatitude line** 或赤道，通过中纬线可将眼球分为前、后半；前、后极的连线，称经线，与中纬线呈直角相交。经瞳孔中央至黄斑中央凹的连线，称**视轴 optic axis**。眼轴与视轴作锐角交叉（图13-1）。

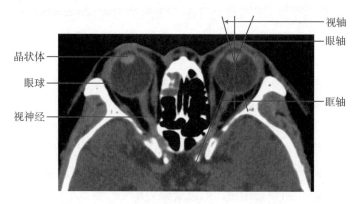

图13-1　眼球及其周围结构（CT横断层影像）

眼球分为眼球壁和眼球内容物2部分。

一、眼球壁

眼球壁 wall of eyeball 自外向内分为纤维膜、血管膜和视网膜3层（图13-2）。

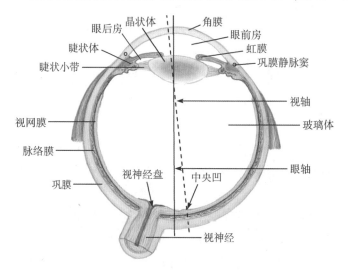

图13-2　眼球（水平切面）

（一）纤维膜

　　纤维膜 fibrous membrane 又称为外膜，位于眼球壁的最外面，由坚韧的致密结缔组织构成，对维持眼球的外形和保护眼球内容物起着重要作用。纤维膜分为角膜和巩膜两部分。

　　1. 角膜 cornea　位于眼球的正前方，占纤维膜的前1/6，无色透明，曲度较大，有弹性和屈光作用。角膜内无血管，但有丰富的神经末梢，感觉极为敏锐。

知识链接

角膜病变及角膜移植

角膜是外界光线进入眼球内的第一个屈光装置结构，为了确保角膜的高度透明性，角膜内不含血管，营养主要依靠角膜缘的血管网供应；代谢过程较缓慢，一旦发生病变，则病程较长，修复时间长。角膜基质遭到破坏后，即被排列紊乱的疤痕组织替代，透明性也不同程度丧失。

角膜移植是角膜病变导致失明的唯一治疗方法。因角膜本身不含血管，处于"免疫赦免"地位，角膜移植的成功率远高于其他同种异体器官移植。角膜移植所用的供体角膜主要来自他人捐献，但由于器官捐献的数量有限，已经成为器官移植治疗的瓶颈。生命是短暂的，每个人都终将告别这个世界。但爱的美好和生的希望，却可以无限传递。

2. 巩膜 sclera　占纤维膜的后 5/6，厚而坚韧，呈乳白色，不透明，其前缘连接角膜，后部与视神经的硬膜鞘相延续。巩膜表面有许多小孔，是神经、血管的通路。在角膜与巩膜相接处的深面，有一个呈环形的**巩膜静脉窦 sinus venosus sclerae**，是房水回流的通道。巩膜的厚薄不一，后极最厚，向前逐渐变薄，中纬线附近最薄，在眼球外肌附着处增厚。从睑裂观察到的巩膜呈乳白色，如呈黄色，则是黄疸的重要体征。

（二）血管膜

血管膜 vascular tunic 又称为中膜，位于纤维膜的内面，富含血管和色素细胞，呈棕黑色，故也称色素膜，具有营养眼内组织和遮光的作用。血管膜自前向后分为虹膜、睫状体和脉络膜三部分。

1. 虹膜 iris　位于血管膜的最前部，呈圆盘状，中央部有一个呈圆形的**瞳孔 pupil**（图 13 - 3）。角膜与晶状体之间的空隙，称**眼房 chambers of eyeball**，虹膜将其分隔为眼前、后房。在眼前房的周边，虹膜与角膜相交构成的环形区域，称**虹膜角膜角 iridocorneal angle**（又称前房角）。此角的外侧壁有小梁网，连于巩膜与虹膜之间，具有屏障作用；小梁之间的裂隙，称虹膜角膜角隙，与巩膜静脉窦相通。

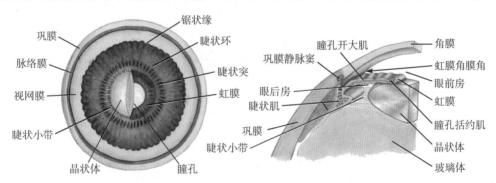

图 13 - 3　虹膜、睫状体和眼房（眼球前半，后面观）

虹膜内有 2 种排列方向不同的平滑肌纤维。环绕于瞳孔周围者，称**瞳孔括约肌 sphincter pupillae**，可缩小瞳孔，由副交感神经支配；以瞳孔为中心呈放射状排列者，称**瞳孔开大肌 dilator pupillae**，可开大瞳孔，由交感神经支配。在弱光下或视远物时，瞳孔开大；在强光下或视近物时，瞳孔缩小。

虹膜颜色取决于色素的多少，故有明显的种族差异，可呈黑、蓝、灰、棕色等，黄种人多为棕色。

2. 睫状体 ciliary body　位于巩膜和角膜移行部的内面（图 13 - 3）。虹膜后外侧部呈环形增厚的部分，其后部较为平坦，称**睫状环 ciliary ring**；前部有向内突出并呈辐射状排列的皱襞，称**睫状突 ciliary processes**，借睫状小带与晶状体相连。睫状体内的**睫状肌 ciliary muscle** 属于平滑肌，由副交感神经支配，收缩时牵引睫状体向前，使睫状突伸向内。睫状体具有产生房水和调节晶状体曲度的作用。

3. 脉络膜 choriod　占血管膜的后 2/3，富含血管和色素细胞，向前连接睫状体，其连接处呈锯齿状，称锯状缘。脉络膜外面与巩膜疏松连接，内面与视网膜的色素上皮层紧密相贴，有营养眼球内结构并吸收眼内分散光线的作用。

(三) 视网膜

视网膜 retina 又称为内膜，按照位置分为虹膜部、睫状体部、脉络膜部三部分，按照功能分为视部和盲部两部分。

虹膜部和睫状体部分别贴附于虹膜、睫状体的内面，无感光作用，故称视网膜盲部。脉络膜部又称为视部，可分为内、外层，外层是色素上皮层，紧贴脉络膜；内层是神经细胞层，由 3 层细胞构成，其中，最外层是接受光刺激的感光细胞（视锥细胞和视杆细胞），中层是传递神经冲动的双极细胞，最内层是节细胞（图 13－4）。节细胞的轴突在视网膜后部集结成束，并形成呈圆盘状隆起的**视神经盘 optic disc**（又称视神经乳头），然后穿过脉络膜和巩膜形成视神经。视神经盘在活体呈淡红色，盘的边缘隆起，中央凹陷，有视网膜中央动、静脉穿过（图 13－5）；视神经盘处无感光细胞，称**生理性盲点 physi-ological blind spot**。在视神经盘的颞侧约 3.5mm 处，有一个黄色小区，称**黄斑 macula lutea**，直径 1.8～2.0mm，在活体呈褐色或红褐色；其中央的凹陷，称**中央凹 fovea centralis**，此区域无血管，是感光最敏锐的部位。

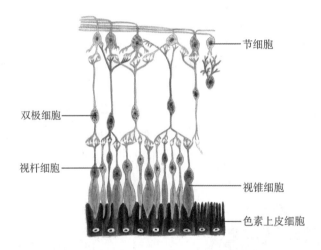

图 13－4　视网膜的结构示意图

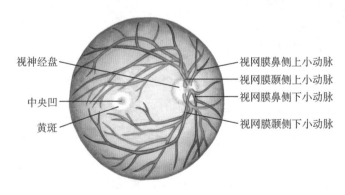

图 13－5　眼底结构

⇨ 案例引导

　　案例 患者，男性，20岁。主诉因几天前搬家时右眼不慎受到碰撞，近日感觉右眼的眼前有黑云飘过，且视物变形，下部看不见。检查显示双眼近视，右眼视力0.1（矫正后），左眼视力1.2（矫正后）。右眼外观无红肿。眼底检查显示右眼的视神经盘颜色正常，黄斑中央凹的光反射消失，视网膜上部隆起呈灰白色，下部呈豹纹状。左眼底正常。经诊断，该患者为右眼视网膜剥离症。

　　讨论 1. 视网膜分为哪几部分？各部结构有何特点？

　　　　2. 视网膜分为哪几层？各层结构有何特点？

　　　　3. 导致视网膜剥离症的解剖学因素有哪些？为什么视网膜剥离症会出现视野缺损甚至失明？

二、眼球内容物

　　眼球内容物包括房水、晶状体和玻璃体（图13-2）。这些结构和角膜一样均为无色透明、没有血管，具有屈光作用，合称为眼的**屈光装置 refractive apparatus**，使物像投射于视网膜上，对维持正常视力有重要作用。

　　1. 房水 aqueous humor 是无色透明的液体，充满于眼房内。房水除具有屈光作用外，还有营养角膜、晶状体和维持眼内压的作用。

　　房水由睫状体产生，充填于眼后房，经瞳孔至眼前房，然后经虹膜角膜角进入巩膜静脉窦，借睫前静脉注入眼静脉。房水不断循环更新，若房水产生过多或循环受阻，将导致眼内压增高，压迫视网膜，致使视力减退甚至失明，临床上称青光眼。

　　2. 晶状体 lens 位于虹膜和玻璃体之间，呈双凸透镜状，后面较前面隆凸；无色透明，富有弹性，不含血管和神经。晶状体外面包裹的弹性被膜，称晶状体囊，其周缘借睫状小带连于睫状突上（图13-3）。晶状体实质由平行排列的晶状体纤维构成，其周围部为晶状体皮质，质软，具有弹性；中央部为晶状体核，较硬。因疾病或创伤导致的晶状体混浊，称白内障。

　　晶状体是眼的屈光装置的主要结构，其曲度随所视物体的远近不同而改变。视近物时，在瞳孔缩小和双眼会聚的同时，睫状体内的睫状肌收缩，向前内牵引睫状突，使睫状小带松弛，晶状体借助于晶状体囊及其本身的弹性而变凸，特别是其前部的凸度增大，屈光度增强，使物像清晰地聚焦于视网膜上。视远物时，睫状肌舒张，睫状突外伸，睫状小带加强了对晶状体的牵拉，晶状体曲度变小，使物像清晰地聚焦于视网膜上。通常随着年龄增长，晶状体核逐渐增大变硬、弹性减退，睫状肌逐渐萎缩，晶状体的调节能力逐渐减弱，近距离视物困难，出现老视，即"老花眼"。 🅔 微课

　　3. 玻璃体 vitreous body 是呈无色透明的胶状物质，充填于晶状体与视网膜之间，除有屈光作用外，还具有支撑视网膜的作用。若玻璃体的支撑作用减弱，则易导致视网膜剥离。若玻璃体发生浑浊，可影响视力。

> **⊕ 知识链接** --
>
> ### 近视和远视
>
> 　　在眼的调节放松状态下，外界的平行光线进入眼内，其聚焦点正好落在视网膜上，可形成清晰物像，称正视；若聚焦点无法落在视网膜上，称非正视，也就是屈光不正。
>
> 　　**1. 近视**　是屈光不正的一种，在眼的调节放松状态下，平行光线进入眼内，聚焦于视网膜前方，导致视网膜上不能形成清晰物像。按照近视度数，分为轻度近视（≤300度）、中度近视（300度～600度）、高度近视（＞600度）。需要用凹透镜矫正焦距，以使物像聚焦于视网膜上。
>
> 　　**2. 远视**　是平行光线经过调节放松的眼球折射后，聚焦于视网膜后方的一种屈光状态，当眼球的屈光力不足或其眼轴长度不足时就会产生，从而导致视网膜上不能形成清晰物像。为了看清楚近处物体，要利用调节力把视网膜后方的焦点移到视网膜上，需要用凸透镜矫正，故远视经常处在调节状态，易发生眼疲劳。

第二节　眼副器

　　眼副器 accessory organs of eye 包括眼睑、结膜、泪器、眼球外肌、眶脂体和眶筋膜等结构，有保护、运动和支持眼球的作用。

一、眼睑

　　眼睑 eyelids 覆盖于眼球前面，有保护眼球免受伤害和防止干燥的作用，可分为上、下睑（图13-6）。两睑之间的裂隙，称睑裂；其两端成锐角，分别称为外眦和内眦。眼睑的游离缘，称睑缘；前缘有睫毛，正常时睫毛向前生长，有防止灰尘进入眼内和减弱强光照射的作用。如睫毛长向角膜，则为倒睫，严重者可导致角膜溃疡、结瘢、失明。睫毛根部有睫毛腺，若此腺发生急性炎症，临床上称麦粒肿。

　　眼睑由浅入深分为皮肤、皮下组织、肌层、睑板和睑结膜5层。皮肤细薄，皮下组织疏松。肌层主要是眼轮匝肌和上睑提肌。睑板由致密结缔组织构成，呈半月形，可分为上睑板和下睑板。睑板内有许多睑板腺，与睑缘垂直排列，开口于睑缘。睑板腺是特化的皮脂腺，可分泌脂样液体，睑板腺分泌物有润滑睑缘和防止泪液外流的作用。若睑板腺管阻塞，形成睑板腺囊肿，临床上称霰粒肿。

二、结膜

　　结膜 conjunctiva 是连接于眼球和眼睑之间的薄膜，透明而富含血管，表面光滑，按照部位分为三部分（图13-6）。①**睑结膜 palpebral conjunctiva**：起自睑缘，覆盖于上、下睑的内面，与睑板紧密结合。在睑结膜的内面，可透视深层的小血管和平行排列并垂直于睑缘的睑板腺。②**球结膜 bulbar conjunctiva**：覆盖于巩膜的前面，止于角膜缘。球结膜和巩膜连接疏松，故易发生球结膜下水肿和结膜下出血。③**结膜穹隆 conjunctival fornix**：是睑结膜和球结膜之间的移行部分，其反折处分别形成结膜上穹和结膜下穹，结膜上穹较结膜下穹深。眼睑闭合时，结膜形成的囊状腔隙，称**结膜囊 conjunctival sac**，通过睑裂与外界相通。

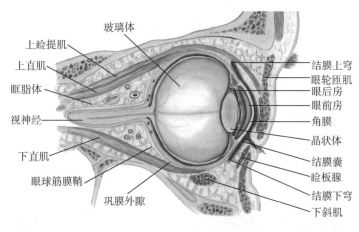

图 13 - 6　眶腔结构（矢状切面）

三、泪器

泪器 lacrimal apparatus 由分泌泪液的泪腺和排出泪液的泪道组成（图 13 - 7）。

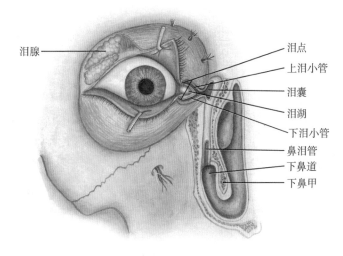

图 13 - 7　泪器

1. 泪腺 lacrimal gland　位于眶腔外上方的泪腺窝内，有 10 ~ 20 条排泄管开口于结膜上穹。泪腺分泌的泪液借眨眼活动涂抹于眼球表面，具有冲洗结膜囊内异物、维持眼球表面洁净、保持角膜湿润、抑制细菌繁殖等作用。

2. 泪道 lacrimal duct　由泪点、泪小管、泪囊和鼻泪管组成。

（1）**泪点 lacrimal punctum**　位于上、下睑内侧端的泪乳头中央，是泪小管的开口；正对泪湖，是泪道的起始部分。

（2）**泪小管 lacrimal ductule**　是连结泪点和泪囊的管道，可分为上泪小管和下泪小管。每一条泪小管最初分别向上、下走行，然后近似直角转向内侧，即上泪小管向内下方，下泪小管向内上方，共同开口于泪囊。

（3）**泪囊 lacrimal sac**　是一个膜性囊，位于泪囊窝内。上端是盲端，位于内眦的上方；下端移行为鼻泪管。前方有睑内侧韧带横越，当眼轮匝肌的泪囊部收缩时，牵引睑内侧韧带，可扩大泪囊，促使泪液流入泪囊。

（4）**鼻泪管 nasolacrimal duct**　是一条连接于泪囊下端的管道，长约 1.2cm。其上部位于骨性鼻泪管内，下部位于鼻腔侧壁的黏膜内，向下方开口于下鼻道的外侧壁。开口处的黏膜内有丰富的静脉丛，感冒时易充血和肿胀使开口闭塞，从而引起泪溢症。

四、眼球外肌

眼球外肌 extraocular muscles 是视器的运动装置，包括运动眼睑的上睑提肌和运动眼球的 4 块直肌、2 块斜肌（图 13 - 8），均属于骨骼肌。

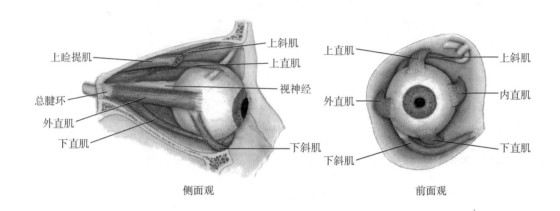

侧面观　　　　　　　　　　　前面观

图 13 - 8　眼球外肌

1. 上睑提肌 levator palpebrae superioris　起自视神经管前上方的眶壁，在上直肌上方向前走行，止于上睑的皮肤和上睑板。该肌收缩可提上睑，开大眼裂，该肌瘫痪后可导致上睑下垂。

2. 直肌　运动眼球有 4 块直肌，包括**上直肌 rectus superior**、**下直肌 rectus inferior**、**内直肌 rectus medialis** 和**外直肌 rectus lateralis**，分别位于眼球的上方、下方、内侧和外侧。

4 块直肌均起自视神经管周围和眶上裂内侧的总腱环，呈漏斗状，在中纬线的前方分别止于巩膜的上面、下面、内侧面和外侧面。收缩时分别使瞳孔转向上内侧、下内侧、内侧和外侧。

3. 斜肌　包括上斜肌和下斜肌。

（1）**上斜肌 obliquus superior**　位于上直肌和内直肌之间，是眼球外肌中最长的一条，起自蝶骨体，向前行到达眶腔的内上缘附近，以细腱通过眶内侧壁前上方的滑车，经上直肌的下方转向后外侧，在上直肌和外直肌之间，止于眼球后外侧的中纬线后方的巩膜，收缩时使瞳孔转向外下方。

（2）**下斜肌 obliquus inferior**　位于眶下壁与下直肌之间，起自眶下壁内侧近前缘处，在下直肌与眶底之间向外上后方，再经眼球与外直肌之间，止于眼球外侧的中纬线后方的巩膜，收缩时使瞳孔转向外上方。

眼球的正常转动，并非单一的眼球外肌收缩，而是双眼数条眼球外肌协同作用的结果。如双眼向下俯视时，双眼的下直肌和上斜肌必须同时收缩；侧视是一侧外直肌和另一侧内直肌的共同作用；聚视中线则是双眼内直肌共同作用的结果。当某一条眼球外肌运动障碍而引起作用力不平衡时，可导致眼球的斜视并出现复视现象。

五、眶脂体和眶筋膜

眼球并非完全充满眶腔，其余空间由眶脂体和眶筋膜等填充（见图 13 - 6）。这些组织对眼球在眶腔内的固定和活动有重要意义。

1. 眶脂体 adipose body of orbit　是充填于眼球、眼球外肌和眶骨膜之间的脂肪组织团块，在眼球后方的视神经和眼球外肌之间的含量较多。眶脂体似眼球的弹性软垫，可减少外来震动对眼球的影响。眼球后方的脂肪组织与眼球之间，好似关节窝与关节头的关系，允许眼球做多轴运动。

2. 眶筋膜 orbital fasciae　包括眶骨膜、眶隔、眼球筋膜鞘和肌筋膜鞘（图13-6）。

（1）**眶骨膜 periorbita**　是疏松地衬覆于眶腔壁内面，呈漏斗状的膜性结构，包绕除颧神经和眶下神经、血管以外的眶腔内的结构，向后方在视神经管和眶上裂处与颅腔内的骨膜相延续；向前方与面部骨膜相延续。

（2）**眶隔 orbital septum**　是在上睑板上缘和下睑板下缘处，连于眶上缘和眶下缘的薄层结缔组织，与眶骨膜相延续。

（3）**眼球筋膜鞘 fascial sheath of eyeball**　是位于眶脂体与眼球之间的薄而致密的纤维组织，该鞘包绕眼球的大部分，向前在角膜缘稍后方与巩膜融合在一起，向后与视神经硬膜鞘结合。眼球筋膜鞘的内面光滑，与眼球之间的间隙，称巩膜外隙，其内穿插有纤细而疏松的纤维，故不妨碍眼球的自由活动。手术时，可将麻醉药注入巩膜外隙内。

（4）**肌筋膜鞘 sheath of ocular muscles**　是呈鞘状包裹眶腔内各肌的致密结缔组织，其中，包裹眼球外肌的筋膜鞘在前部与眼球筋膜鞘相延续。肌筋膜鞘的前部较厚，向后则逐渐变薄弱。下直肌和内、外直肌筋膜鞘的前部，在眼球的下方增厚形成一个吊床样结构，对抗眼球的前、后变位。

第三节　眼的血管

一、眼的动脉

眼球和眶腔内结构的血液供应主要来自眼动脉（图13-9）。

眼动脉 ophthalmic artery 自颈内动脉发出后，在视神经的下方经视神经管进入眶腔，先走行于视神经的外侧，再经其上方到达眶腔的内侧，然后沿上斜肌和上直肌之间迂曲向前行，至内眦附近延续于眶上动脉。眼动脉在眶腔内发出分支，分布于眼球、眼球外肌、泪腺和眼睑等。

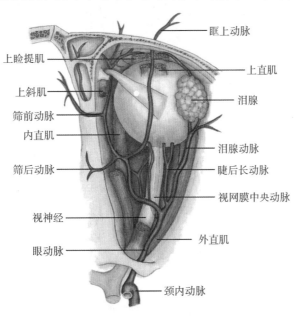

图13-9　眼的动脉（后上面观）

　　视网膜中央动脉 central artery of retina 位于视神经的下方，在距眼球约 1.25cm 处穿入视神经内，走行于视神经的中央，经视神经盘穿出，可分为视网膜鼻侧上、下小动脉和视网膜颞侧上、下小动脉 4 支（图 13 – 5、图 13 – 9、图 13 – 10），分布于视网膜的内层。视网膜中央动脉是一条终动脉，无吻合支，阻塞后可导致全盲。临床上常用眼底镜直接观察此动脉的分支，对某些疾病的诊断和预后判断有重要意义。

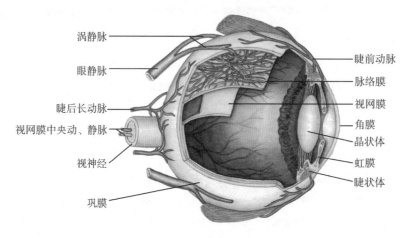

图 13 – 10 　虹膜的动脉和涡静脉

二、眼的静脉

　　眼球内的静脉主要如下。①视网膜中央静脉：与同名动脉伴行，收集视网膜的血液。②涡静脉：眼球血管膜的静脉与动脉不伴行，形成 4～6 条涡静脉（图 13 – 10），在眼球中纬线附近穿出巩膜，收集虹膜、睫状体和脉络膜的血液。③睫前静脉：收集眼球前份和虹膜等处的血液。这些静脉和眶腔内的其他静脉最后汇入眼上、下静脉。

目标检测

答案解析

1. 简述眼球壁的构成及结构特点。
2. 眼球对物体成像的调节是如何实现的？
3. 简述眼底镜检查能观察到哪些主要结构？有何临床意义？
4. 简述房水和泪液的产生、排出途径及生理意义。
5. 分析各眼球外肌瘫痪后的瞳孔转动方向。

（丛树园）

书网融合……

本章小结 　　　微课 　　　标本图片 　　　题库

第十四章　前庭蜗器

📖 学习目标

　　1. 掌握　前庭蜗器的组成及分部；外耳道的形态及结构；鼓膜的位置、形态及分部；鼓室的 6 个壁及其毗邻结构；骨迷路和膜迷路的形态、结构及功能；声波的传导途径。

　　2. 熟悉　中耳的位置及分部；3 块听小骨的位置及形态；咽鼓管的位置、形态及功能。

　　3. 了解　耳郭的外形及结构；乳突窦和乳突小房的位置、形态；内耳道的结构；内耳的血管、神经分布。

　　4. 学会前庭蜗器的各器官结构的辨认方法，具备检查中耳炎、传导性耳聋等常见疾病和确定病变部位的能力。

　　前庭蜗器 vestibulocochlear organ 又称为位听器，包括感受头部位置变动的前庭器和感受声波刺激的蜗器。前庭器和蜗器在功能上虽然不同，但在结构和位置上关系密切。

　　前庭蜗器分为外耳、中耳和内三部分（图 14 - 1），其中，外耳和中耳是收集和传导声波的装置，内耳是位置觉感受器和听觉感受器的部位。

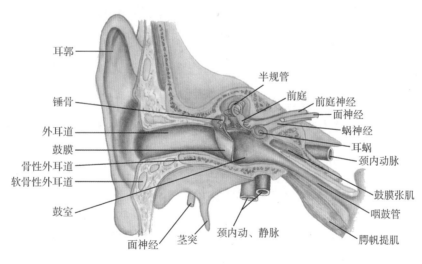

图 14 - 1　前庭蜗器全貌图

第一节　外　耳

外耳 external ear 分为耳郭、外耳道和鼓膜三部分（图 14 -1）。

一、耳郭

　　耳郭 auricle 呈漏斗状，位于头部的两侧，可分为前外侧面和后内侧面（图 14 - 2）。前外侧面凹陷，有一个大孔，称**外耳门 external acoustic pore**；后内侧面隆凸。耳郭上部的大部分以弹性软骨为支架，外面覆盖皮肤和少量皮下组织；下部的小部分无软骨，由结缔组织、脂肪组织和皮肤构成，称**耳垂 auricular lobule**，是临床上常用的采血部位。

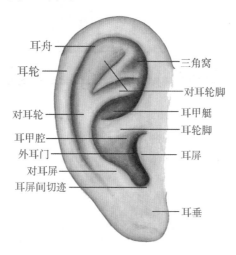

图 14 - 2　耳郭

耳郭的游离缘卷曲，称耳轮，以耳轮脚起自外耳门的上方，下端连于耳垂。耳轮的前方有一个与其平行的弓状隆起，称对耳轮。对耳轮向上分为两脚，分别称为对耳轮上脚和对耳轮下脚；两脚之间的浅窝，称三角窝。位于耳轮和对耳轮之间的弧形浅沟，称耳舟。对耳轮的前方有一个深凹，称耳甲，其被耳轮脚分为上、下部，上部称为耳甲艇，下部称为耳甲腔。耳甲腔的前方有一个突起，称**耳屏 tragus**。在耳屏的对侧，对耳轮下端的突起，称对耳屏。耳屏和对耳屏之间有耳屏间切迹。耳甲腔向内侧经外耳门通向外耳道。

二、外耳道

外耳道 external auditory canal 是自外耳门至鼓膜之间的弯曲管道，在成人长 2.0 ~ 2.5cm；可分为外侧 1/3 的软骨部和内侧 2/3 的骨部，二者交界处称为**外耳道峡 isthmus of external auditory canal**，异物常易嵌于此处。

外耳道约呈"S"字形的弯曲，先走向前内侧，继而转向后内上方，最后走向前内下方，且外耳道的软骨部可以牵动，故检查鼓膜时，可将耳郭拉向后上方，使外耳道变直，以便观察鼓膜。婴幼儿的颞骨尚未发育完全，外耳道的绝大部分是软骨部，短而狭窄，鼓膜近似呈水平位，故检查鼓膜时应将耳郭拉向后下方。

外耳道的皮肤较薄，软骨部含有毛囊、皮脂腺和耵聍腺。耵聍腺分泌的黏稠液体，称耵聍，干燥后形成痂块。外耳道的皮下组织少，故皮肤和软骨膜、骨膜紧密相贴，且感觉神经末梢丰富，因此，外耳道疖肿时疼痛剧烈。

三、鼓膜

鼓膜 tympanic membrane 是位于外耳道与鼓室之间，呈椭圆形的半透明薄膜（图 14 - 3），向前外下方倾斜，与外耳道底约呈 45°角。

鼓膜的上 1/4 薄而松弛，呈淡红色，称松弛部；

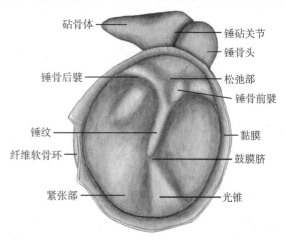

图 14 - 3　鼓膜

下 3/4 坚实、紧张，呈灰白色，称紧张部。鼓膜形似漏斗，中央部向内凹陷，称**鼓膜脐 umbo of tympanic membrane**，其前下方有一个三角形的反光区，称**光锥 cone of light**。光锥随鼓膜的倾斜和凹陷程度不同可变形或消失。

第二节　中　耳

中耳 middle ear 位于外耳和内耳之间，由鼓室、咽鼓管、乳突窦和乳突小房组成（图 14 - 1），大部分位于颞骨岩部内，是声波传导的主要部分。

一、鼓室

鼓室 tympanic cavity 是颞骨岩部内含气的不规则状腔隙（图 14 - 1、图 14 - 4），为中耳的主要部分。位于鼓膜和内耳的外侧壁之间，借鼓膜与外耳道分隔，通过前庭窗和蜗窗与内耳相连，并借咽鼓管通向鼻咽，经乳突窦与乳突小房相通。

鼓室有 6 个壁（图 14 - 5、图 14 - 6），内有听小骨等。

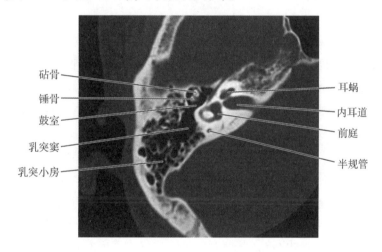

图 14 - 4　耳的结构（CT 横断层影像）

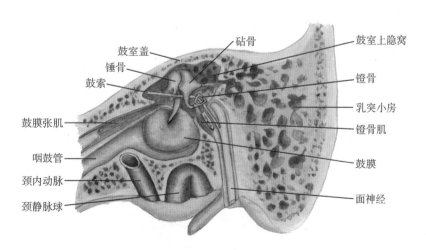

图 14 - 5　鼓室外侧壁

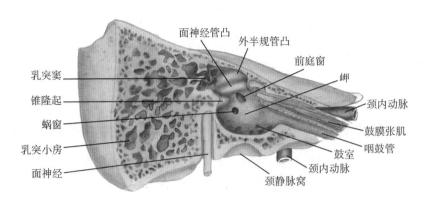

图 14 - 6　鼓室内侧壁

（一）鼓室壁

1. 上壁　又称**盖壁 tegmental wall**，是一层薄骨板，与颅中窝相隔。因此，中耳炎等可经此处侵入颅腔。

2. 下壁　又称**颈静脉壁 jugular wall**，在大多数人是一层薄骨板，分隔鼓室和颈内静脉起始部；在小部分人未骨化成骨壁。

3. 前壁　又称**颈动脉壁 carotid wall**，即颈动脉管的后壁，甚薄，分隔鼓室和颈内动脉。此壁上部有 2 个开口，上口是鼓膜张肌半管口，有鼓膜张肌的肌腱通过；下口是咽鼓管鼓室口。

4. 后壁　又称**乳突壁 mastoid wall**，上部有一个大而不规则的乳突窦入口，鼓室借乳突窦连通乳突内的乳突小房，故中耳炎可蔓延至乳突窦和乳突小房。乳突窦入口的下方有一个锥状突起，称**锥隆起 pyramidal eminence**，是面神经水平段与垂直段交界处的标志。

5. 外侧壁　又称**鼓膜壁 tympanic membrane wall**，以鼓膜与外耳道相隔，中耳炎可并发鼓膜穿孔，穿孔部位常位于鼓膜紧张部的下半部。

6. 内侧壁　又称**迷路壁 labyrinthine wall**，即内耳的外侧壁。此壁的中部隆起，称**岬 promontory**。岬的后上方有一个呈卵圆形的孔，称**前庭窗 fenestra vestibuli**，在活体被镫骨底封闭。岬的后下方有一个呈圆形的孔，称**蜗窗 fenestra cochleae**；此窗有膜封闭，称第二鼓膜，在鼓膜穿孔的情况下，此膜可直接接受声波的振动。前庭窗的后上方有一个呈弓形的隆起，称**面神经管凸 prominence of facial canal**，内有面神经通过；此管壁的骨质甚薄，甚至缺如，故中耳炎或手术时应防止伤及面神经。

（二）鼓室内的结构

鼓室内有 3 块听小骨和 2 块骨骼肌等。

1. 听小骨及其连结　听小骨 auditory ossicles 包括锤骨、砧骨和镫骨 3 块（图 14 - 7）。

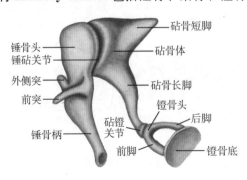

图 14 - 7　听小骨

（1）**锤骨 malleus** 呈锤状，可分为锤骨头、柄、外侧突和前突。锤骨头与砧骨体形成**锤砧关节 malleusoincus joint**，位于鼓室上隐窝，借韧带连于鼓室的上壁。锤骨柄附着于鼓膜脐，上端有鼓膜张肌附着。前突借韧带连于鼓室的前壁；外侧突是鼓膜紧张部与松弛部的分界标志。

（2）**砧骨 incus** 形如砧，可分为砧骨体和长、短脚。砧骨体和锤骨头形成锤砧关节，长脚和镫骨头形成**砧镫关节 incudostapedial joint**，短脚借韧带连于鼓室的后壁。

（3）**镫骨 stapes** 根据形态分为镫骨头、颈和2脚、1底。镫骨底借韧带连于前庭窗的周边，封闭前庭窗。

锤骨、砧骨和镫骨借关节相连形成**听骨链 ossicular chain**。锤骨柄附着于鼓膜的内面，镫骨底封闭前庭窗。当声波振动鼓膜时，通过听小骨的杠杆系统，使镫骨底在前庭窗上做向内或外的运动，将声波的振动转换成机械能传入内耳。若中耳炎引起听小骨粘连、韧带硬化等，使听骨链活动受到限制，可导致听力减退。

2. 运动听小骨的肌

（1）**鼓膜张肌 tensor tympani** 起自咽鼓管软骨和蝶骨大翼，肌腹位于咽鼓管上方的鼓膜张肌半管内，肌腱至鼓室内，呈直角折转向外下方，止于锤骨柄的上端（图14-5、图14-6）。该肌收缩时可将锤骨柄牵引拉向内侧，使鼓膜内陷，紧张鼓膜。

（2）**镫骨肌 stapedius** 较小，位于锥隆起内，肌腱经锥隆起尖端的小孔进入鼓室，止于镫骨颈（图14-5）。该肌受面神经支配，收缩时可将镫骨头拉向后方，使镫骨底的前部离开前庭窗，以减低迷路内压，并解除鼓膜的紧张状态，是鼓膜张肌的拮抗肌。

二、咽鼓管

咽鼓管 pharyngotympanic tube 是连通鼓室和鼻咽的通道，长3.5~4.0cm，可分为前内侧2/3的软骨部和后外侧1/3的骨部。咽鼓管以咽鼓管咽口开口于鼻咽的侧壁，以咽鼓管鼓室口开口于鼓室的前壁（图14-1）。

平时，咽鼓管咽口处于关闭状态，仅在用力张口或吞咽时暂时开放，维持鼓膜内、外气压的平衡。由于小儿的咽鼓管短而宽，近似呈水平位，咽部感染可经咽鼓管侵入鼓室。

三、乳突窦和乳突小房

乳突窦 mastoid antrum 和**乳突小房 mastoid cells** 是鼓室向后方的延伸部。乳突窦是鼓室后上方的较大腔隙，向前方通过乳突窦口开口于鼓室，向后方与乳突小房相交通（图14-4、图14-6）。乳突小房是颞骨乳突内的含气小腔隙，覆盖有黏膜，且与乳突窦和鼓室的黏膜相延续，故中耳炎可经乳突窦侵入乳突小房而引起乳突炎。

⇨ **案例引导**

案例 患者，男性，6岁。因高热38.9℃、头痛、呕吐伴外耳道流脓来医院就诊。询问病史，10天前因感冒引起咳嗽、发热；前天开始出现呕吐、耳部剧烈疼痛，吞咽和咳嗽时耳痛加剧，哭闹不安、拒食。检查发现牵拉耳郭的疼痛明显，外耳道红肿，有脓性分泌物，鼓膜穿孔；咽部红肿且有脑膜刺激征。经诊断，该患者为耳源性脑膜炎。

讨论 1. 幼儿的咽鼓管与成人相比有何特点？为什么幼儿咽部感染常易引起中耳炎？

2. 向何方向牵拉耳郭可方便检查幼儿的鼓膜？为什么？

3. 幼儿中耳炎为什么易侵入颅腔而导致脑膜炎？

第三节　内　耳

内耳 internal ear 位于颞骨岩部骨质内的鼓室与内耳道底之间（图 14 - 1、图 14 - 8），由构造复杂的管腔构成，故称迷路 labyrinth，是位置觉感受器和听觉感受器的部位。迷路分为骨迷路和膜迷路 2 部分。骨迷路是颞骨岩部内的不规则状骨性隧道，膜迷路是套在骨迷路内、密闭的膜性囊管。膜迷路内含内淋巴，膜迷路与骨迷路之间充满外淋巴，内、外淋巴互不相通。

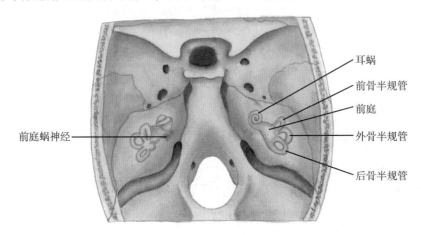

耳蜗
前骨半规管
前庭
外骨半规管
后骨半规管
前庭蜗神经

图 14 - 8　骨迷路在颅底的位置

一、骨迷路

骨迷路 bony labyrinth 由骨密质构成，沿颞骨岩部长轴排列，自前内侧向后外侧为耳蜗、前庭和骨半规管 3 部分（图 14 - 9），三者形状各异，但彼此相通。

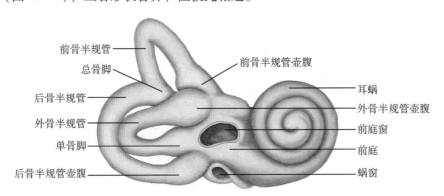

前骨半规管
总骨脚
后骨半规管
外骨半规管
单骨脚
后骨半规管壶腹
前骨半规管壶腹
耳蜗
外骨半规管壶腹
前庭窗
前庭
蜗窗

图 14 - 9　骨迷路

1. 前庭 vestibule　位于骨迷路的中部，是近似呈椭圆形的腔隙。前庭的后上部有 5 个小孔与 3 个骨半规管相通，前下部有一个大孔通向耳蜗。前庭的外侧壁即鼓室的内侧壁，有前庭窗和蜗窗，前庭窗位于上方，蜗窗位于下方。前庭的内侧壁即内耳道底，有神经穿入的许多小孔。

2. 骨半规管 bony semicircular canals　位于前庭的后方，是 3 个呈 "C" 字形互相垂直的骨管，分别为前骨半规管、后骨半规管和外骨半规管。每个骨半规管有 2 个骨脚，其中一个骨脚膨大，称骨壶腹 ampullae osseae；另一个骨脚细小，称单骨脚。前、后骨半规管的单骨脚合成一个总骨脚，因此，3 个骨半规管仅有 5 个开口连通前庭。

3. 耳蜗 cochlea 位于前庭的前方，是呈卷曲的骨管，形似蜗牛壳。耳蜗的顶端称为蜗顶，朝向前外侧；底端称为蜗底，朝向后内侧，对向内耳道底。耳蜗由**蜗螺旋管 cochlear spiral canal** 环绕蜗轴盘曲2圈半形成（图14-10）。蜗轴位于耳蜗的中央，由骨松质构成，有血管和神经穿行其间。自蜗轴发出骨螺旋板突入蜗螺旋管内，与连于其外侧的膜迷路共同将蜗螺旋管分隔成上、下部。上部通至前庭窗，称**前庭阶 vestibular scale**；下部通至蜗窗，称**鼓阶 tympanic scale**。前庭阶和鼓阶在蜗顶处借蜗孔彼此相通。

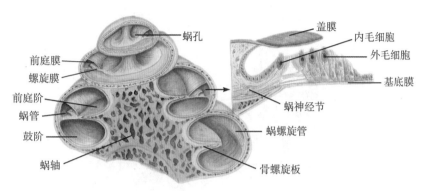

图14-10 耳蜗（轴切面）

二、膜迷路

膜迷路 membranous labyrinth 是套在骨迷路内的膜性囊管，内有前庭器和蜗器。膜迷路包括椭圆囊、球囊、膜半规管和蜗管等（图14-11），充满内淋巴，彼此相互连通。

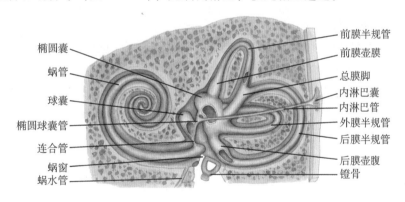

图14-11 膜迷路

1. 椭圆囊 utricle 和球囊 saccule 位于前庭内，椭圆囊在后上方，球囊在前下方。椭圆囊的后壁有5个开口与膜半规管相通，前壁有椭圆球囊管连通球囊。椭圆囊的底部有低平的**椭圆囊斑 macula utriculi**。球囊较椭圆囊小，下端以连合管连通蜗管，球囊的前壁有低平的**球囊斑 macula sacculi**。

2. 膜半规管 semicircular ducts 套在骨半规管内，形状类似骨半规管。3个骨壶腹内也有3个相应的膜壶腹，每个膜壶腹壁上各有一条隆起，称**壶腹嵴 ampullary crest**。

椭圆囊斑、球囊斑和壶腹嵴是位置觉感受器。其中，椭圆囊斑和球囊斑能够感受头部直线加速或减速运动的刺激，壶腹嵴能够感受头部旋转变速运动的刺激。

3. 蜗管 cochlear duct 位于耳蜗内。蜗管的顶端是盲端，下端借连合管连通球囊。在沿蜗轴的切面上，蜗管呈三角形，位于前庭阶和鼓阶之间（图14-10），有3个壁。上壁是蜗管的前庭壁（又称前庭膜），将前庭阶和蜗管分隔；外侧壁是蜗螺旋管内骨膜的增厚部分，该处上皮的深面含有丰富的血管，称血管纹，一般认为与内淋巴产生有关；下壁是蜗管的鼓壁（又称螺旋膜或基底膜），分隔鼓阶与蜗管。螺旋膜上有**螺旋器 spiral organ**（又称 Corti 器），为听觉感受器。螺旋器由支持细胞和毛细胞构成，上面有盖膜。毛细胞是感受声波刺激的细胞，当蜗管的内淋巴流动引起盖膜震动时，可导致毛细胞兴奋并产生神经冲动，经蜗神经传向大脑皮质，从而形成听觉。

三、声波的传导

声波传导至内耳，有空气传导和骨传导 2 种途径，通常以空气传导为主（图 14 - 12）。

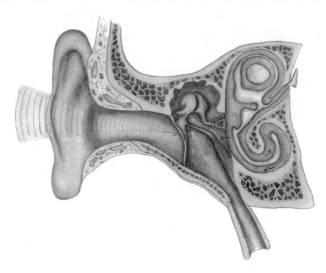

图 14 - 12　声波的空气传导模式图

1. 空气传导 air conduction　声波→外耳道→鼓膜→听骨链→前庭窗→前庭阶内的外淋巴→蜗窗（第二鼓膜）→蜗管内的内淋巴→螺旋器→蜗神经→大脑皮质听觉中枢。如果鼓膜穿孔或中耳炎导致听小骨粘连等，均可导致听力下降，但不会导致听觉完全丧失，因为声波还可经第二鼓膜传导至内耳，其传导途径是：声波→外耳道→鼓室→蜗窗（第二鼓膜）→鼓阶内的外淋巴→蜗管内的内淋巴→螺旋器→蜗神经→大脑皮质听觉中枢。

2. 骨传导 bone conduction　声波经颅骨传入内耳，引起蜗管内的内淋巴流动，从而刺激螺旋膜上的螺旋器产生神经兴奋。

> ⊕ **知识链接**
>
> ### 传导性耳聋和神经性耳聋 [e]微课
>
> 　　外耳和中耳疾患引起的耳聋为传导性耳聋，此时空气传导途径阻断，但骨传导尚可部分代偿，故不会形成完全性耳聋。内耳、蜗神经、听觉传导通路和听觉中枢疾患引起的耳聋为神经性耳聋，此时空气传导和骨传导途径虽属正常，但不能产生听觉，是完全性耳聋。故在正常情况下，骨传导的意义不大；但在听力检查中，其对于鉴别传导性耳聋和神经性耳聋极为重要。

四、内耳道

内耳道 internal acoustic meatus 位于颞骨岩部后面的中央，自内耳门至内耳道底，长约 10mm，内有前庭蜗神经、面神经和迷路动脉等穿行。内耳道底邻接骨迷路的内侧壁上，有一条横行的骨嵴，称横嵴，将内耳道底分隔为上、下部（图 14 - 13）。上部的前份有一个圆孔，内有面神经通过；后份是前庭上区，内有椭圆囊壶腹神经通过。下部的前份有螺旋孔，排列呈螺旋状，内有蜗神经通过；后份是前庭下区，内有球囊神经通过，此区的后方有一个单孔，内有后壶腹神经通过。

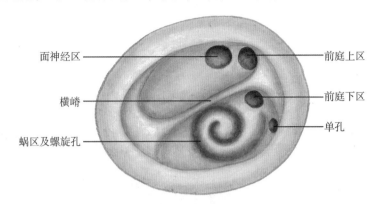

图 14 - 13　内耳道底

五、内耳的血管和神经

1. 动脉　内耳的血液供应主要来自**迷路动脉 labyrinthine artery**（图 14 - 14）。此动脉多发自小脑下前动脉或基底动脉，少数发自小脑下后动脉和椎动脉的颅内段。迷路动脉穿过内耳门后，分为前庭支和蜗支。前庭支分布于椭圆囊、球囊和半规管；蜗支分为 10 余支，经蜗轴内的小管，分布于蜗螺旋管。此外，由耳后动脉发出的茎乳动脉尚分布于部分半规管。

颈椎肥大使椎动脉血供受阻，导致基底动脉供血不足，可影响内耳的血液供应，从而产生眩晕。

2. 静脉　内耳的静脉会合形成迷路静脉（图 14 - 14），注入岩上、下窦或横窦。

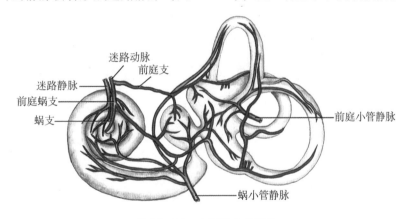

图 14 - 14　内耳的血管分布

3. 神经　由前庭神经和蜗神经组成前庭蜗神经（见"第十七章 周围神经系统"）。

目标检测

答案解析

1. 简述观察成年人和婴幼儿的鼓膜时，耳郭的牵拉方向及原因。
2. 简述鼓室的 6 个壁及其毗邻结构。
3. 鼓膜两侧的压力是如何调节的？导致鼓膜穿孔的常见原因有哪些？为什么咽部感染有可能蔓延至中耳？

4. 汽车在行驶过程中加速、减速转弯时，是通过哪些感受器使人体产生位置觉的？

5. 简述在声波的空气传导过程中，鼓室内的结构和鼓室壁结构对声波传导的影响。

（于　兰）

书网融合……

本章小结　　　　微课　　　　标本图片　　　　题库

第五篇　神经系统

神经系统 nervous system 是人体各系统中结构和功能最为复杂，并起着主导作用的调节系统。人体内各系统的器官在神经系统的协调控制下，完成统一的生理功能。神经系统能够使人体随时适应外界环境的变化，维持人体与不断变化的外环境之间的相对平衡。人类神经系统的形态和功能是在漫长的进化过程中获得的，既有与脊椎动物神经系统的相似之处，也有其特点。总之，神经系统协调人体各系统的器官功能活动，使人体成为一个有机整体，维持内环境的稳定，适应外环境的变化，并且能够认识和改造外界环境。

神经系统的复杂功能是与神经系统特殊的形态结构分不开的，构成神经系统的细胞以特殊的方式连接起来，使神经系统组合成具有高度整合功能的结构形式，同时将全身各器官结构联系在一起。在此基础上，通过各种反射，机体得以进行多种多样的复杂活动。

PPT

第十五章　神经系统总论

学习目标

1. **掌握**　神经系统的区分和常用术语；神经元的构造；神经纤维的构成及分类。
2. **熟悉**　神经元的分类；突触的构成及连接形式；神经系统的活动方式。
3. **了解**　神经系统在机体内的作用及地位；神经胶质的分类及功能。
4. 学会神经元和神经胶质的辨认方法，具备分辨灰质与白质、神经核与纤维束、神经节与神经等的能力。

神经系统由脑和脊髓及其相连的周围神经组成，是机体内起着主导作用的调节系统，通过调控人体其他系统的活动，维持人体内、外环境的平衡及自身和种系的生存发展。

一、神经系统的区分

神经系统按照位置和功能，分为中枢部和周围部（图 15 – 1）。

中枢部又称为中枢神经系统，包括脑和脊髓。

周围部又称为周围神经系统。按照连接部位分为脑神经和脊神经，**脑神经 cranial nerve** 与脑相连，共 12 对；**脊神经 spinal nerve** 与脊髓相连，共 31 对。根据分布对象分为躯体神经和内脏神经，**躯体神经 somatic nerves** 分布于体表、骨、关节和骨骼肌；**内脏神经 visceral nerves** 分布于内脏、心血管、平滑肌和腺体。按照功能分为感觉神经和运动神经，**感觉神经 sensory nerves** 又称为传入神经，是将神经冲动从感受器传向中枢部；**运动神经 motor nerves** 又称为传出神经，是将神经冲动从中枢部传向效应器。内脏运动神经支配心肌、平滑肌和腺体，又分为**交感神经 sympathetic nerve** 和**副交感神经 parasympathetic nerve**。

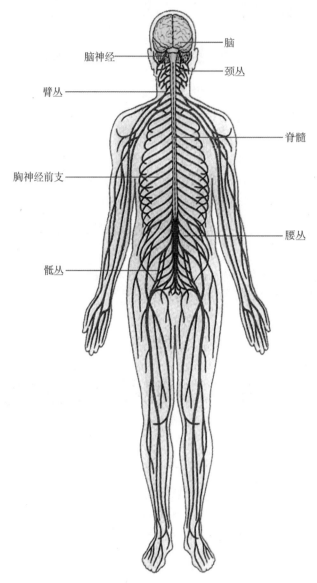

脑神经
脑
颈丛
臂丛
脊髓
胸神经前支
腰丛
骶丛

图 15-1　神经系统概况图

二、神经系统的组成

神经系统的主要成分是神经组织，由神经元和神经胶质构成。

（一）神经元

神经元 neuron 又称为神经细胞，是一种高度分化的细胞，是神经系统结构及功能的基本单位，具有接受刺激和传导神经冲动的功能。

1. 神经元的构造　人类神经系统含有多达百亿个形态各异的神经元，每个神经元均分为胞体和突起 2 部分（图 15-2）。

（1）**胞体 cell body**　是神经元的代谢中心，由胞膜、胞质和胞核构成，胞质的细胞骨架赋予突起以形状、张力和刚性。胞体除具有细胞的基本结构外，还含特有的**尼氏体 Nissl body** 和**神经原纤维 neuro-**

fibril。尼氏体是蛋白质合成场所，散在于胞体和树突中。神经原纤维由成束的神经丝构成，对神经细胞有支持作用，并与细胞内物质的运输转运有关。

（2）**突起 processes** 分为树突和轴突。①**树突 dendrite**：是接受来自其他神经元或感受器传入信息的装置，为胞体向外伸出的较短的树枝状突起。在不同的神经元中，树突的数量与配布方式不同；较短，可反复分支，大多数树突棘有一个或多个末端膨大，也可呈粗短状、分支状或球形。②**轴突 axon**：通常仅有一条，常发出侧支。不同类型神经元轴突的粗细、长短不一，直径 0.2 ~ 20μm，长度可达 1m 以上。轴突是神经元的主要传导装置，能够将信号从其起始部传至末端，轴突终末处无髓鞘，可与轴突、树突、胞体或周围的肌纤维、腺体、淋巴组织等形成连接。

2. 神经元的分类 神经元有多种分类方法，可根据突起数目、功能和传导方向、神经递质等进行分类。

（1）按照突起数目 分为假单极神经元、双极神经元和多极神经元（图 15-3）。①**假单极神经元 pseudounipolar neuron**：自胞体发出一个短突起，随即呈"T"字形分为 2 支。一支分布于周围的感受器，称**周围突 peripheral process**；另一支进入脑和脊髓，称**中枢突 central process**。②**双极神经元 bipolar neuron**：自胞体两端各发出一个突起，分别至感受器（周围突）和进入中枢部（中枢突）。③**多极神经元 multipolar neuron**：具有多个树突和一个轴突。

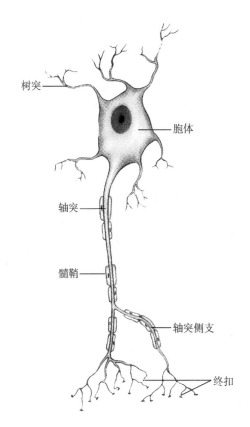

树突
胞体
轴突
髓鞘
轴突侧支
终扣

图 15-2 神经元模式图

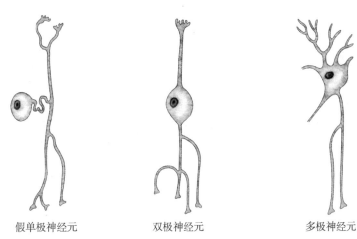

假单极神经元　　　双极神经元　　　多极神经元

图 15-3 神经元的类型

（2）按照功能和传导方向 分为感觉神经元、运动神经元和联络神经元。①**感觉神经元 sensory neuron**：又称传入神经元，将内、外环境的各种刺激传向中枢部。②**运动神经元 motor neuron**：又称传出神经元，将中枢部的神经冲动传向周围部。③**联络神经元 association neuron**：又称中间神经元，在中枢部位于感觉神经元和运动神经元之间，形态上属于多极神经元，数量最多，主要作用是信息贮存、整合和分析等。

根据神经元轴突的长短，将联络神经元分为两类。一类是 Golgi Ⅰ 型神经元，轴突较长，将神经冲动从中枢某一部位传向其他部位；另一类是 Golgi Ⅱ 型神经元，轴突较短，常在局部的小范围内传递信息。

（3）按照产生的神经递质　分为胆碱能神经元、单胺能神经元、氨基酸能神经元和肽能神经元等。

3. 神经纤维 nervous fibers　由神经元较长的突起连同其外面包裹的髓鞘和（或）神经膜构成，可分为有髓纤维和无髓纤维。若被髓鞘和神经膜共同包裹，称**有髓纤维 myelinated fiber**；若仅被神经膜包裹，则称**无髓纤维 nonmyelinated fiber**。

4. 突触 synapse　是神经元之间或神经元与效应器或感受器之间特化的接触区域。一个神经元必须通过突触才能够影响另一个神经元或效应器的活动。多数突触都是一个神经元的轴突与另一个神经元的树突或胞体接触，称轴 – 树突触或轴 – 体突触，也有轴 – 轴突触、树 – 树突触，甚至还有体 – 体突触。

突触分为化学性突触和电突触。典型的化学性突触包括突触前部、突触间隙和突触后部 3 部分。突触前部和突触后部的细胞膜较其余部位略增厚，分别称为**突触前膜 presynaptic membrane** 和**突触后膜 postsynaptic membrane**，两膜之间的空隙称为**突触间隙 synaptic cleft**（图 15 – 4）。电突触的突触前、后膜之间的空隙较小，仅为 2 ~ 3nm。

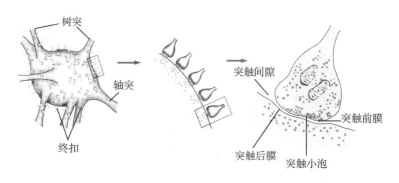

图 15 – 4　化学性突触

（二）神经胶质

神经胶质 neuroglia 又称为神经胶质细胞，是中枢神经的间质或支持细胞，突起无树突和轴突之分，胞体较小，胞质中无神经原纤维和尼氏体，不能传递神经冲动，其数量是神经元的 10 ~ 50 倍。神经胶质除对神经元起支持、绝缘、保护和修复等作用外，还参与构成血 – 脑屏障。

神经胶质在中枢神经系统和周围神经系统有所不同，在中枢神经系统包括星形胶质细胞、少突胶质细胞、小胶质细胞和室管膜细胞等，在周围神经系统包括施万细胞和卫星细胞等。

三、神经系统的常用术语 🅴微课

在神经系统中，不同部位的神经元胞体和突起有不同的聚集方式。

1. 灰质 gray matter　是指在中枢神经系统内，神经元的胞体和树突聚集的部位（图 15 – 5），富含血管，在新鲜标本上的色泽灰暗。端脑、小脑的灰质分布于脑表面，称**皮质 cortex**。形态和功能相似的神经元胞体聚集成团或柱，称**神经核 nucleus**。

2. 白质 white matter　是指在中枢神经系统内，神经纤维聚集的部位，因髓鞘含有类脂质，色泽白亮。端脑、小脑的白质位于脑的深部，称**髓质 medulla**。起止、行程和功能相同的神经纤维聚集成束，称**纤维束 fasciculus**。

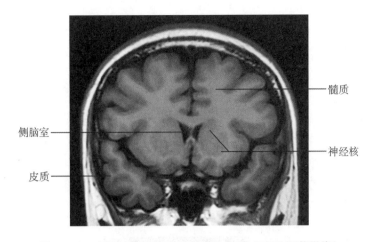

图 15 - 5　中枢神经系统内的灰质和白质（MRI 冠状影像）

3. 网状结构 reticular formation　是指在中枢神经系统内，白质内分布有细小、散在的灰质团块的区域。

4. 神经节 ganglion　是指在周围神经系统内，神经元胞体聚集的部位。假单极神经元或双极神经元胞体聚集形成感觉神经节；传出神经元胞体集聚在一起形成内脏运动神经节，支配心肌、平滑肌和腺体的活动。

5. 神经 nerve　在周围神经系统内，由神经纤维聚集成束而形成。

四、神经系统的活动方式

神经系统的基本活动方式是反射。神经系统在调节机体活动时，接受内、外环境的刺激，神经元依靠其自身特有的应激性和传导性，完成感觉、整合以及发出运动指令等一系列反应，这种神经调节过程，称**反射 reflex**。执行反射活动的形态学基础是**反射弧 reflex arc**，包括感受器、传入（感觉）神经、中枢、传出（运动）神经和效应器 5 部分（图 15 - 6）。感受器接受内、外环境的刺激，经传入神经将神经冲动传至中枢，中枢对信息进行整合，再通过传出神经将信息传至效应器，引起机体的适当反应。

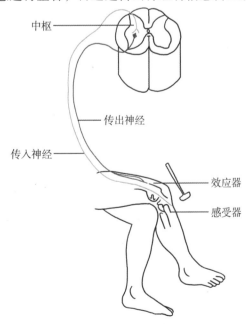

图 15 - 6　反射弧

⊕ 知识链接

反射弧的结构及损伤表现

一般的反射弧在传入神经和传出神经之间，有1个或多个中间神经元参加，中间神经元越多，引起的反射活动越复杂。人类大脑皮质的思维活动，是通过大量中间神经元复杂的反射活动来完成。如果反射弧任何一部分损伤，反射即出现障碍。因此，临床上常用检查反射的方法来诊断神经系统疾病。

答案解析

目标检测

1. 简述周围神经的分类方法及分布部位。

2. 在中枢神经系统中，形成灰质、白质和网状结构的结构有哪些？与周围神经系统的神经节、神经之间有哪些异同点？

3. 简述神经系统的基本活动方式和反射弧的结构及损伤表现。

（黄明玉）

书网融合······

本章小结

微课

题库

第十六章　中枢神经系统

📖 学习目标

1. **掌握**　脊髓的外形特征；脊髓节段与椎骨的对应关系；脊髓白质内的上、下行纤维束的位置、起止及功能；脑干的外形特征及菱形窝、第四脑室的围成；脑干内脑神经核的性质、位置及功能；脑干白质内的上、下行纤维束的位置、起止及功能；小脑的外形、分叶及功能；间脑的位置及分部；第三脑室的围成及交通；背侧丘脑和后丘脑的特异性中继核团的纤维联系；端脑的外形及分叶；大脑皮质的功能定位；内囊的分部、通过纤维及临床意义；侧脑室的位置、形态及交通。

2. **熟悉**　脊髓灰、白质的配布形式；脊髓灰质前、后、侧角内的主要核团及功能；脊髓的功能；脑干内的非脑神经核的性质、位置及功能；小脑上、中、下脚的纤维组成；背侧丘脑的核团分类和腹前核、腹外侧核的纤维联系；基底核的位置、形态及纹状体的纤维联系；端脑的联络纤维、连合纤维和投射纤维的配布。

3. **了解**　脊髓灰质的细胞构筑分层（Rexed）；脊髓灰质前角 α、γ 细胞的功能；脑干网状结构的位置及作用；小脑核及其与白质的纤维联系；上丘脑和下丘脑的主要核团及其纤维联系；边缘系统的组成及功能。

4. 学会中枢神经系统各器官结构的辨认方法，具备检查神经核和纤维束损伤等常见疾病和确定病变部位的能力。

中枢神经系统 central nervous system 包括位于椎管内的脊髓和位于颅腔内的脑，是反射活动的中心部位。脑分为端脑、间脑、中脑、脑桥、延髓和小脑 6 部分，其中，延髓、脑桥和中脑合称为脑干。脊髓与脑的各部之间有着广泛的联系，来自躯干、四肢的各种刺激通过脊髓传导至脑才能够产生感觉，脑也要通过脊髓来完成复杂的功能。在正常生理状况下，脊髓的许多活动是在脑的调控下完成的，但是脊髓本身也能够完成许多反射活动。

第一节　脊　髓

PPT

脊髓 spinal cord 起源于胚胎时期神经管的尾段，与脑相比，是分化及功能较低级的部分，仍保留着明显的节段性。

一、脊髓的位置和外形

脊髓位于椎管内，上端在枕骨大孔处与延髓相延续，在成人，下端约平对第 1 腰椎体下缘（新生儿可到达第 3 腰椎体下缘），全长 42～45cm，呈前后略扁的圆柱状（图 16-1）。脊髓的全长粗细不等，有两个梭形膨大：自第 5 颈髓节段至第 1 胸髓节段之间的**颈膨大 cervical enlargement**，连接分布于上肢的神经；自第 2 腰髓节段至第 3 骶髓节段之间的**腰骶膨大 lumbosacral enlargement**，连接分布于下肢的神经。脊髓的腰骶膨大以下逐渐变细，呈圆锥状，称**脊髓圆锥 conus medullaris**。自脊髓圆锥向下延伸形成一条细丝状结构，称**终丝 filum terminale**，是无神经组织的软脊膜结构，在第 2 骶椎平面以下被硬脊膜包裹，止于尾骨的背面。

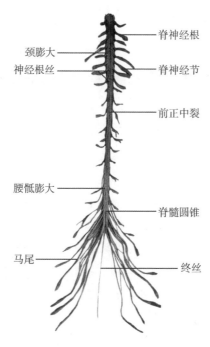

图 16 – 1　脊髓的外形（前面观）

脊髓表面有 6 条纵行的沟、裂。前面正中的深沟，称前正中裂；后面正中的浅沟，称后正中沟。前正中裂的两侧有 2 条前外侧沟，后正中沟的两侧有 2 条后外侧沟，分别有脊神经前、后根的神经根丝附着。每一对脊神经根的根丝附着于一定的脊髓区域，称一个**脊髓节段 spinal segment**（图 16 – 2），因此，31 对脊神经对应 31 个脊髓节段，即 8 个颈髓节段（C）、12 个胸髓节段（T）、5 个腰髓节段（L）、5 个骶髓节段（S）和 1 个尾髓节段（Co）。

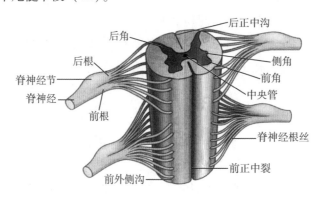

图 16 – 2　脊髓节段模式图

在胚胎 3 个月后，人体脊柱生长的速度较脊髓快，导致脊髓和脊柱的长度不相等，脊髓节段与脊柱的椎骨不能完全对应（图 16 – 3）。在成人，一般粗略的推算方法是：上颈髓（$C_1 \sim C_4$）大致与同序数椎骨的椎体相对应；下颈髓（$C_5 \sim C_8$）和上胸髓（$T_1 \sim T_4$）与同序数椎骨的上一位椎骨的椎体相对应；中胸髓（$T_5 \sim T_8$）与同序数椎骨的上 2 位椎骨的椎体相对应；下胸髓（$T_9 \sim T_{12}$）与同序数椎骨的上 3 位椎骨的椎体相对应；腰髓（$L_1 \sim L_5$）平对第 10 ~ 12 胸椎体；骶髓（$S_1 \sim S_5$）和尾髓（Co_1）约平对第 1 腰椎体。了解脊髓节段与椎骨的对应关系，对于确定脊髓病变的部位、损伤平面及手术定位有重要的实用价值。

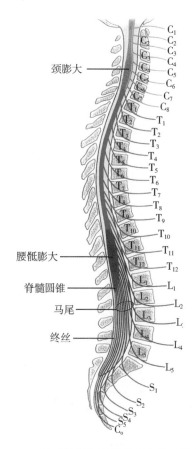

图 16-3　脊髓节段与椎骨的对应关系模式图

（图中标注）

颈膨大 —
腰骶膨大 —
脊髓圆锥 —
马尾 —
终丝 —

C_1 C_2 C_3 C_4 C_5 C_6 C_7 C_8
T_1 T_2 T_3 T_4 T_5 T_6 T_7 T_8 T_9 T_{10} T_{11} T_{12}
L_1 L_2 L_3 L_4 L_5
S_1 S_2 S_3 S_4 S_5 Co

在脊髓圆锥的下方，腰、骶、尾神经的神经根丝围绕终丝，形成**马尾 cauda equina**。成人第 1 腰椎体以下已无脊髓而仅有马尾（图 19-2），因此，临床上常选择第 3、4 或第 4、5 腰椎棘突之间施行蛛网膜下隙穿刺抽取脑脊液或注入麻醉药物，可避免损伤脊髓。

二、脊髓的内部结构

在脊髓的横切面上，可见位于中央呈"H"字形的灰质和位于灰质周围的白质等（图 16-4）。中央处的正中有**中央管 central canal**，纵贯脊髓全长，内含脑脊液，向上连通第四脑室，向下在脊髓圆锥处扩大，称终室，40 岁以上成年人的中央管常闭塞。

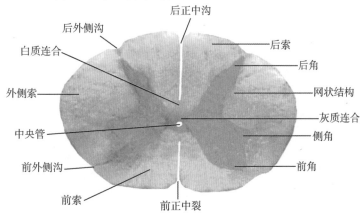

（图中标注）

后正中沟
后外侧沟
白质连合
外侧索
中央管
前外侧沟
前索
后索
后角
网状结构
灰质连合
侧角
前角
前正中裂

图 16-4　脊髓的内部结构（横切面）

每侧灰质分别向前、后方伸出**前角 anterior horn**（前柱）和**后角 posterior horn**（后柱），前角和后角之间的区域，称**中间带 intermediate zone**（中间柱），中央管前、后方的灰质分别称为灰质前连合和灰质后连合。在胸髓和上腰髓（$L_1 \sim L_3$）的前、后角之间，尚有向外侧突出的**侧角 lateral horn**（侧柱）。

白质借脊髓的纵沟分为 3 个索，即前正中裂和前外侧沟之间的**前索 anterior funiculus**，前、后外侧沟之间的**外侧索 lateral funiculus**，后外侧沟与后正中沟之间的**后索 posterior funiculus**。位于中央管前、后方连接两侧的白质，分别称为**白质前连合 anterior white commissure** 和白质后连合。

在后角基底部的外侧，尚有不甚明显的网状结构。

（一）灰质 🅔 微课

脊髓**灰质 gray matter** 是神经元的胞体、树突和神经胶质、血管等的复合体。在横切面上，大多数神经元的胞体聚集成群或层，形成边界较清楚的神经核（图 16 - 5）；在纵切面上，这些细胞群沿脊髓纵轴排列成柱。

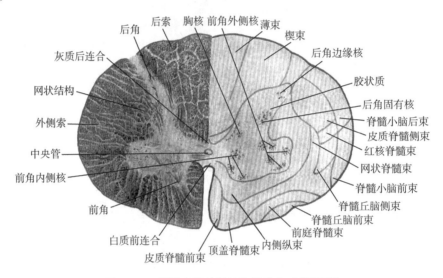

图 16 - 5 脊髓内的神经核和纤维束（横切面）

根据 20 世纪 50 年代 Rexed 等对脊髓灰质细胞构筑的研究，可将脊髓灰质分为 10 个板层，自后向前分别用罗马数字 I ~ X 命名（图 16 - 6）。

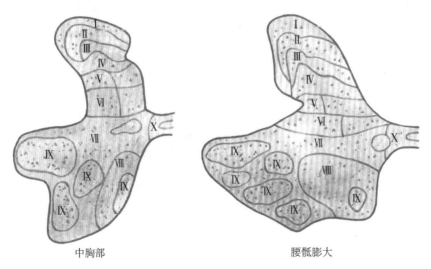

中胸部　　　　　　　　腰骶膨大

图 16 - 6 脊髓灰质的 Rexed 分层模式图

1. Ⅰ层　又称边缘层，极薄且边界不清晰，呈弧形罩在后角的背侧缘，内含**后角边缘核 postero-marginal nucleus**，接受后根的传入纤维。

2. Ⅱ层　占据灰质后角头的大部分，由大量密集的小型神经元构成，呈胶状质样，故称**胶状质 substantia gelatinosa**，纵贯脊髓全长，对于分析加工传入脊髓的感觉信息，尤其是痛觉信息起着重要作用。

3. Ⅲ层　与Ⅰ、Ⅱ层平行，神经元胞体较Ⅱ层略大，形态多样。

4. Ⅳ层　较厚，细胞大小不一，排列疏松。Ⅲ、Ⅳ层内含**后角固有核 nucleus proprius**，此两层接受大量的后根传入纤维。

5. Ⅴ层　位于后角的颈部，可分为内、外侧2部分。外侧部的细胞较大，与白质的边界不清，形成网状结构。该部的许多细胞发出轴突越边至对侧，参与形成脊髓丘脑束。

6. Ⅵ层　位于后角的基底部，在颈膨大和腰骶膨大处明显，主要接受与深感觉有关的后索内的传入纤维。

7. Ⅶ层　占据中间带的大部分，含有较易分辨的核团。①**中间外侧核 intermediolateral nucleus**：位于 T_1～L_3 脊髓节段的灰质侧角，是交感神经节前神经元的胞体部位，即交感神经的低级中枢，发出节前纤维经前根进入脊神经，再经白交通支到交感干。②**中间内侧核 intermediomedial nucleus**：位于第Ⅶ层的最内侧和第Ⅹ层的外侧，纵贯脊髓全长，接受后根内脏感觉纤维的传入。③**胸核 thoracic nucleus**：又称背核或 Clarke 柱，仅见于 C_8～L_2 脊髓节段，位于后角基底部的内侧，发出纤维参与形成脊髓小脑后束。④**骶副交感核 sacral parasympathetic nucleus**：位于 S_2～S_4 脊髓节段Ⅶ层的外侧部，是支配结肠左曲以下腹腔脏器、盆腔脏器和会阴、下肢的副交感神经节前神经元的胞体部位，即副交感神经的低级中枢。

8. Ⅷ层　位于前角的底部，由中间神经元构成，接受大量来自脑部的下行纤维，并发出纤维至第Ⅸ层的前角运动神经元。

9. Ⅸ层　位于前角的腹侧，由前角运动神经元等构成。

在颈膨大和腰骶膨大处，前角运动神经元分为内、外侧群。内侧群又称为**前角内侧核 medial nucleus of anterior horn**，位于前角的腹内侧部，支配躯干的固有肌；外侧群又称为**前角外侧核 lateral nucleus of anterior horn**，位于前角的前外侧部，支配四肢肌和躯干的肢带肌。

前角运动神经元包括 α - 运动神经元和 γ - 运动神经元。α - 运动神经元支配跨越关节的梭外肌，直接引起关节的运动；γ - 运动神经元的胞体小，支配梭内肌，调节肌张力。此外，还有一些小型的中间神经元，称 Renshaw 细胞，主要位于前角的腹内侧部。当 α - 运动神经元刺激骨骼肌活动的同时，通过 Renshaw 细胞的反馈抑制，使 α - 运动神经元自身受到抑制，从而保证骨骼肌运动的稳定性和精确性。

前角运动神经元接受锥体系和锥体外系的下行信息，若前角运动神经元或其轴突受损伤，可导致其支配的骨骼肌瘫痪并萎缩，肌张力降低，腱反射减退或消失，称弛缓性瘫痪，如脊髓灰质炎。

10. Ⅹ层　是中央管周围的灰质，部分后根传入纤维终止于此层。

（二）白质

白质 white matter 主要由纤维束构成，包括长的上行纤维束、下行纤维束和短的固有束。**上行纤维束 ascending fiber bundle** 将躯干、四肢接受的各种感觉信息上传至脑，也称感觉传导束；**下行纤维束 descending fiber bundle** 从脑的不同部位将神经冲动下传至脊髓灰质的前角或侧角，也称运动传导束；**固有束 fasciculus proprius** 紧靠于灰质的边缘，联系脊髓各节段，完成各节段之间的反射活动。

传入纤维形成后根，从后索与外侧索之间进入脊髓，可分为内、外侧部。外侧部主要由细的无髓纤维和有髓纤维组成，进入脊髓后上升 1～2 节段，在胶状质的背外侧聚集形成**背外侧束 dorsolateral fasciculus**，由此束发出侧支或终支进入后角，主要传导痛觉、温度觉、粗触压觉和内脏感觉信息。内侧部的纤维粗，进入后索形成薄束和楔束，主要传导本体感觉和精细触觉。

传出纤维由前角运动神经元和侧角发出的纤维形成前根，从前索与外侧索之间离开脊髓。

1. 上行纤维束　主要包括薄束、楔束、脊髓丘脑束和脊髓小脑前、后束等。

（1）**薄束 fasciculus gracilis** 和**楔束 fasciculus cuneatus**　位于后索内（图 16-7），均由起自脊神经节内的假单极神经元的中枢突形成，经脊神经后根进入同侧脊髓后索内直接上升；周围突分布于肌、肌腱、关节和皮肤的感受器。第 5 胸髓节段以下的纤维形成薄束，传导下半身的感觉；第 4 胸髓节段以上的纤维形成楔束，传导上半身的感觉。两束向上分别止于延髓内的薄束核和楔束核。

薄束在第 5 胸髓节段以下占据后索的全部，在第 4 胸髓节段以上仅占据后索的内侧部；楔束位于后索的外侧部。由于薄束和楔束内的纤维是按照骶、腰、胸、颈部的顺序自下而上进入脊髓，在后索内，来自各脊髓节段的纤维也有明确的定位关系。

薄束和楔束分别传导来自同侧下半身和上半身的肌、肌腱、关节、皮肤的本体感觉（肌、肌腱、关节的位置觉、运动觉和震动觉）和精细触觉（如通过触摸来辨别物体纹理粗细和两点

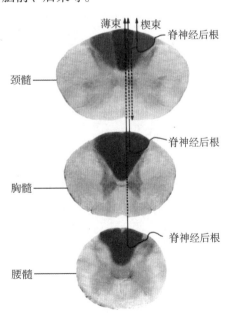

图 16-7　薄束和楔束模式图

距离）的信息。当脊髓后索发生病变时，患者闭目时不能确定自己肢体所处的位置，站立时身体摇晃倾斜，运动时出现感觉性共济失调；同时，患者精细触觉丧失，如不能辨别物体的性状、纹理粗细等。

（2）**脊髓丘脑束 spinothalamic tract**　按照白质内纤维的走行部位，分为脊髓丘脑侧束和脊髓丘脑前束（图16-8）。

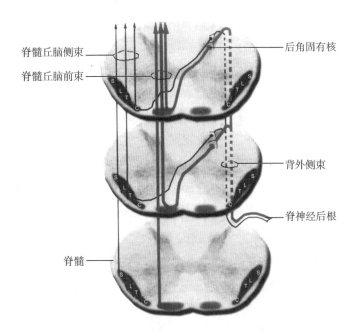

图16-8　脊髓丘脑束模式图

脊髓丘脑侧束 lateral spinothalamic tract 位于外侧索的前半部，并与其邻近的纤维束有重叠，传导自后根细纤维传入的痛、温觉信息。**脊髓丘脑前束 anterior spinothalamic tract** 位于前索，传导自后根粗纤维传入的粗触觉、压觉信息。脊髓丘脑束主要起自脊髓灰质 I 层和 IV ~ VII 层（或后角固有核），纤维经白质前连合越边后，在同一脊髓节段或上升 1 ~ 2 个脊髓节段的外侧索和前索内上行，至脑干后，两束合并形成脊髓丘系继续上行，终止于背侧丘脑腹后外侧核。

脊髓丘脑束纤维在脊髓内有明确的定位，即来自骶、腰、胸、颈髓节段的纤维自外向内依次排列。一侧脊髓丘脑束损伤时，损伤平面对侧 1 ~ 2 个脊髓节段以下区域出现痛、温觉的减退或消失。由于后索内传导精细触觉的纤维存在，脊髓丘脑束损伤后对触觉影响不大。

（3）**脊髓小脑束 spinocerebellar tract**　包括脊髓小脑前、后束和楔小脑束等（见图18-2）。

脊髓小脑后束 posterior spinocerebellar tract 位于外侧索周边的后部，起自同侧的胸核，上行经延髓和小脑下脚进入小脑，终止于小脑皮质。由于胸核主要位于胸髓和上腰髓（C_8 ~ L_2），此束仅见于 L_2 以上的脊髓节段。

脊髓小脑前束 anterior spinocerebellar tract 位于外侧索前部的浅层，主要起自腰骶膨大节段（L_2 ~ S_3）的 V ~ VII 层的外侧部，大部分纤维交叉到对侧上行，经脑干和小脑上脚，终止于小脑皮质。

脊髓小脑束的主要功能是传导来自躯干下部和下肢的非意识性本体感觉和触、压觉冲动至小脑。

2. 下行纤维束　分为锥体系和锥体外系，前者主要是皮质脊髓束，后者包括红核脊髓束、前庭脊髓束等。

（1）**皮质脊髓束 corticospinal tract**　是脊髓内最粗大的下行纤维束（图16-9），主要起自大脑皮质的中央前回和中央旁小叶前部，下行至延髓锥体，大部分（75% ~ 90%）纤维越边交叉至对侧，在脊髓外侧索的后部下行，称**皮质脊髓侧束 lateral corticospinal tract**，终止于同侧脊髓灰质前角的前角外侧核，支配四肢肌。小部分纤维下行于同侧前索的前正中裂两侧，称**皮质脊髓前束 anterior corticospinal tract**，此束一般不超过胸髓，其纤维大部分逐节经白质前连合交叉，终止于双侧的脊髓灰质前角的前角内侧核，支配躯干的固有肌。极少部分纤维不交叉，在同侧下行加入皮质脊髓侧束，大部分纤维终止于同侧颈髓灰质前角的前角外侧核；小部分纤维可到达腰、骶髓灰质前角的前角外侧核，称**皮质脊髓前外侧束 anterolateral corticospinal tract**（Barne 前外侧束），支配躯干的肢带肌。

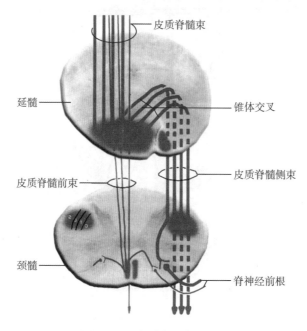

图 16 - 9　皮质脊髓束模式图

皮质脊髓束的功能是控制骨骼肌的随意运动。由于支配上、下肢的前角运动神经元仅接受对侧大脑半球的纤维，支配躯干肌的前角运动神经元接受双侧皮质脊髓束的支配，当一侧皮质脊髓束损伤后，出现同侧损伤平面以下的四肢肌痉挛性瘫痪（随意运动障碍、肌张力增高、腱反射亢进等，又称硬瘫），而躯干肌不瘫痪。当前角运动神经元损伤时，则出现同侧损伤平面以下的四肢肌和躯干肌弛缓性瘫痪（随意运动障碍、肌张力降低、反射消失等，又称软瘫）。

（2）**红核脊髓束 rubrospinal tract**　起自中脑的红核，纤维交叉至对侧脊髓的外侧索内下行，终止于上 3 个颈髓灰质 V ~ Ⅶ层。对支配屈肌的前角运动神经元有较强的兴奋作用，与皮质脊髓束共同对肢体远端骨骼肌运动发挥重要影响。

（3）**前庭脊髓束 vestibulospinal tract**　起自脑桥的前庭神经核，在同侧前索下行，止于灰质Ⅷ层和部分Ⅶ层。主要兴奋躯干和四肢的伸肌，在调节身体平衡中起着重要作用。

（4）**网状脊髓束 reticulospinal tract**　起自脑桥、延髓的网状结构，大部分在同侧前索和外侧索下行，止于灰质Ⅶ、Ⅷ层。主要参与对躯干和四肢近端骨骼肌运动的控制。

（5）**顶盖脊髓束 tectospinal tract**　起自对侧中脑的上丘，向腹侧走行，在中脑水管周围灰质的腹侧经被盖背侧交叉越边后在前索内下行，终止于上位颈髓灰质Ⅵ、Ⅷ层。主要兴奋对侧颈肌，抑制同侧颈肌活动。

（6）**内侧纵束 medial longitudinal fasciculus**　位于前索，一些纤维起自中脑中介核、后连合核、Darkschewitsch 核和网状结构，大部分来自前庭神经核。此束的纤维主要来自同侧神经核团，部分纤维来自对侧，终止于灰质Ⅶ、Ⅷ层，经中继后再到达前角运动神经元。主要作用是协调眼球的运动和头、颈部的运动。

（三）网状结构

在脊髓灰质后角基底部的外侧，灰质 V 层外侧的细胞较大，与纵横交错的纤维交织在一起，形成**网状结构 reticular formation**。与脑干相比，脊髓的网状结构不甚明显（图 16 – 4、图 16 – 5）。

⇒ 案例引导

　案例　患者，男性，25 岁。因脊柱外伤，左侧下肢不能随意运动，呈痉挛性瘫痪，腱反射亢进，本体感觉和精细触觉丧失；右侧脐平面以下躯体的痛、温觉丧失。经诊断，该患者为椎骨骨折合并脊髓左侧半横断损伤。

　讨论　1. 按照脊髓节段与椎骨的对应关系，该患者损伤的是哪个胸椎？

　　　　　2. 受损伤的主要纤维束有哪些？

　　　　　3. 为什么脊髓左侧半横断损伤会导致右侧躯体的痛、温觉丧失？

　　　　　4. 脊髓损伤的治疗方法有哪些？治疗效果如何？

三、脊髓的功能

脊髓具有传导功能和反射功能。

1. 传导功能　见本节脊髓白质内的上、下行纤维束。

2. 反射功能　**脊髓反射 spinal reflex** 是指脊髓固有的反射，反射弧并不经过脑。但在正常情况下，反射活动是在脑的控制下进行的。完成反射的结构是脊髓的固有装置，即脊髓灰质、固有束和前、后根。脊髓反射分为躯体反射和内脏反射。躯体反射是指骨骼肌的反射活动，如牵张反射、屈曲反射、浅反射等（图 15 – 6）。内脏反射是指一些躯体内脏反射、内脏内脏反射和内脏躯体反射，如竖毛反射、膀胱排尿反射、直肠排便反射等。

第二节　脑　干

PPT

脑 **encephalon or brain** 位于颅腔内，由胚胎时期神经管的前部分化发育而来，可分为端脑、间脑、小脑、中脑、脑桥和延髓 6 部分，常将中脑、脑桥和延髓合称为脑干（图 16 – 10）。

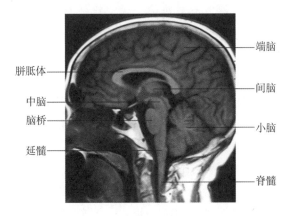

图 16 – 10　脑的正中矢状面（MRI 矢状影像）

一、脑干的外形

脑干 brain stem 位于脊髓和间脑之间，自上而下分为中脑、脑桥和延髓 3 部分。延髓和脑桥的腹侧面邻接枕骨斜坡，背侧面经小脑上、中、下脚与小脑相连，其间的腔隙是第四脑室，向下与脊髓的中央管相延续，向上方经中脑水管连通第三脑室。

（一）腹侧面

脑干的腹侧面有多处的膨隆和凹陷，各部膨隆的深面有纵行的纤维束或神经核，凹陷处有不同的脑神经根丝出入（图 16 - 11）。

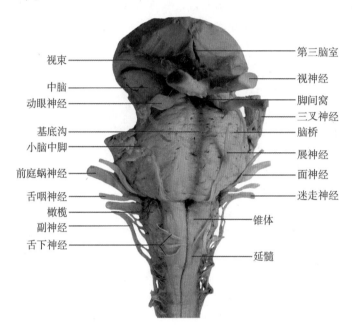

视束
中脑
动眼神经
基底沟
小脑中脚
前庭蜗神经
舌咽神经
橄榄
副神经
舌下神经

第三脑室
视神经
脚间窝
三叉神经
脑桥
展神经
面神经
迷走神经
锥体
延髓

图 16 - 11　脑干的腹侧面

1. 延髓 medulla oblongata　呈倒置的圆锥体，长约 3cm，下端平对枕骨大孔处与脊髓延续，上端借横行的**延髓脑桥沟 bulbopontine sulcus** 与脑桥分隔。

延髓腹侧面的正中有前正中裂，两侧的纵行隆起，称**锥体 pyramid**，主要由皮质脊髓束形成。延髓下端的锥体内的大部分纤维越边至对侧，形成锥体交叉。锥体背外侧呈卵圆形的隆起，称**橄榄 olive**，内含下橄榄核。在锥体与橄榄之间的前外侧沟内，有舌下神经（Ⅻ）根丝出脑。在橄榄的背侧，自上而下有舌咽神经（Ⅸ）、迷走神经（Ⅹ）和副神经（Ⅺ）根丝出入。

2. 脑桥 pons　长约 2.5cm。其形状宽阔而膨隆，称**基底部 basilar part**；正中线上呈纵行的浅沟，称基底沟，容纳基底动脉。脑桥基底部向两侧逐渐变窄，移行为**小脑中脚 middle cerebellar peduncle**。在小脑中脚与脑桥基底部之间，有三叉神经（Ⅴ）根丝出入。脑桥下缘与延髓交界处的延髓脑桥沟内，自内侧向外侧有展神经（Ⅵ）、面神经（Ⅶ）和前庭蜗神经（Ⅷ）根丝出入。

延髓、脑桥和小脑的交界处，称**脑桥小脑三角 pontocerebellar trigone**，内有前庭蜗神经根和面神经根通过，该部位肿瘤常可压迫附近的神经根，出现面部表情肌瘫痪和听力下降等相应症状。

3. 中脑 midbrain　长约 1.5cm，上界是间脑的视束，下界是脑桥上缘。有一对粗大的柱状隆起，称**大脑脚 cerebral peduncle**；两脚之间的深窝，称**脚间窝 interpeduncular fossa**，内有动眼神经（Ⅲ）根丝出脑。

（二）背侧面

脑干的背侧面与小脑相连，延髓上半部和脑桥的中央管向后敞开形成菱形窝（图16-12）。

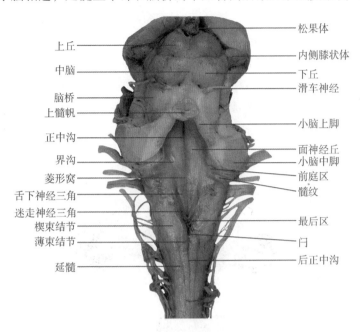

上丘——
中脑——
脑桥——
上髓帆——
正中沟——
界沟——
菱形窝——
舌下神经三角——
迷走神经三角——
楔束结节——
薄束结节——
延髓——

——松果体
——内侧膝状体
——下丘
——滑车神经
——小脑上脚
——面神经丘
——小脑中脚
——前庭区
——髓纹
——最后区
——闩
——后正中沟

图16-12 脑干的背侧面

1. 延髓 medulla oblongata 下部形状似脊髓，中央管未敞开。后正中沟两侧的薄束、楔束向上延伸，分别扩展形成膨隆的**薄束结节 gracile tubercle** 和**楔束结节 cuneate tubercle**，深面分别有薄束核和楔束核。楔束结节外上方的隆起，称**小脑下脚 inferior cerebellar peduncle**，与小脑相连。

2. 脑桥 pons 形成第四脑室底的上半部，两侧是**小脑上脚 superior cerebellar peduncle** 和小脑中脚，分别连于小脑。在两侧小脑上脚之间夹有薄层的白质层，称**上髓帆 superior medullary velum**，参与构成第四脑室顶。

3. 中脑 midbrain 有2对呈圆形的隆起。上方者称为**上丘 superior colliculus**，与视觉反射有关；下方者称为**下丘 inferior colliculus**，与听觉反射有关。上、下丘的外侧各有一条横行的隆起，分别称为上丘臂和下丘臂，分别与间脑的外侧膝状体和内侧膝状体相连。在下丘的下方有滑车神经（Ⅳ）根丝出脑，是唯一自脑干背侧面出脑的脑神经。

中脑内的**中脑水管 mesencephalic aqueduct** 由胚胎时期的神经管腔发育形成，纵贯全长，向上、下方分别连通第三脑室和第四脑室。

4. 菱形窝 rhomboid fossa 又称第四脑室底，呈菱形，由延髓上半部和脑桥的中央管后壁敞开形成。自正中沟中部向外侧至外侧角的数条表浅的横行纤维束，称**髓纹 striae medullares**，是脑桥与延髓背侧面的分界线，将菱形窝分为上、下部分。

菱形窝的外上界是两侧的小脑上脚，外下界自内下向外上依次是薄束结节、楔束结节和小脑下脚。菱形窝的正中有纵贯全长的正中沟，将窝分为左、右侧对称的两半。正中沟两侧各有一条与之平行的**界沟 sulcus limitans**。界沟与正中沟之间的稍隆起结构，称**内侧隆起 medial eminence**；其上有一个较明显的圆形隆凸，称**面神经丘 facial colliculus**，内含展神经核和面神经膝。髓纹下方可见2个小的三角形区域，内上方者是舌下神经三角，深面有舌下神经核；外下方者是迷走神经三角，深面有迷走神经背核。界沟外侧较宽阔的三角形区域是前庭区，深面有前庭神经核。前庭区外侧角有一个小隆起，称听结节，深面有蜗神经核。在界沟上端，有一个颜色呈蓝黑色的小区域，称蓝斑，深面有含黑色素的去甲肾上腺素能神经元。

（三）第四脑室

第四脑室 fourth ventricle 是位于延髓、脑桥与小脑之间的空腔，底是菱形窝，尖向后上方伸向小脑蚓。向上经中脑水管与第三脑室相通，向下连通延髓和脊髓的中央管。第四脑室顶的前上部由两侧小脑上脚和上髓帆形成，后下部由下髓帆和第四脑室脉络丛形成。**下髓帆 inferior medullary velum** 也是一块薄片白质，与上髓帆均伸入小脑，以锐角相会合。脉络组织内的部分血管反复分支缠绕形成第四脑室脉络丛（图 16 – 13），其产生的脑脊液经不成对的第四脑室正中孔和成对的第四脑室外侧孔流入蛛网膜下隙。

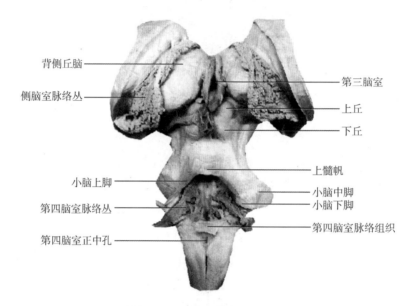

背侧丘脑
侧脑室脉络丛
第三脑室
上丘
下丘
上髓帆
小脑上脚
小脑中脚
小脑下脚
第四脑室脉络丛
第四脑室脉络组织
第四脑室正中孔

图 16 – 13　第四脑室脉络组织

二、脑干的内部结构

脑干的内部结构较脊髓复杂，可分为灰质、白质和网状结构。其中，灰质又分为脑神经核和非脑神经核。

⊕ 知识链接

脑干与脊髓内部结构的变化关系

延髓下部的结构类似脊髓，中央管依然保留，但逐渐移向背侧。至延髓上部和脑桥，中央管由背侧向两侧展开形成菱形窝，与小脑共同围成第四脑室。因此，原先围绕在中央管周围的灰质也相应向两侧展开，分布于菱形窝表面且变成第四脑室的室底灰质。同时，脊髓灰质内由前角至后角依次为躯体运动核、内脏运动核和感觉性核团的腹、背侧排列关系，在脑干的室底灰质则变成了由中线向两侧的内、外侧排列关系，内侧是运动性核团，外侧是感觉性核团。脊髓内围绕在灰质周围的白质结构，至脑干中部则被推挤到脑干的腹外侧部。这样，脊髓内灰质和白质的内、外侧排列关系在脑干的大部分区域变成了背、腹侧排列关系。

脑干内的灰质不再像脊髓内的灰质那样相互连续成纵贯全长的灰质柱，而是聚合成彼此相互独立的各种神经核。在脑干内，功能相同的脑神经核排列成断续的纵行细胞柱，称功能柱。

脊髓灰质的神经核团都与脊神经相联系；而脑干灰质的神经核团除包含与脑神经直接联系的脑神经核外，经过脑干的上行或下行的长纤维束及脑干与小脑联系的纤维，有的终止于脑干，有的则在脑干内中继，因此又出现了许多与纤维束中继有关的神经核团——中继核。

在灰质与白质之间区域出现的网状结构面积急剧扩大，结构更加复杂，其中包含了生命中枢中许多重要的神经核团（如网状核），如心跳、血压和呼吸中枢等。

（一）灰质

灰质 gray matter 主要位于脑干的背侧，分散成不连续的团块，称神经核（图 16 - 14）。由于中央管向后敞开形成第四脑室，腹、背侧排列的脊髓灰质成为自内侧向外侧的排列关系（图 16 - 15）。脑干内的神经核分为脑神经核和非脑神经核，非脑神经核即神经传导通路中的中继核团，如薄束核和楔束核等。

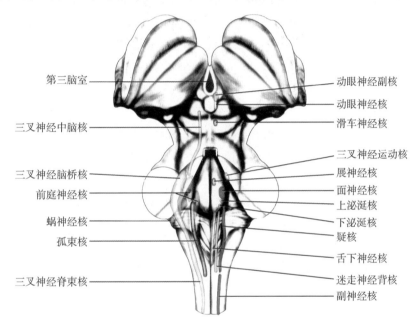

图 16 - 14　脑神经核在脑干背侧面的投影图

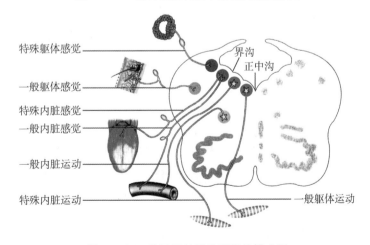

图 16 - 15　脑神经核的排列规律模式图

1. 脑神经核 nucleus of cranial nerve　脑干内有与第Ⅲ～Ⅻ对脑神经相连的脑神经核，其中，第Ⅲ、Ⅳ对脑神经的神经核位于中脑，第Ⅴ～Ⅷ对脑神经的神经核多位于脑桥，第Ⅸ～Ⅻ对脑神经的神经核位于延髓。在生物进化过程中，头部出现高度分化的视觉、听觉、嗅觉、味觉感受器，以及由鳃弓演化形成的面部和咽喉的骨骼肌。随着这些器官的发生和相应支配神经的出现，脑神经的纤维成分增加为 7 种，脑干内部也随之出现了与其相应的 7 种脑神经核团。

（1）**一般躯体运动核 general somatic motor nucleus** 4 对，包括中脑的动眼神经核和滑车神经核、脑桥的展神经核、延髓的舌下神经核，发出一般躯体运动纤维，分别支配由肌节衍化形成的眼球外肌、舌肌。①**动眼神经核 nucleus of oculomotor nerve**：发出纤维参与形成动眼神经，支配除外直肌和上斜肌外的所有眼球外肌的运动。②**滑车神经核 nucleus of trochlear nerve**：发出纤维形成滑车神经，支配眼球外肌的上斜肌运动。③**展神经核 nucleus of abducent nerve**：发出纤维形成展神经，支配眼球外肌的外直肌运动。④**舌下神经核 nucleus of hypoglossal nerve**：发出纤维形成舌下神经，支配舌肌的运动。

（2）**特殊内脏运动核 special visceral motor nucleus** 4 对，包括脑桥的三叉神经运动核和面神经核、延髓的疑核和副神经核，发出特殊内脏运动纤维，分别支配由鳃弓衍化的咀嚼肌、面肌、咽喉肌和胸锁乳突肌、斜方肌。①**三叉神经运动核 motor nucleus of trigeminal nerve**：发出纤维形成三叉神经运动根，出脑后加入下颌神经，主要支配咀嚼肌的运动。②**面神经核 nucleus of facial nerve**：发出纤维参与形成面神经，主要支配面部表情肌的运动。③**疑核 nucleus ambiguus**：发出纤维分别参与形成舌咽神经、迷走神经和副神经，支配咽喉肌等的运动。④**副神经核 accessory nucleus**：发出纤维参与形成副神经，支配胸锁乳突肌和斜方肌的运动。

（3）**一般内脏运动核 common visceral motor nucleus** 4 对，又称副交感神经核，包括中脑的动眼神经副核、脑桥的上泌涎核、延髓的下泌涎核和迷走神经背核，发出一般内脏运动纤维（副交感神经纤维），支配头部、颈部、胸部、腹部平滑肌和心肌的收缩及腺体的分泌。①**动眼神经副核 accessory nucleus of oculomotor nerve**：由此核发出的节前纤维走行于动眼神经内，在副交感神经节内交换神经元后，节后纤维支配睫状肌和瞳孔括约肌的收缩。②**上泌涎核 superior salivatory nucleus**：由此核发出的节前纤维走行于面神经内，在副交感神经节内交换神经元后，节后纤维控制泪腺、下颌下腺、舌下腺和口腔、鼻腔黏膜腺的分泌。③**下泌涎核 inferior salivatory nucleus**：由此核发出的节前纤维走行于舌咽神经内，在副交感神经节内交换神经元后，节后纤维控制腮腺的分泌。④**迷走神经背核 dorsal nucleus of vagus nerve**：由此核发出的节前纤维走行于迷走神经内，在副交感神经节内交换神经元后，节后纤维支配颈部、胸腔和腹腔内的大部分脏器的运动。

（4）**一般内脏感觉核 common visceral sensory nucleus** 和**特殊内脏感觉核 special visceral sensory nucleus** 1 对，即位于脑桥内的**孤束核 nucleus of solitary tract**，接受来自内脏器官、心血管的内脏感觉纤维。孤束核的上部属于特殊内脏感觉神经核，接受经舌咽神经和面神经传入的味觉纤维，故又称味觉核；下部主要接受经迷走神经和舌咽神经传入的一般内脏感觉纤维。

（5）**一般躯体感觉核 general somatosensory nucleus** 3 对，包括中脑的三叉神经中脑核、脑桥的三叉神经脑桥核、延髓的三叉神经脊束核，接受来自头面部皮肤和口腔、鼻腔黏膜的一般躯体感觉纤维。①**三叉神经中脑核 mesencephalic nucleus of trigeminal nerve**：主要接受经三叉神经传入的头面部咀嚼肌的本体感觉纤维。②**三叉神经脑桥核 pontine nucleus of trigeminal nerve**：主要接受经三叉神经传入的头面部触、压觉感觉纤维。③**三叉神经脊束核 spinal nucleus of trigeminal nerve**：主要接受经三叉神经传入的头面部痛、温觉感觉纤维，下部尚接受来自面神经、舌咽神经和迷走神经的一般躯体感觉纤维。

（6）**特殊躯体感觉核 special somatosensory nucleus** 2 对，包括脑桥的前庭神经核和蜗神经核，接受来自内耳的平衡觉和听觉纤维。①**前庭神经核 vestibular nucleus**：接受经前庭神经节传入的初级平衡觉纤维和小脑的传入纤维；发出纤维形成前庭脊髓束和内侧纵束，调节伸肌张力和参与完成视、听觉反射。②**蜗神经核 cochlear nucleus**：可分为蜗神经腹侧核和蜗神经背侧核，接受内耳经蜗神经节传入的初级听觉纤维。

⊕ 知识链接

脑神经核的排列规律

　　7 类脑神经核根据其性质和功能，在脑干内按照以下规律，纵行排列成 6 个功能柱。①在第四脑室室底灰质中，运动性神经核柱位于界沟内侧，感觉性神经核柱位于界沟外侧。②由中线向两侧依次为一般躯体运动核柱、一般内脏运动核柱、一般和特殊内脏感觉核柱、特殊躯体感觉核柱。③特殊内脏运动核柱和一般躯体感觉核柱则位于室底灰质（或中央灰质）腹外侧的网状结构内。6 个脑神经核柱并非纵贯脑干的全长，它们多数是断开的，其中每个柱可包含若干个功能相同的神经核团。这些代表不同功能的核柱在脑干灰质内呈有规律的排列关系。一般来说，感觉柱位于界沟的外侧，运动柱位于界沟的内侧。无论是感觉核柱还是运动核柱，凡是与内脏相关的，均靠近界沟；相反，凡是与躯体相关的，均离界沟较远。在这 7 类中，所谓的"一般"，是指脊髓和脑干中共有的核柱，它们之间实际上互为延续；"特殊"则是指仅见于脑干，与特殊感觉器和鳃弓衍化物有关的核柱，而在脊髓中是没有类似功能核团存在的。

　　2. 非脑神经核 non-brain nucleus　是参与形成各种神经传导通路或反射通路的核团。

　　（1）**薄束核 gracile nucleus 和楔束核 cuneate nucleus**　位于延髓中下部的薄束结节和楔束结节的深面（图 16-16），分别接受脊髓后索内薄束和楔束的纤维，是向脑的高级部位传递躯干、四肢意识性本体感觉和精细触觉冲动的中继核团。

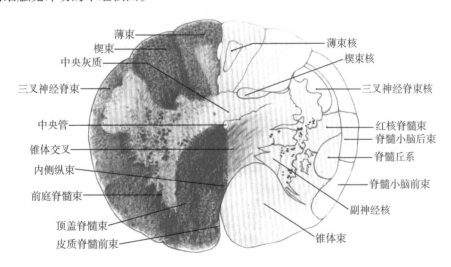

图 16-16　延髓的水平切面（经锥体交叉平面）

　　（2）**下橄榄核 inferior olivary nucleus**　位于延髓橄榄的深面，接受大脑皮质、网状结构、中脑的红核和脊髓等处发来的纤维，发出纤维主要形成橄榄小脑束，经小脑下脚止于小脑皮质。

　　（3）**上橄榄核 superior olivary nucleus**　位于脑桥中下部的面神经核的腹侧，主要接受来自双侧蜗神经核的上行纤维，发出纤维加入双侧的外侧丘系。

　　（4）**脑桥核 pontine nucleus**　为大量分散存在于脑桥基底部的神经核（图 16-17），接受来自同侧大脑皮质广泛区域的皮质脑桥纤维，发出纤维横行交叉至对侧，形成脑桥小脑纤维，经小脑中脚进入小脑。

　　（5）**红核 red nucleus**　位于中脑上丘平面的被盖部（图 16-18），呈圆柱状，主要接受来自小脑和大脑皮质的传入纤维，发出红核脊髓束，交叉到对侧下行至脊髓，以调节屈肌的肌张力和协调运动。

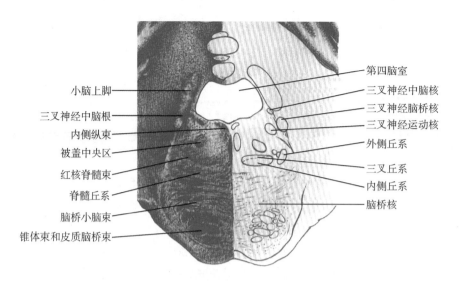

图 16-17　脑桥的水平切面（经脑桥中部的三叉神经根平面）

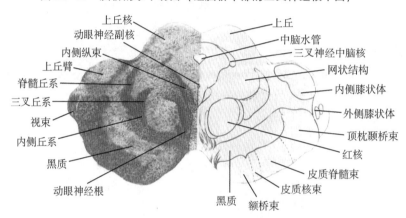

图 16-18　中脑的水平切面（经上丘平面）

（6）**黑质 substantia nigra**　位于中脑被盖和大脑脚底之间，呈半月形（图 16-18），占据中脑全长，可分为背侧的致密部和腹侧的网状部。致密部主要是多巴胺能神经元，其合成的多巴胺可经黑质纹状体纤维释放至纹状体，以调节纹状体的功能活动。若黑质的多巴胺能神经元变性，致使新纹状体内多巴胺的水平下降，可导致震颤麻痹（又称帕金森病）。

（二）白质

白质 white matter 主要由长的上、下行纤维束和出入小脑的纤维构成，其中大部分纤维束与脊髓内的纤维束相延续。

1. 长的上行纤维束　主要有内侧丘系、脊髓丘系、三叉丘系和外侧丘系等（图 18-1、图 18-3、图 18-4、图 18-7、图 18-8）。

（1）**内侧丘系 medial lemniscus**　由薄束核和楔束核发出的传入纤维，呈弓状绕过中央管的腹侧，左、右侧交叉处称为内侧丘系交叉，交叉后的纤维上行形成内侧丘系，经延髓、脑桥、中脑继续上行，终止于背侧丘脑的腹后外侧核。主要传导对侧躯干、四肢的本体感觉和精细触觉。

（2）**脊髓丘系 spinothalamic lemniscus**　由脊髓丘脑侧束、脊髓丘脑前束进入脑干后会合在一起共同形成，走行于延髓的外侧和内侧丘系的背外侧，终止于背侧丘脑的腹后外侧核。主要传导对侧躯干、四肢的痛温觉和粗略触压觉。

（3）**三叉丘系 trigeminal lemniscus**　由三叉神经脊束核和三叉神经脑桥核发出的纤维交叉至对侧上

行形成，走行于内侧丘系的背外侧，终止于背侧丘脑的腹后内侧核。主要传导对侧头面部的痛温觉和触压觉。

（4）**外侧丘系 lateral lemniscus** 由双侧蜗神经核发出的纤维，在脑桥被盖部的腹侧附近横行穿过内侧丘系，大部分纤维交叉至对侧，在纤维交叉处形成**斜方体 trapezoid body**；少部分纤维在同侧上行，共同形成外侧丘系，终止于间脑的内侧膝状体。主要传导双侧的听觉冲动。

（5）**脊髓小脑前、后束 anterior and posterior spinocerebellar tracts** 起自脊髓，走行于延髓外侧的周边部，脊髓小脑后束在延髓上部参与形成小脑下脚并进入小脑；脊髓小脑前束继续上行，在脑桥上部参与形成小脑上脚并进入小脑（图18-2）。此2束均参与非意识性本体感觉的反射活动。

（6）**内侧纵束 medial longitudinal fasciculus** 主要由来自前庭神经核、中脑的 Cajal 中介核、Darkschewitsch 核和网状结构的传出纤维组成。前庭神经核发出的纤维部分交叉至对侧，部分不交叉，然后在室底灰质的腹侧，紧靠中线两侧走行。部分纤维上行止于双侧动眼神经核、滑车神经核和展神经核；部分纤维下行构成内侧纵束的降部，止于颈段脊髓灰质的中间带和前角内侧核。主要功能是协调眼球外肌之间的运动，调节眼球的慢速运动和头部姿势。

2. 长的下行纤维束 主要有锥体束和其他起自脑干的下行纤维束（图18-9、图18-10）。

（1）**锥体束 pyramidal tract** 主要由大脑皮质中央前回及中央旁小叶前部的巨型锥体细胞（Betz 细胞）和其他类型锥体细胞发出的轴突构成，包括皮质核束和皮质脊髓束2部分，支配骨骼肌的随意运动。

①**皮质脊髓束 corticospinal tract**：由大脑皮质中央前回的中、上部和中央旁小叶的前部的锥体细胞发出的轴突下行形成，在延髓处的大部分纤维越过中线交叉至对侧，越边交叉处形成锥体交叉，交叉后的纤维在对侧脊髓白质的外侧索内下行，称皮质脊髓侧束；小部分未交叉的纤维仍在同侧脊髓白质的前索内下行，称皮质脊髓前束；极少部分不交叉纤维在同侧脊髓白质的外侧索内下行，称皮质脊髓前外侧束。皮质脊髓束终止于脊髓灰质的前角运动神经元，支配对侧四肢肌和双侧躯干肌的随意运动。

②**皮质核束 corticonuclear tract**：由大脑皮质中央前回下部的锥体细胞发出的轴突下行形成，在脑干内发出分支终止于除面神经核下部和舌下神经核外的双侧躯体运动神经核，支配大部分双侧的头面部骨骼肌和对侧眼裂以下表情肌、舌肌的运动。

（2）**其他起自脑干的下行纤维束** 脑干内除有锥体束外，还有起自对侧红核的红核脊髓束；起自上丘的顶盖脊髓束；起自前庭核的前庭脊髓束和起自网状结构的网状脊髓束等。

（三）网状结构

在中脑水管周围灰质、第四脑室室底灰质、脑干被盖和延髓中央灰质等区域内，除有神经核和上、下行纤维束外，尚有神经纤维纵横交织成网状，其间散在有许多大小不等的灰质团块，称**网状结构 reticular formation**。

网状结构的功能涉及觉醒睡眠的周期、脑和脊髓的运动控制以及各种内脏活动的调节。**上行网状激动系统 ascending reticular activating system** 可保持大脑皮质的意识水平，使大脑皮质对各种传入信息有良好的感知能力，此系统受损伤则会导致不同程度的意识障碍甚至深度昏迷。同时，网状结构也可控制躯体运动，调节躯体感觉和内脏活动等。

三、脑干的功能

脑干是端脑、间脑、小脑与脊髓之间信息联系的桥梁，是各种上、下行纤维束的必经之路，也是网状结构的主要存在部位，具有重要的传导功能。

脑干内有一些重要的反射中枢，如中脑的瞳孔对光反射中枢和脑桥的角膜反射中枢等，具有重要的反射功能。

PPT

脑干也是心血管、呼吸等重要生命中枢的部位。同时，其也可维持睡眠和觉醒等。

第三节　小　脑

小脑 cerebellum 位于颅后窝内，约占整脑的 10%。前方借小脑上、中、下脚与脑干相连，上方隔小脑幕与大脑半球的枕叶相邻（见图 16 – 10）。

一、小脑的外形和分叶

1. 小脑的外形　上面平坦，下面的中间部凹陷（图 16 – 19、图 16 – 20）。两侧的膨隆部分，称**小脑半球 cerebellar hemispheres**；中间狭窄的部分，称**小脑蚓 cerebellar vermis**。小脑蚓下面自前向后有**小结 nodule**、蚓垂、蚓锥体和蚓结节，小结向两侧以绒球脚与小脑半球前缘的**绒球 flocculus** 相连。

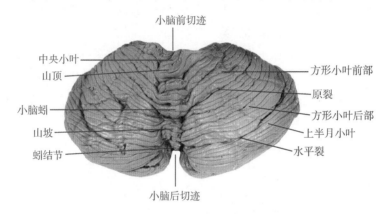

图 16 – 19　小脑的外形（上面观）

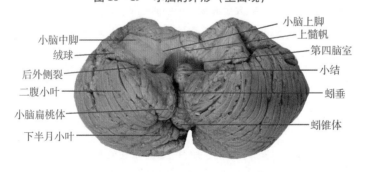

图 16 – 20　小脑的外形（前下面观）

小脑半球下面前内侧的突出结构，称**小脑扁桃体 tonsil of cerebellum**。小脑扁桃体位于枕骨大孔的上方和延髓的后方，当颅腔内肿瘤、出血等病变引起颅腔内压增高时，小脑扁桃体可被挤入枕骨大孔，形成小脑扁桃体疝或枕骨大孔疝，挤压延髓的生命中枢，导致呼吸、心跳停止而危及生命。

小脑表面有许多相互平行的浅沟，将其分为众多狭窄的小脑叶片。在小脑上面的前、中 1/3 交界处，有一条略呈 "V" 字形的深沟，称**原裂 primary fissure**；小脑下面的绒球和小结后方的深沟，称**后外侧裂 posterolateral fissure**。在小脑半球上面的后缘，有一条明显的水平裂。

2. 小脑的分叶　根据原裂、后外侧裂和小脑的发生，可分为前叶、后叶和绒球小结叶。

（1）**绒球小结叶 flocculonodular lobe**　位于小脑下面的前部，由小脑半球的绒球和小脑蚓前端的小结组成，二者之间以绒球脚相连。在进化上，此叶出现最早，也称**原小脑 archicerebellum**。主要与前庭神经和前庭神经核发生联系，又称**前庭小脑 vestibular cerebellum**，与调节躯体的平衡有关。

（2）**前叶 anterior lobe**　位于小脑的原裂和后外侧裂以前的结构。在进化上，前叶和小脑蚓下面的蚓垂、蚓锥体出现较晚，也称**旧小脑 paleocerebellum**。主要接受脊髓小脑前、后束的纤维，又称**脊髓小脑 spinocerebellum**，与调节肌张力有关。

（3）**后叶 posterior lobe**　位于小脑的原裂和后外侧裂以后的大部分结构（不包括蚓垂和蚓锥体）。在进化上出现最晚，与大脑皮质的高度发生有关，也称**新小脑 neocerebellum**。与大脑皮质的广泛区域发生联系，又称**大脑小脑 cerebrocerebellum**，参与骨骼肌随意运动的协调。

二、小脑的内部结构

小脑灰质和白质的配布与脊髓相反，灰质主要集中在表面，称小脑皮质；白质分布于深部，称小脑髓质。髓质中尚有部分灰质团块，称小脑核。

（一）灰质

1. 小脑皮质 cerebellar cortex　位于小脑的表面，并向内部深陷形成沟，将小脑表面分成许多大致平行的小脑叶片。小脑皮质由神经元的胞体和树突构成，其细胞构筑由浅入深分为分子层、梨状细胞层和颗粒层 3 层。

2. 小脑核 cerebellar nuclei　位于小脑的内部，埋藏于小脑髓质内（图 16 – 21），共 4 对，自内侧向外侧为**顶核 fastigial nucleus**、**球状核 globose nucleus**、**栓状核 emboliform nucleus** 和**齿状核 dentate nucleus**，其中，球状核和栓状核合称为**中间核 interposed nuclei**，属于旧小脑。顶核位于第四脑室顶的上方，小脑蚓的白质内，属于原小脑；齿状核位于小脑半球的白质内，最大，呈皱缩的口袋状，袋口朝向前内侧，属于新小脑。

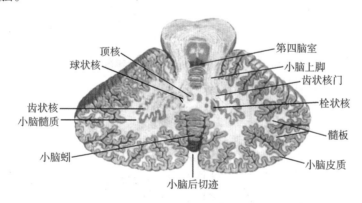

图 16 – 21　小脑的水平切面（示小脑核）

（二）白质

小脑的白质又称为**髓质 medulla**，借小脑上、中、下脚分别与中脑、脑桥和延髓等相连，内有出入小脑的纤维束通过（图 16 – 22）。

1. 小脑下脚 inferior cerebellar peduncle　又称绳状体，连于小脑与延髓、脊髓之间，内有小脑的传入纤维和传出纤维。主要传入纤维有：起自前庭神经、前庭神经核、下橄榄核、延髓网状结构进入小脑的纤维和脊髓小脑后束、楔小脑束。主要传出纤维有：发自绒球和部分小脑蚓皮质，止于前庭神经核的小脑前庭束；起自顶核，止于延髓的顶核延髓束。

2. 小脑中脚 middle cerebellar peduncle　又称脑桥臂，连于小脑与脑桥之间，是 3 个小脑脚中最粗大者。主要成分是小脑传入纤维，由对侧脑桥核发出的脑桥小脑束形成；仅有少量起自脑桥网状核到达小脑皮质的纤维。内有少量小脑至脑桥的传出纤维。

3. 小脑上脚 superior cerebellar peduncle　又称结合臂，连于小脑与中脑、间脑之间。主要有起自

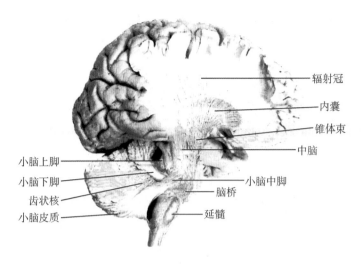

图 16－22　小脑脚示意图

小脑中间核，止于对侧红核和背侧丘脑的小脑传出纤维；小脑传入纤维主要有脊髓小脑前束、三叉小脑束和起自顶盖、红核的顶盖小脑束、红核小脑束等。

（三）第四脑室

小脑形成第四脑室的顶，见本章"第二节　脑干"。

三、小脑的纤维联系及功能

小脑借小脑上、中、下脚分别与中脑、脑桥、延髓等相联系，主要功能是维持身体平衡、调节肌张力和协调骨骼肌的运动。

1. 前庭小脑（原小脑）　主要接受来自同侧前庭神经节和前庭神经核发来的纤维，经小脑下脚进入小脑，传导前庭的平衡觉和空间位置的冲动到前庭小脑（图 16－23）。通过顶核中继或直接经小脑下脚止于同侧的前庭神经核和网状结构，再发出纤维通过前庭脊髓束和内侧纵束，至脊髓灰质的前角运动神经元和脑干的眼球外肌运动核，主要作用是调节躯干肌运动、协调眼球运动和维持身体平衡。

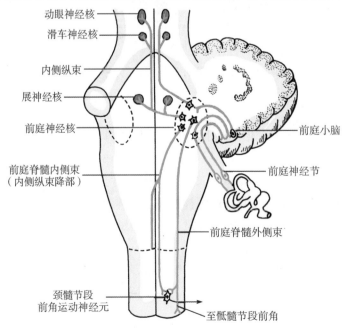

图 16－23　前庭小脑的主要传入、传出纤维及其联系模式图

2. 脊髓小脑（旧小脑）　　主要接受脊髓小脑前、后束经小脑上、下脚进入小脑的非意识性本体感觉冲动（图 16 – 24）。传出纤维主要投射至顶核和中间核，中继后发出纤维到前庭神经核、脑干网状结构和红核，再经前庭脊髓束、网状脊髓束和红核脊髓束，止于脊髓灰质的前角运动神经元，以调节肌张力。

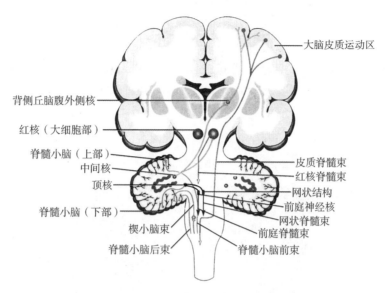

图 16 – 24　脊髓小脑的主要传入、传出纤维及其联系模式图

3. 大脑小脑（新小脑）　　主要接受皮质脑桥束在脑桥核中继后经小脑中脚的传入纤维（图 16 – 25）。传出纤维经齿状核中继后，形成小脑上脚的主体，进入对侧的红核和背侧丘脑的腹外侧核、腹前核，后者再发出纤维投射至大脑皮质躯体运动区，最后经皮质脊髓束下行至脊髓灰质的前角运动神经元，以调控骨骼肌的随意运动和精细运动。

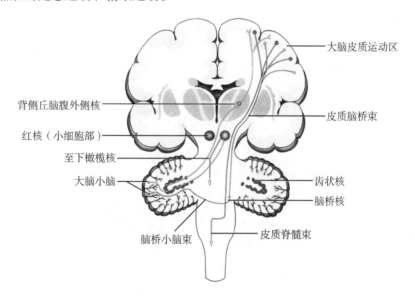

图 16 – 25　大脑小脑的主要传入、传出纤维及其联系模式图

PPT

第四节　间　脑

间脑 diencephalon 位于中脑和端脑之间，由胚胎时期的前脑泡发育而来。间脑的背侧面和两侧面被大脑半球覆盖，仅腹侧面的视交叉、视束、灰结节、漏斗和乳头体显露于脑底（见图 16 – 35）。其体积不到枢神经系统的 2%，但结构和功能相当复杂，是仅次于端脑的中枢部位。

两侧间脑之间有一个呈矢状位的窄腔，称**第三脑室 third ventricle**，分隔间脑的左、右侧部。顶部是第三脑室脉络丛；底由视交叉、灰结节、漏斗和乳头体构成；前界是终板；向后经中脑水管连通第四脑室；侧壁是背侧丘脑和下丘脑（图 16 – 26）。

间脑分为背侧丘脑、后丘脑、上丘脑、底丘脑和下丘脑 5 部分（图 16 – 26、图 16 – 27）。

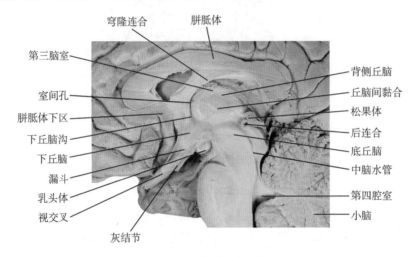

图 16 – 26　间脑的正中矢状切面

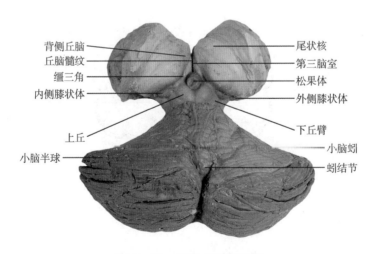

图 16 – 27　间脑（背侧面观）

一、背侧丘脑

1. 背侧丘脑的外形　背侧丘脑 **dorsal thalamus** 又称为丘脑，是一对呈椭圆形的灰质团块，借丘脑间黏合相连（图 16 – 28）。前端突出，称丘脑前结节；后端膨大，称丘脑枕。背外侧面的外侧缘与端脑尾状核之间有终纹分隔，内侧是丘脑髓纹。内侧面即第三脑室侧壁，有一条自室间孔走向中脑水管的浅沟，称**下丘脑沟 hypothalamic sulcus**，是背侧丘脑与下丘脑的分界线。

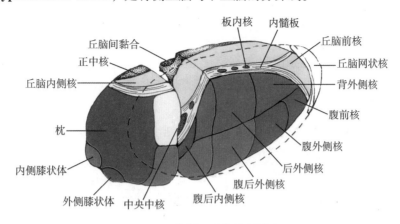

图 16 – 28   背侧丘脑的核团模式图

2. 背侧丘脑的内部结构

（1）神经核团   在背侧丘脑的水平切面上，有一个呈"Y"字形的白质板，称内髓板，将背侧丘脑分隔为 3 部分：即内髓板分叉处前方的前核群，内髓板内侧和外侧的内侧核群、外侧核群。外侧核群又分为背、腹层，背侧核群自前向后分为背外侧核、后外侧核和丘脑枕；腹侧核群自前向后分为**腹前核 ventral anterior nucleus**、**腹外侧核（腹中间核）ventral lateral nucleus** 和**腹后核 ventral posterior nucleus**，腹后核又分为**腹后外侧核 ventral posterolateral nucleus** 和**腹后内侧核 ventral posteromedial nucleus**。此外，内髓板内有若干个板内核，第三脑室侧壁的薄层灰质内有正中核；背侧丘脑外侧面还有薄层的丘脑网状核（图 16 – 28）。

（2）纤维联系   根据进化程度、纤维联系和功能，背侧丘脑又分为古、旧、新丘脑 3 类。

①非特异性投射核团（古丘脑）：包括正中核和板内核等，在进化上较古老，主要接受脑干网状结构的传入纤维，中继后形成上行网状激动系统，投射至大脑皮质的广泛区域，维持机体的清醒状态。

②特异性中继核团（旧丘脑）：包括腹前核、腹外侧核（腹中间核）和腹后核，在进化上属于较新的核群。腹前核主要接受苍白球、黑质和小脑束的传入纤维，经中继后发出纤维投射至躯体运动中枢和岛叶。腹外侧核（腹中间核）主要接受小脑齿状核的传入纤维，经中继后发出纤维经内囊后肢投射至大脑皮层躯体运动中枢。腹后内侧核接受三叉丘系和由孤束核发出的味觉纤维，经中继后发出纤维投射至大脑皮质中央后回下部的躯体感觉中枢。腹后外侧核接受内侧丘系和脊髓丘系的纤维，经中继后发出纤维投射至大脑皮质中央后回上 2/3 的躯体感觉中枢和中央旁小叶的后部。

由腹后核发出的纤维形成**丘脑中央辐射 central thalamic radiation**，投射至大脑皮质中央后回和中央旁小叶后部的躯体感觉中枢。背侧丘脑的腹后内侧核和腹后外侧核是人体深、浅感觉向上传导到达中枢的最后中继站（第 3 级神经元），因此，当一侧腹后核损伤后，可引起对侧躯体的感觉障碍。

③联络性核团（新丘脑）：包括内侧核群、前核群、外侧核群的背侧层核群，在进化上属于最新的核群。接受广泛的传入纤维，与额、顶、枕、颞叶皮质和乳头体、海马等有往返纤维联系，主要功能与情感、记忆、内脏运动和感觉的整合有关。

二、后丘脑

后丘脑 metathalamus 位于背侧丘脑的后下方，是 2 对呈圆丘状的突起（图 16 – 27、图 16 – 28），属于特异性中继核。内侧的一对称为**内侧膝状体 medial geniculate body**，接受下丘经下丘臂传来的听觉纤维，中继后发出纤维形成听辐射，投射至颞叶的听觉中枢；外侧的一对称为**外侧膝状体 lateral genic-**

ulate body，经上丘臂与上丘相连，接受视束的传入纤维，中继后发出纤维形成视辐射，投射至枕叶的视觉中枢。

三、上丘脑

上丘脑 epithalamus 位于第三脑室顶的后部周围，包括松果体、缰三角、缰连合和丘脑髓纹（图16 – 27）。

松果体 pineal body 是椭圆形的内分泌腺，可产生褪黑素，具有抑制性腺和调节生物钟的功能。16 岁以后的松果体钙化，可作为影像诊断颅腔内占位性病变的定位标志。

缰三角内有缰核，此核被认为是边缘系统与中脑之间的中继站。

丘脑髓纹主要由来自隔区的纤维束构成，大部分终止于缰核，也有纤维至中脑水管周围灰质和其他丘脑核团。

四、底丘脑

底丘脑 subthalamus 是间脑和中脑之间的移行区，内含底丘脑核，与纹状体、黑质、红核等有密切的纤维联系，属于锥体外系的重要结构。

五、下丘脑

1. 下丘脑的位置及形态　下丘脑 hypothalamus 位于背侧丘脑的下方，上方借下丘脑沟与背侧丘脑分界。

在脑底面，自前向后包括视交叉、灰结节和乳头体。视交叉向后方延续为视束，灰结节向前下方移行为漏斗；灰结节后方的成对突起，称乳头体（图 16 – 26）。

2. 下丘脑的内部结构

（1）神经核团　下丘脑自前向后分为视前区、视上区、结节区和乳头体区 4 区，各区又根据细胞形态和纤维联系分为若干核团。主要核团有：位于视交叉背外侧的**视上核 supraoptic nucleus**；第三脑室侧壁上部的**室旁核 paraventricular nucleus**；漏斗深面的**漏斗核 infundibular nucleus**；中线两侧的视交叉上方的视交叉上核：乳头体深面的乳头体核等（图 16 – 29）。

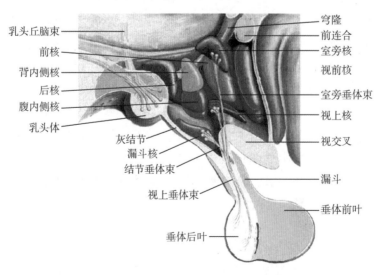

图 16 – 29　下丘脑的主要核团及纤维联系模式图（左侧）

（2）纤维联系　下丘脑的纤维联系较复杂，可分为传出纤维和传入纤维2类。

主要传出纤维如下。①与垂体联系的**下丘脑垂体束 hypothalamohypophyseal tract**：包括**视上垂体束 supraopticohypophyseal tract**、**室旁垂体束 paraventriculohypophyseal tract** 和**结节垂体束 tuberohypophyseal tract**。前二者分别起自视上核和室旁核，将核团分泌的抗利尿激素和催产素运送至神经垂体。结节垂体束又称为结节漏斗束，起自漏斗核和下丘脑基底内侧部的一些神经细胞，终止于正中隆起的毛细血管丛，将促激素释放激素或抑制激素经垂体门静脉运送至垂体前叶（图16-30），控制垂体前叶的内分泌功能。②与背侧丘脑联系的乳头丘脑束和乳头被盖束，分别自乳头体核投射至丘脑前核群和中脑被盖，前者与大脑皮质的扣带有往返纤维联系。③与脑干和脊髓联系的背侧纵束等，自室周灰质至中脑的中央灰质和被盖（图16-29、图16-31）。

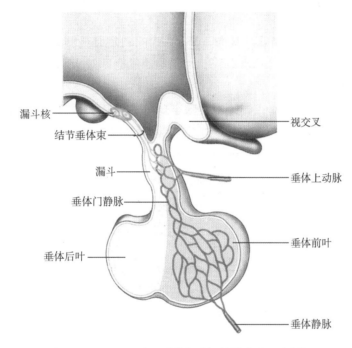

图 16-30　下丘脑-垂体门脉系统模式图（左侧）

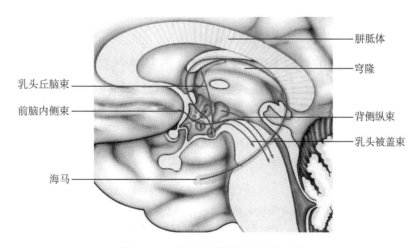

图 16-31　下丘脑的纤维联系模式图

传入纤维与边缘系统相联系，主要纤维如下。①前脑内侧束：起自端脑边缘系统的隔核和嗅脑，经下丘脑的外侧区至中脑被盖。②穹隆：是下丘脑最粗大的传入纤维束，起自海马，止于乳头体核。③经脑干和脊髓传导的躯体和内脏信息，主要经网状结构中继到达下丘脑。

3. 下丘脑的功能 下丘脑是神经内分泌中心，通过下丘脑与垂体之间的联系，将神经调节和体液调节融为一体。下丘脑是皮质下调节内脏活动的高级中枢，参与对体温、摄食、生殖、水盐平衡和内分泌活动等的调节。下丘脑通过与边缘系统的联系，参与对情绪活动的调节。

第五节 端 脑

PPT

端脑 telencephalon 由胚胎时期的前脑泡演化而来，由于人类的大脑半球高度发育，遮盖了间脑和中脑。端脑由两侧**大脑半球 cerebral hemisphere** 借胼胝体连接形成，是脑的最高级部位。

一、端脑的外形及分叶

大脑半球的表面凹凸不平，凹陷处是**脑沟 sulcus**，沟间的隆起是**脑回 gyrus**。左、右侧大脑半球之间被**大脑纵裂 cerebral longitudinal fissure** 分隔，端脑与小脑之间被大脑横裂分隔。每侧大脑半球分为上外侧面、内侧面和底面。

大脑半球表面有 3 条恒定的脑沟，借此将大脑半球分为额叶、顶叶、枕叶、颞叶和岛叶 5 叶（图 16 - 32、图 16 - 33）。**外侧沟 lateral sulcus** 是大脑半球最深的脑沟，起自大脑半球的下面，转至上外侧面后再行向后上方；**中央沟 central sulcus** 起自大脑半球上缘中点处的稍后方，斜向前下方，其下端与外侧沟仅隔一个脑回，上端延续至大脑半球的内侧面；**顶枕沟 parietooccipital sulcus** 位于大脑半球内侧面的后部，自前下方斜向后上方并延续至上外侧面。中央沟之前和外侧沟以上的部分，称**额叶 frontal lobe**；中央沟之后和顶枕沟之前的部分，称**顶叶 parietal lobe**；外侧沟以下的部分，称**颞叶 temporal lobe**；顶枕沟之后的部分，称**枕叶 occipital lobe**；在上外侧面上，枕叶的前界是自顶枕沟至枕前切迹（枕极前方约 4cm 处）的连线。在外侧沟的深面，被额叶、顶叶、颞叶掩盖的部分，称**岛叶 insular lobe**（图 16 - 34）。

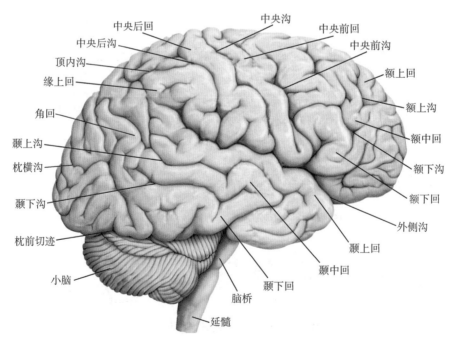

图 16 - 32 大脑半球的上外侧面

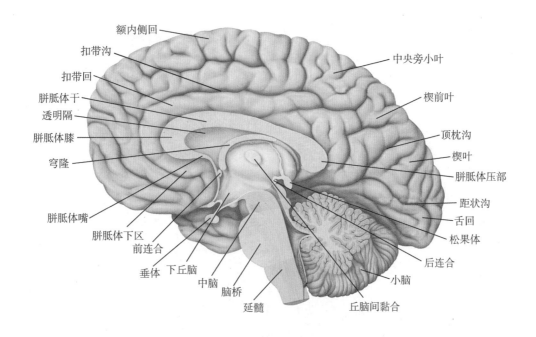

图 16 - 33　大脑半球的内侧面

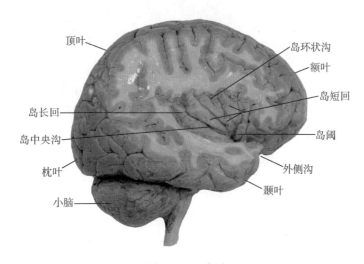

图 16 - 34　岛叶

1. 大脑半球的上外侧面　在额叶上，中央沟的前方有一条与之平行的**中央前沟 precentral sulcus**，2 条脑沟之间是**中央前回 precentral gyrus**（图 16 - 32）；中央前沟的前方，有 2 条与大脑半球上缘大致平行的脑沟，分别称为额上沟和额下沟，这 2 条脑沟将额叶的其余部分分为额上回、额中回和额下回。在顶叶上，中央沟的后方有一条与其平行的**中央后沟 postcentral sulcus**，2 条脑沟之间是**中央后回 postcentral gyrus**；中央后沟的后方有一条与大脑半球上缘大致平行的脑沟，称**顶内沟 intraparietal sulcus**，借此脑沟将顶叶的其余部分分为顶上小叶和顶下小叶。顶下小叶内包绕外侧沟后端的脑回，称**缘上回 supramarginal gyrus**；围绕颞上沟末端的脑回，称**角回 angular gyrus**。在颞叶上，有 2 条与外侧沟大致平行的颞上沟和颞下沟，这 2 条脑沟将颞叶分为颞上回、颞中回和颞下回；颞上回上部可见 2～3 条自外上方斜向内下方并转入外侧沟的**颞横回 transverse temporal gyrus**。

2. 大脑半球的内侧面　中央前、后回延续至大脑半球内侧面的部分，称**中央旁小叶 paracentral lobe**（图 16 - 33）。在间脑的上方，有前后方向呈弓形连接左、右侧大脑半球的巨大纤维束断面，称胼胼体 corpus callosum；其下方呈弓形的纤维束，称穹隆。穹隆与胼胝体之间的薄白质板，称透明隔。胼胝体的背面有胼胝体沟，其上方有与之平行的扣带沟，二者之间是**扣带回 cingulate gyrus**；胼胝体沟绕过胼胝体后方，向前下方移行为海马沟。在胼胝体的后方有顶枕沟，其后下方有呈弓形的**距状沟 calcarine sulcus**。距状沟与顶枕沟之间是**楔叶 cuneus**，距状沟的下方是舌回。

3. 大脑半球的底面　额叶下面有纵行的嗅束，其前端膨大，称嗅球，与嗅神经相连；后端扩大，称嗅三角。嗅三角与视束之间是前穿质，有许多小血管穿入脑实质内（图 16 – 35）。颞叶下面有与大脑半球下缘大致平行的枕颞沟，此脑沟内侧与之平行的浅沟，称侧副沟。这 2 条脑沟将颞叶下面自外侧向内侧分为枕颞外侧回、枕颞内侧回和**海马旁回 parahipocampal**。海马旁回的前端弯曲，称**钩 uncus**。海马沟上方呈锯齿状的窄条状皮质，称**齿状回 dentate gyrus**；其外侧的部分大脑皮质卷曲伸入侧脑室下角，称**海马 hippocampus**，呈弓状的隆起。海马和齿状回合称为**海马结构 hippocampal formation**（图 16 – 36）。

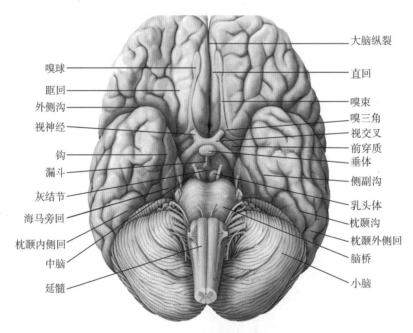

图 16 – 35　端脑的底面

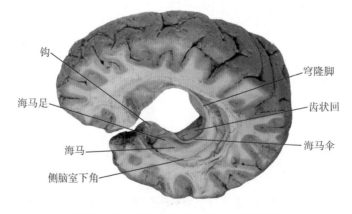

图 16 – 36　海马结构（左侧，外侧面观）

二、端脑的内部结构

大脑皮质是大脑半球表面的灰质，其深面的白质为髓质，髓质中的灰质团块为基底核，大脑半球深面的室腔是侧脑室。

（一）灰质

端脑的灰质分为大脑半球表面的大脑皮质及其深面的基底核。

1. 大脑皮质的结构　覆盖在大脑半球表面的灰质，称**大脑皮质 cerebral cortex**，是高级神经活动的基础和机体功能活动的最高调控器官，也是中枢神经系统发育最为复杂和完善的部位。人类大脑皮质的总重量约 600g，占全脑重量的 40% 左右，约有 26 亿个神经细胞（神经元），依照一定的规律分层排列并组成一个整体。

（1）细胞构筑　大脑皮质由大量错综复杂的神经细胞、神经纤维、神经胶质细胞和血管等构成，分层排列。大脑皮质的神经细胞分为 2 类。①传出神经元：大锥体细胞、梭形细胞和大星状细胞。②联络神经元：小锥体细胞、短轴星状细胞、水平细胞和 Martinotti 细胞。

从种系发生上来看，大脑皮质根据形态和功能分为原皮质（海马和齿状回）、旧皮质（嗅脑）和新皮质。原皮质和旧皮质有分子层、锥体细胞层和多形细胞层 3 层结构；新皮质有分子层、外颗粒层、外锥体细胞层、内颗粒层、内锥体细胞层和多形细胞层 6 层结构。

（2）Brodmann 分区　1909 年，德国神经科医生科比尼安·布洛德曼（Korbinian Brodmann）根据细胞结构将大脑皮层划分为一系列解剖区域。该分区包括每侧大脑半球的 52 个区域（图 16 - 37、图 16 - 38），如第 4、6 区是躯体运动中枢。这种分区方法在基础医学和临床方面均得到广泛应用。

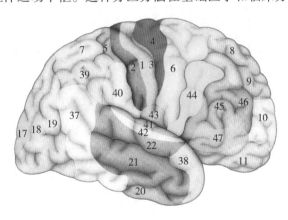

图 16 - 37　大脑皮质的 Brodmann 分区（上外侧面）

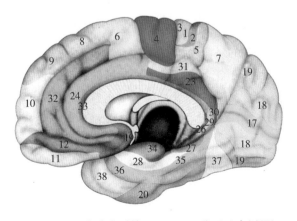

图 16 - 38　大脑皮质的 Brodmann 分区（内侧面）

2. 大脑皮质的功能定位　大脑皮质是高级神经活动的物质基础。在长期种系演变及人类自身的各种实践活动中，不同皮质区具有不同的功能，一般将这些具有一定功能的脑区称为"中枢"，即大脑皮质的功能定位区。除了一些具有特定功能的中枢外，还存在着广泛的脑区，对各种信息进行加工整合，完成高级的神经精神活动，称联络区。

在长期的进化和发育过程中，大脑皮质的结构和功能都得到了高度的分化，而且左、右侧大脑半球的发育情况也不完全相同，呈不对称性。左侧大脑半球与言语、意识、数学分析等密切相关，因此，言语中枢主要位于左侧大脑半球；右侧大脑半球主要感知非言语信息、音乐、图形和时空概念。左、右侧大脑半球各有优势，它们互相协调和配合完成各种高级神经精神活动。

（1）**第 I 躯体运动区 first somatic motor area**　位于中央前回和中央旁小叶前部（Brodmann 第 4、6 区），发出神经纤维形成锥体束，到达脑干的脑神经运动核（一般躯体运动核和特殊内脏运动核）和脊髓灰质的前角运动神经元。

身体各部在此区的投影特点如下。①似倒置的人形，身体各部的投影呈上下颠倒，头部正位。中央前回最上部和中央旁小叶前部与下肢、躯干运动有关，中部与上肢的运动有关，下部与面部、舌、咽、喉的运动有关。②左、右侧交叉，即一侧运动区支配对侧肢体的运动。但一些与联合运动有关的肌则接受双侧运动区的支配，如咽喉肌、咀嚼肌和眼球外肌等。③身体各部投影区的大小与各部的形体大小无关，而取决于运动的复杂程度和功能的重要性。如头面部和手部的运动复杂而精细，其投影区就较大（图 16 - 39）。

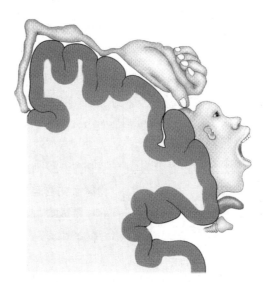

图 16 - 39　人体各部在第 I 躯体运动区的投影定位示意图

（2）**第 I 躯体感觉区 first somatic sensory area**　位于中央后回和中央旁小叶后部（Brodmann 第 3、1、2 区），接受背侧丘脑腹后核传来的对侧躯体的浅感觉和深感觉。

身体各部在此区的投影特点如下。①似倒置的人形，身体各部的投影呈上、下颠倒，头部正位。头面部感觉冲动投射至中央后回下部，上肢的感觉投射至中央后回中部，躯干和下肢的感觉投射至中央后回上部和中央旁小叶后部。②左、右侧交叉，即一侧感觉区接受对侧肢体的感觉。③身体各部投影范围的大小取决于感觉的敏感程度，如手指和唇的感受器最密，投影范围就最大（图 16 - 40）。

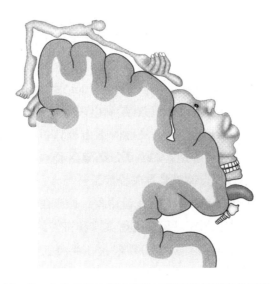

图 16-40　人体各部在第 I 躯体感觉区的投影定位示意图

🌐 知识链接

第 II 躯体运动中枢和第 II 躯体感觉中枢

人类还有第 II 躯体运动中枢和第 II 躯体感觉中枢，均位于中央前回和中央后回深面的岛叶皮质，与对侧上、下肢运动和双侧躯体感觉（以对侧为主）有关。这些中枢只是执行某种功能的核心部分，如中央前回主要管理全身骨骼肌运动，但也接受部分感觉冲动；中央后回主要管理全身感觉，但刺激它也可产生少量运动。因此，大脑皮质的功能定位概念是相对的。

（3）**视觉区 visual area**　位于枕叶的距状沟两侧皮质（Brodmann 第 17 区），接受外侧膝状体发出的视辐射纤维。一侧视觉区接受同侧视网膜颞侧半和对侧视网膜鼻侧半的视觉信息，故一侧视觉区损伤可导致双眼对侧视野**同向性偏盲 homonymous hemianopsia**。

（4）**听觉区 auditory area**　位于颞叶的颞横回（Brodmann 第 41、42 区），接受内侧膝状体发出的传导双耳听觉信息的听辐射纤维。因此，一侧听觉区损伤，可导致双耳的听力下降，但不会全聋。

（5）**言语中枢 speech center**　人类大脑皮质与动物的本质区别是进行思维和意识等高级活动，并进行言语的表达。一般认为，左侧大脑半球是言语功能的"优势半球"，言语功能包括理解别人说的话和阅读文字，并以说话和书写文字的方式表达自己的意见及思维。因此，言语中枢包括听话、说话、阅读和书写中枢（图 16-41）。

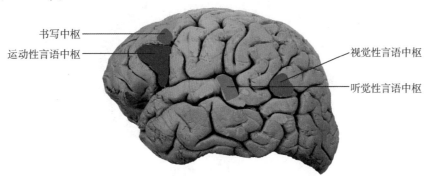

图 16-41　大脑半球的言语中枢（左侧）

①**运动性言语中枢 motor speech center**：又称说话中枢，位于额下回的后部（Brodmann 第 44、45 区），又称 Broca 区。若该区受损，患者虽然能够发音，但不能说出完整且有意义的句子，称运动性失语症。

②**书写中枢 writing center**：位于额中回的后部（Brodmann 第 8 区），靠近中央前回代表手部的投影区域。若该区受损，虽然手部的运动正常，但书写、绘画出现障碍，称失写症。

③**听觉性言语中枢 auditory speech center**：又称听话中枢，位于颞上回的后部（Brodmann 第 22 区），靠近听觉区，主要功能是听取和理解别人的言语。若该区受损，虽然患者的听觉正常，但不能理解别人说话的意思，答非所问且不自知，称感觉性失语症。

④**视觉性言语中枢 visual speech center**：又称阅读中枢，位于角回（Brodmann 第 39 区），靠近视觉中枢。若该区受损，虽然视觉无障碍，但患者不能理解文字和符号的意义，称失读症。

听觉性言语中枢和视觉性言语中枢没有明显的界限，二者均包含于 Wernicke 区内，该区包括颞上回后部、颞中回后部和缘上回、角回。各言语中枢并不是彼此孤立存在的，相互之间有着密切联系，言语能力需要大脑皮质有关区域的协调配合才能完成。

（6）**平衡觉区 vestibular area**　位于中央后回下部的头面部投影区附近。

（7）**味觉区 gustatory area**　位于中央后回下部（Brodmann 第 43 区），舌和咽的一般感觉区附近。

（8）**嗅觉区 olfactory area**　位于海马旁回钩的内侧部及其附近的皮质。

（9）**内脏运动中枢 visceral motor center**　一般认为位于边缘叶。

➡ 案例引导

案例　患者，女性，43 岁。主诉数日前突然昏迷，现意识已恢复。检查发现右侧上肢瘫痪，肌张力增高，腱反射亢进，无肌萎缩，Babinski 征阳性；伸舌时舌尖偏向右侧，舌肌无萎缩；发笑时口角偏向右侧；患者能够听懂别人的话，也能够识字，但不能说话和写字；患者平时善用右手，其他未发现异常。经诊断，该患者为左侧额叶的中央前回中下部、额中回后部和额下回后部受损。

讨论　1. 躯体运动中枢位于何部位？其功能定位有何特点？

2. 躯体运动中枢损伤有何表现？与下运动神经元损伤有何区别？

3. 言语中枢位于何部位？其损伤后有何表现？

3. 基底核 basal nuclei　位于大脑半球的白质内，靠近脑底，包括尾状核、豆状核、屏状核和杏仁体（图 16 - 42、图 16 - 43）。

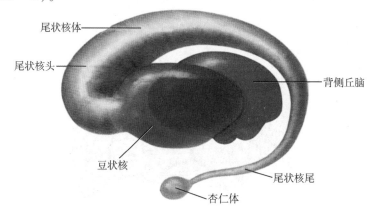

图 16 - 42　基底核的模式图

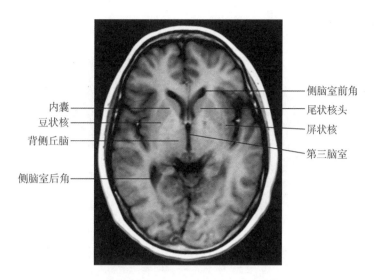

内囊
豆状核
背侧丘脑
侧脑室后角

侧脑室前角
尾状核头
屏状核
第三脑室

图 16 - 43　基底核及其周围结构（MRI 横断层影像）

（1）**尾状核 caudate nucleus**　位于背侧丘脑的外侧，呈"C"字形围绕豆状核和背侧丘脑，可分为尾状核头、体、尾 3 部分。尾状核头突向侧脑室的前角，尾状核尾延伸至侧脑室的下角，与杏仁体相连。

（2）**豆状核 lentiform nucleus**　位于岛叶的深面和背侧丘脑的外侧，在端脑水平切面和额状切面上均呈尖伸向内侧的楔形，被两个白质板分为 3 部分：外侧部称为**壳 putamen**，内侧的两部分合称为**苍白球 globus pallidus**。

由于尾状核头和豆状核的前部之间有条纹状的灰质相连，故尾状核和豆状核合称为**纹状体 corpus striatum**。在种系发生上，苍白球出现较早，称旧纹状体；尾状核和壳出现较晚，称新纹状体。纹状体是锥体外系的重要组成部分，也是躯体运动的一个主要调控中枢。当新纹状体病变时，可出现舞蹈症，表现为肌张力降低，上肢和头部不自主的舞蹈动作。当旧纹状体病变时，可出现帕金森病，表现为肌张力增强，骨骼肌强直，随意运动减少，动作迟缓，静止性震颤。

（3）**屏状核 claustrum**　是岛叶与豆状核之间的薄层灰质。屏状核与豆状核（壳）之间的薄层白质，称外囊；屏状核与岛叶皮质之间的白质，称最外囊。

（4）**杏仁体 amygdaloid body**　位于海马旁回钩的深面，是边缘系统的组成部分，与情绪和内分泌、内脏活动的调节有关。

（二）白质

大脑皮质下的白质，称**髓质 medulla**，主要由联系大脑皮质各部和大脑皮质与皮质下结构的神经纤维构成，可分为联络纤维、连合纤维和投射纤维 3 类。

1. 联络纤维 association fibers　是连接同侧大脑半球内各部大脑皮质的神经纤维（图 16 - 44）。短纤维联系相邻的脑回，称弓状纤维。长纤维联系同侧大脑半球的各脑叶，主要纤维如下。①钩束：绕外侧沟，连接额叶、颞叶的前部。②上纵束：位于豆状核和岛叶的上方，连接额叶、顶叶、枕叶、颞叶。③下纵束：沿侧脑室的下角和后角的外侧壁，连接枕叶和颞叶。④扣带：位于扣带回和海马旁回的深部，连接边缘叶。

2. 连合纤维 commissural fibers　是连接左、右侧大脑半球的神经纤维，包括胼胝体、前连合和穹隆连合（图 16 - 33）。

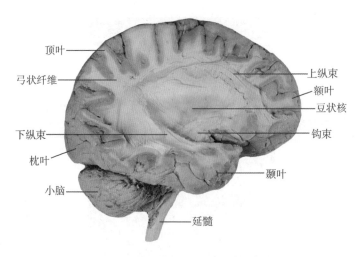

图 16 - 44　大脑半球的联络纤维

（1）**胼胝体 corpus callosum**　位于大脑纵裂的底，是连接两侧大脑半球的最粗大的连合纤维（图 16 - 45、图 16 - 46）。在脑的正中矢状切面上呈弓形，自前向后分为胼胝体嘴、膝、干和压部 4 部分。胼胝体嘴向下方连于第三脑室前壁的终板。在经胼胝体的端脑水平切面上，可见其纤维呈放射状排列，广泛联系额、顶、枕、颞叶。

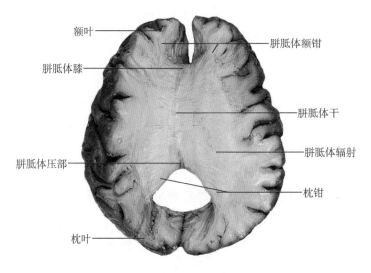

图 16 - 45　胼胝体（上面观）

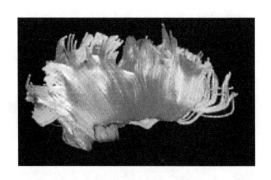

图 16 - 46　胼胝体（侧面观，弥散张量成像）

（2）**前连合 anterior commissure**　位于终板的后方和穹隆柱的前方，由两束呈弓形的纤维束形成，连接左、右侧嗅球和颞叶。

（3）**穹隆 fornix** 和**穹隆连合 fornical commissure**　穹隆是自海马至下丘脑乳头体的弓形纤维束。两侧穹隆在贴近胼胝体的下方向前走行并互相靠近，其中部分纤维越边至对侧，连接对侧海马，形成穹隆连合。

3. **投射纤维 projection fibers**　是联系大脑皮质与间脑、脑干和脊髓的上、下行纤维，主要投射纤维包括上行的丘脑中央辐射和视辐射、听辐射，下行的皮质脊髓束和皮质核束等（图16－47）。

4. **内囊 internal capsule**　是投射纤维通过尾状核、背侧丘脑和豆状核之间形成的高度集中的白质区（图16－47）。

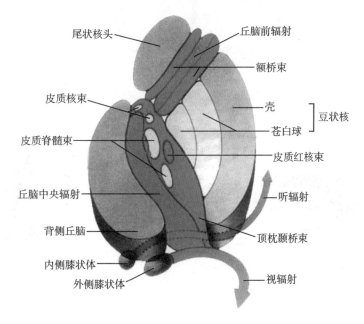

图16－47　内囊模式图

在端脑的水平切面上，内囊的尖端伸向内侧，呈"＞　＜"字形，可分为3部分。①内囊前肢：位于豆状核与尾状核之间，内有额桥束和丘脑前辐射通过。②内囊膝：位于内囊的前、后肢会合处，内有皮质核束通过。③内囊后肢：位于豆状核与背侧丘脑之间，内有皮质脊髓束、皮质红核束、丘脑中央辐射、顶枕颞桥束、视辐射和听辐射等投射纤维通过。

由于内囊膝、后肢内通过许多重要的投射纤维，当内囊损伤广泛时，患者会出现对侧躯体感觉丧失（丘脑中央辐射受损）、对侧偏瘫（皮质脊髓束、皮质核束受损）和对侧偏盲（视辐射受损）的"三偏综合征"。

（三）侧脑室

侧脑室 lateral ventricle 是位于大脑半球内的不规则状腔隙，左右各一，呈"C"字形延伸至大脑半球的各脑叶，内含脑脊液。根据形态及位置分为4部分：中央部位于顶叶，自此发出3个角，前角向前方伸入额叶，后角向后方伸入枕叶，下角向前下方伸入颞叶（图16－48、图16－49）。

侧脑室脉络丛主要位于侧脑室的中央部和下角，**经室间孔 interventricular foramen** 与第三脑室脉络丛相连。

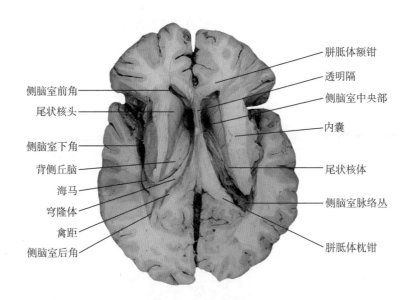

图 16-48　侧脑室（上面观）

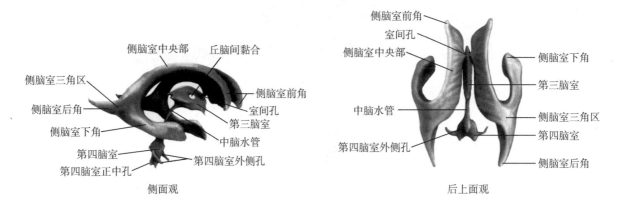

图 16-49　脑室系统的铸型图

（四）边缘系统

边缘系统 limbic system 由边缘叶及其他相关的大脑皮质和皮质下结构共同构成。**边缘叶 limbic lobe**
是位于胼胝体周围和侧脑室下角底壁的一圈弧形结构，包括隔区（胼胝体下区和终板旁回）、扣带回、
海马旁回和海马结构等（图 16-50）。相关的大脑皮质和皮质下结构是指杏仁体、下丘脑、上丘脑、背
侧丘脑前核群和中脑被盖等。

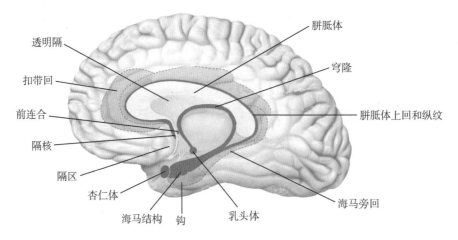

图 16-50　边缘叶和边缘系统

边缘系统在进化上属于脑的古老部分，与嗅觉和内脏活动的调节、情感行为（如恐惧、愤怒、喜悦、沮丧）和性活动密切相关，还涉及个体生存功能（如觅食、防御、攻击等）和种系延续，海马还与学习记忆功能有关。

三、端脑的功能

端脑的额叶与躯体运动、言语及高级思维活动有关；顶叶与躯体感觉、味觉和言语等有关；枕叶与视觉信息整合有关；颞叶与听觉、言语和学习记忆功能有关；岛叶与内脏感觉有关；边缘叶与情绪、行为和内脏活动有关。

目标检测

答案解析

1. 简述脊髓节段与椎骨的对应关系及临床意义。
2. 简述椎管内肿瘤压迫脊髓的后索时，患者出现感觉障碍的顺序及其原因。
3. 简述第Ⅲ～Ⅻ脑神经与脑干的连接部位及性质。
4. 简述脑干内的脑神经核与脑神经的关系。
5. 简述脑干内的长纤维束与脊髓内的长纤维束的联系。
6. 简述小脑上、中、下脚内通过的主要纤维。
7. 简述下丘脑－垂体门脉系统的纤维联系及功能。
8. 简述躯体运动区与躯体感觉区功能定位的异同点。
9. 简述内囊内通过的投射纤维及其损伤后的表现。

（苗莹莹　钟　铧）

书网融合……

本章小结

微课

标本图片

题库

第十七章　周围神经系统

📖 **学习目标**

1. **掌握**　颈丛、臂丛、腰丛和骶丛的位置、组成、分支及分布；胸神经前支在胸腹壁皮肤的节段性分布；12 对脑神经的名称、性质、连接脑部位和进出颅腔部位；视神经、动眼神经、滑车神经、三叉神经、展神经、面神经、舌咽神经、迷走神经、副神经和舌下神经的走行、分支及分布；交感神经和副交感神经的低级中枢及神经节的位置；交感神经节前纤维和节后纤维的 3 种去向；牵涉痛的特点。

2. **熟悉**　脊神经的纤维成分及分支；嗅神经和前庭蜗神经的走行、分支及分布；12 对脑神经的纤维成分及相应的脑神经核；内脏运动神经与躯体运动神经的区别；交感干的组成及位置；交感神经与副交感神经的区别；内脏痛的特点。

3. **了解**　脊神经的组成、分支及分布；正中神经、尺神经、桡神经、腋神经、胫神经和腓总神经损伤后的典型表现；12 对脑神经损伤后的主要表现；睫状神经节、翼腭神经节、下颌下神经节和耳神经节的位置及性质；内脏神经的区分；腹腔神经节、主动脉肾神经节和肠系膜上、下神经节的位置；内脏神经丛的位置。

4. 学会周围神经系统各器官结构的辨认方法，具备检查马蹄内翻足、三叉神经痛等常见疾病和确定病变部位的能力。

周围神经系统 peripheral nervous system 是指中枢神经系统（脑和脊髓）外的神经成分，包括神经节、神经干、神经丛及神经终末装置。周围神经根据与中枢的连结部位，分为脑神经和脊神经；根据分布的对象，分为躯体神经和内脏神经；根据传递神经冲动的方向，分为传入神经（感觉神经）和传出神经（运动神经）。脊神经和脑神经都含有躯体神经纤维和内脏神经纤维。为了叙述方便，通常将周围神经系统按照脊神经、脑神经和内脏神经 3 部分来阐述。

第一节　脊神经

PPT

一、概述

脊神经 spinal nerve 是连于脊髓的周围神经，共 31 对，每对脊神经连于一个脊髓节段。

1. **脊神经的组成和分部**　脊神经由前根和后根在椎间孔处会合形成。前、后根均由神经根丝形成，前根属于运动性，后根属于感觉性，因此，脊神经既含有感觉纤维，又含有运动纤维，是混合性神经。脊神经后根在椎间孔附近有一个呈椭圆形的膨大，**称脊神经节 spinal ganglion**，内含假单极神经元，中枢突形成脊神经的后根（图 17 − 1）。

31 对脊神经包括 8 对颈神经、12 对胸神经、5 对腰神经、5 对骶神经和 1 对尾神经。第 1 颈神经经寰椎与枕骨之间穿出椎管，第 2 ~ 7 颈神经均经同序数颈椎上方的椎间孔穿出，第 8 颈神经经第 7 颈椎下方的椎间孔穿出，12 对胸神经和 5 对腰神经均经过同序数椎骨下方的椎间孔穿出，第 1 ~ 4 骶神经自同序数的骶前、后孔穿出，第5骶神经和1对尾神经均经骶管裂孔穿出。

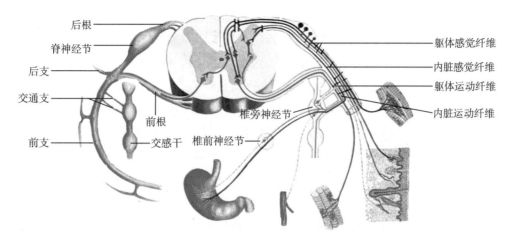

图 17 - 1 脊神经的组成及分支、分布示意图

在椎间孔处，脊神经的前方是椎体和椎间盘，后方是黄韧带和关节突关节，上方是上位椎弓的椎下切迹，下方是下位椎弓的椎上切迹。因此，脊柱的病变如椎间盘脱出、椎骨骨折、骨质增生均会累及脊神经，出现感觉和运动障碍。

2. 脊神经的纤维成分 每条脊神经均含有4种纤维成分（图17 - 1）。

（1）躯体感觉纤维 来自脊神经节中的假单极神经元，中枢突参与形成脊神经后根进入脊髓，周围突随脊神经分布于皮肤、骨骼肌、肌腱和关节，将皮肤的浅感觉（痛、温、触觉）和肌、肌腱、关节的深感觉（位置觉、运动觉和震动觉）冲动传入中枢。

（2）内脏感觉纤维 来自脊神经节中的假单极神经元，中枢突参与形成脊神经后根进入脊髓，周围突分布于内脏、心血管和腺体。

（3）躯体运动纤维 发自脊髓灰质的前角运动神经元，分布于躯干、四肢的骨骼肌，支配骨骼肌的随意运动。

（4）内脏运动纤维 发自脊髓胸1～腰3节段的脊髓灰质侧角或骶髓第2～4节段的骶副交感核，分布于内脏、心血管和腺体，支配心肌和平滑肌的运动，控制腺体的分泌。

3. 脊神经的分支 脊神经的前、后根在椎间孔处会合形成脊神经，主干较短，出椎间孔后立即分为前支、后支、交通支和脊膜支4支。

（1）**前支 anterior branches** 粗大，是混合性神经，分布于躯干前外侧和四肢的骨骼肌、皮肤。除胸神经前支保持原有的节段性走行及分布外，其余各脊神经前支在走行中与相邻的脊神经前支相互交织成神经丛，分别形成颈丛、臂丛、腰丛和骶丛，由各神经丛再发出分支分布于相应的部位。

（2）**后支 posterior branch** 较细小，是混合性神经，经相邻椎骨的横突之间或骶后孔向后方走行，除骶神经外，脊神经后支均绕上关节突的外侧向后走行，至相邻横突之间再分为内侧支和外侧支。这些分支均可再分为肌支和皮支，肌支分布于项、背、腰、骶、臀部的深层肌，皮支分布于枕、项、背、腰、骶、臀部的皮肤。

（3）**交通支 communicating branches** 是连于脊神经与交感干之间的细支，可分为白交通支和灰交通支。白交通支由发自脊神经进入交感干的有髓纤维形成，灰交通支由发自交感神经节进入脊神经的无髓纤维形成。

（4）**脊膜支 meningeal branch** 是脊神经出椎间孔后发出的一条细支，经椎间孔返回椎管内，也称窦椎神经。在椎管内分为横支、升支和降支，分布于脊髓被膜、血管壁、骨膜、韧带和椎间盘等处。

⊕ 知识链接

脊神经的走行及分布规律

1. 较粗大的神经干多与血管伴行，走行于同一结缔组织筋膜鞘内，构成血管神经束。在肢体关节处，神经和血管多走行于关节屈侧，并发出浅支和深支。

2. 较大的神经干多分为皮支、肌支和关节支。皮支从深面穿过深筋膜浅出于皮下，可与浅静脉伴行，主要含有躯体感觉纤维和内脏运动纤维（前者连于皮肤内的感受器，后者支配血管、平滑肌、竖毛肌、汗腺）。肌支多从肌的近侧端或起点附近发出并伴血管共同进入骨骼肌内，主要含有躯体运动纤维和躯体感觉纤维（前者支配梭外肌；后者分布于梭内肌，感受本体感觉）。关节支在关节附近发出，一条行程较长的神经往往沿途发出多条分支到达数个关节，一个关节可同时接受多条神经的关节支，关节支主要由躯体感觉纤维（感受关节的本体感觉）构成。

3. 在胚胎发育过程中，某些大神经的伴行血管因逐渐退化而不显著，如坐骨神经没有伴行血管。

4. 某些部位的脊神经分布区有一定的节段性和重叠性，如胸部。

二、颈丛

1. 颈丛的组成和位置　颈丛 cervical plexus 由第 1~4 颈神经前支交织形成，位于胸锁乳突肌上部的深面，中斜角肌和肩胛提肌起始端的前方。

2. 颈丛的分支　包括分布于皮肤的皮支、分布于深层肌的肌支和与其他神经相连的交通支。

皮支自胸锁乳突肌后缘中点处附近浅出后，再散开走行向各部位，因此，胸锁乳突肌后缘中点处是颈部浅层结构浸润麻醉的注射点。肌支除支配颈部深层肌、肩胛提肌和舌骨下肌群外，主要有膈神经。颈丛的主要分支如下（图 17-2）。

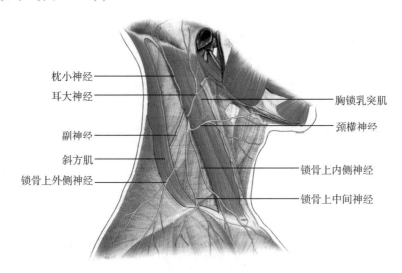

枕小神经
耳大神经
副神经
斜方肌
锁骨上外侧神经

胸锁乳突肌
颈横神经
锁骨上内侧神经
锁骨上中间神经

图 17-2　颈丛的皮支

（1）**枕小神经 lesser occipital nerve**（C_2）　沿胸锁乳突肌后缘上行，分布于枕部和耳郭背面上部的皮肤。

（2）**耳大神经 great auricular nerve**（C_2、C_3）　沿胸锁乳突肌表面向耳垂方向上行，分布于耳郭及其附近皮肤。

（3）**颈横神经 transverse nerve of neck**（C_2、C_3） 发出后，横越胸锁乳突肌表面向前走行，分布于颈部皮肤。常与面神经有交通支。

（4）**锁骨上神经 supraclavicular nerves**（C_3、C_4） 2～4支，呈辐射状走行向下、外侧，可分为锁骨上内侧、中间、外侧神经，分布于颈侧区、胸壁上部和肩部的皮肤。

（5）**膈神经 phrenic nerve**（C_3～C_5） 是颈丛中最重要的分支，发出后，先走行于前斜角肌上端的外侧，继而沿该肌前面下行至其内侧，在锁骨下动、静脉之间，经胸廓上口进入胸腔，与心包膈血管伴行至肺根的前方，经纵隔胸膜与心包之间下行到达膈肌，在膈肌的中心腱附近穿入膈肌（图17－3）。膈神经中的运动纤维支配膈肌的运动，感觉纤维分布于胸膜、心包和膈肌下面的部分腹膜。一般认为，右膈神经的感觉纤维尚分布于肝、胆囊和肝外胆管的腹膜。

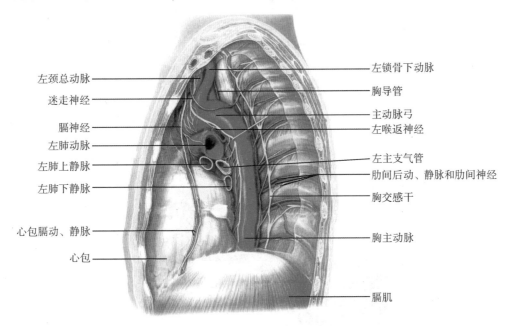

左颈总动脉
迷走神经
膈神经
左肺动脉
左肺上静脉
左肺下静脉
心包膈动、静脉
心包

左锁骨下动脉
胸导管
主动脉弓
左喉返神经
左主支气管
肋间后动、静脉和肋间神经
胸交感干
胸主动脉
膈肌

图17－3 膈神经（左侧）

膈神经损伤的主要表现是同侧半的膈肌瘫痪，腹式呼吸减弱或消失，严重者可有窒息感。膈神经受刺激时，可产生呃逆。胆囊炎可刺激分布于膈肌下面的腹膜和胆囊的右膈神经末梢，此时患者可感觉到右侧肩部疼痛。

副膈神经是颈丛的一个不恒定分支，在我国，出现率约48%，常见于一侧，多发自第4、5或第6颈神经，先经膈神经外侧下行，在锁骨下静脉上方或下方加入膈神经。

🌐 **知识链接**

颈丛的交通支

颈丛与颈部的其他神经之间存在交通支，包括颈丛与副神经、迷走神经和交感神经之间的交通支等，其中最重要的是颈丛与舌下神经之间的交通联系。

第1颈神经部分纤维离开本干后加入舌下神经，随舌下神经下行，继而离开舌下神经继续下行，形成舌下神经降支（第1颈神经纤维）。第2、3颈神经部分纤维离开本干后会合形成颈神经降支。舌下神经降支和颈神经降支在环状软骨水平结合形成**颈襻 cervical ansa**，由颈襻发出分支支配舌骨下肌群的运动（图17－29）。

三、臂丛

1. 臂丛的组成和位置 **臂丛 brachial plexus** 由第 5~8 颈神经前支和第 1 胸神经前支的大部分纤维交织形成（图 17-4），经斜角肌间隙穿出，走行于锁骨下动脉的后上方，经锁骨的后方进入腋窝。因此，锁骨中点处的后方是臂丛麻醉的注射点。

组成臂丛的 5 条脊神经前支形成 5 根（C₅、C₆、C₇、C₈ 和 T₁）、3 干（上干、中干和下干）、6 股（上、中、下干的前股和后股），最后形成 3 束（内侧束、后束和外侧束）。在腋窝内，3 束分别从内侧、后方、外侧包围腋动脉中段并发出分支。

2. 臂丛的分支 根据分支的发出位置，分为锁骨上部的分支和锁骨下部的分支（图 17-4、图 17-5）。

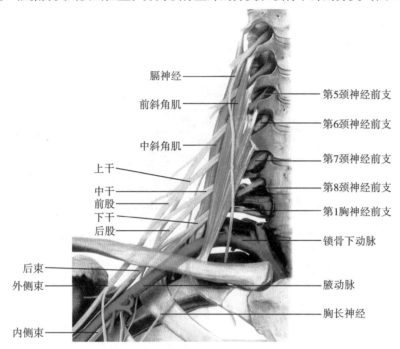

图 17-4 臂丛的组成

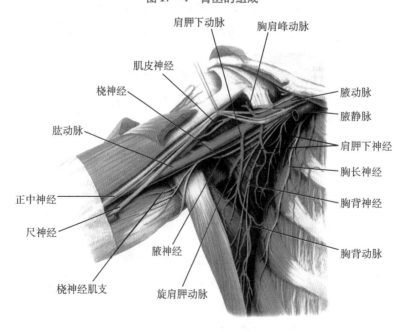

图 17-5 臂丛及其分支

（1）锁骨上部的分支　是一些短的肌支，发自臂丛的根和干，分布于颈深肌、背浅层肌（斜方肌除外）、部分胸上肢肌和上肢带肌等。

①**胸长神经 long thoracic nerve**（$C_5 \sim C_7$）：发自臂丛的根，经臂丛的后方进入腋窝，沿前锯肌表面伴随胸外侧动脉下行，支配前锯肌的运动。此神经损伤可导致前锯肌瘫痪，出现"翼状肩"畸形。

②**肩胛背神经 dorsal scapular nerve**（C_4、C_5）：发自臂丛的根，穿过中斜角肌，向后方越过肩胛提肌，在肩胛骨和脊柱之间伴肩胛背动脉下行，分布于菱形肌和肩胛提肌。

③**肩胛上神经 suprascapular nerve**（C_5、C_6）：发自臂丛的上干，向后方走行，经肩胛上切迹进入冈上窝，再伴肩胛上动脉绕肩胛冈外侧缘进入冈下窝，分布于冈上肌、冈下肌和肩关节。

（2）锁骨下部的分支　发自臂丛的3束，多为长支，可分为肌支和皮支，分布于肩部、胸部、臂部、前臂、手部的肌和皮肤（图17-5、图17-6、图17-7）。

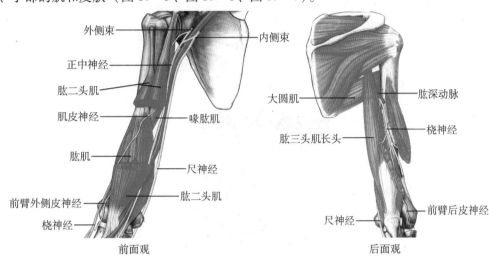

图17-6　臂部的神经

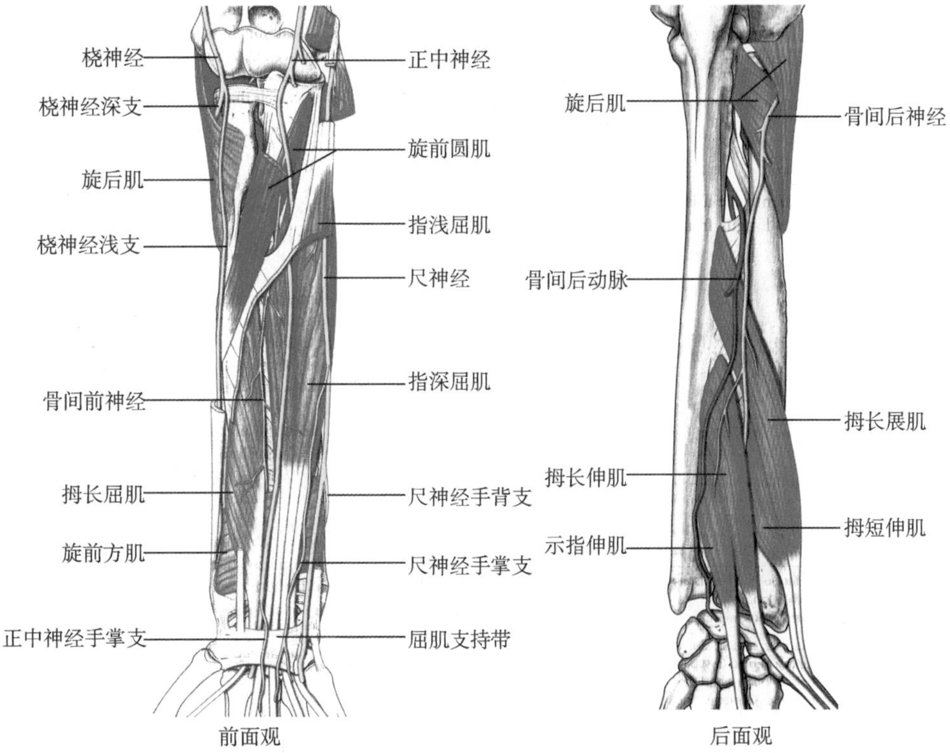

图17-7　前臂的神经

①**腋神经 axillary nerve**（C₅、C₆）：发自臂丛的后束，穿过四边孔，绕肱骨外科颈至三角肌的深面。肌支支配三角肌和小圆肌的运动。皮支（臂外侧上皮神经）自三角肌后缘穿出，分布于肩部和臂部外侧上部的皮肤。当肱骨外科颈骨折、肩关节脱位或腋杖压迫时，均可损伤腋神经而导致三角肌瘫痪，使臂部不能外展，三角肌区的皮肤感觉丧失。由于三角肌萎缩，肩部骨突耸起，失去圆隆的外观，呈"方肩"畸形。

②**肌皮神经 musculocutaneous nerve**（C₅～C₇）：发自臂丛的外侧束，斜穿过喙肱肌，经肱二头肌和肱肌之间下行，发出肌支支配肱二头肌、喙肱肌和肱肌的运动；终末支（皮支）在肘关节稍下方穿出深筋膜，延续为前臂外侧皮神经，分布于前臂外侧的皮肤。

③**正中神经 median nerve**（C₆～T₁）：发自臂丛的外侧束和内侧束，在臂部沿肱二头肌内侧沟下行，至肘窝后，穿过旋前圆肌，走行于前臂正中的指浅、深屈肌之间，穿过腕管，经掌腱膜深面至手掌，可分为3条指掌侧总神经，每一条指掌侧总神经又分为2支指掌侧固有神经，沿手指两侧走行至指尖。在前臂，支配除肱桡肌、尺侧腕屈肌和指深屈肌尺侧半外的所有前臂前群肌的运动，并分布于附近关节。在手部，肌支支配第1、2蚓状肌和鱼际肌（除拇收肌外）的运动，皮支分布于桡侧半手掌、桡侧3个半手指掌面及其中、远节指背的皮肤（图17-8）。

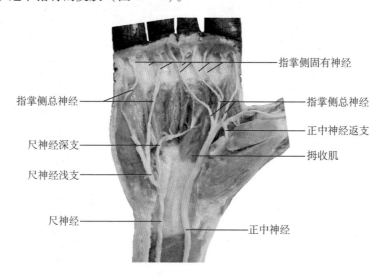

图 17-8　手掌面的神经

正中神经损伤易发生于前臂和腕部。在前臂，正中神经穿过旋前圆肌和指浅屈肌起点腱弓处易受压迫，导致正中神经支配的肌收缩无力，手掌分布区的感觉障碍，即旋前圆肌综合征。在腕管内，正中神经也易因其周围结构的炎症、肿胀和关节病变压迫而形成腕管综合征，表现为鱼际肌萎缩，手掌变平，称"猿手"（图17-10）。

④**尺神经 ulnar nerve**（C₈、T₁）：发自臂丛的内侧束，在腋动、静脉之间出腋窝后，伴肱动脉沿肱二头肌内侧沟下行至臂部中份，经肱骨内上髁后方的尺神经沟，向下穿过尺侧腕屈肌的起始端转至前臂的前内侧，下行至桡腕关节的上方发出手背支。本干在豌豆骨的桡侧分为浅、深支进入手掌。

尺神经在臂部没有分支，在前臂上部发出肌支，支配尺侧腕屈肌和指深屈肌尺侧半的运动。在桡腕关节上方发出手背支，自腕部的伸肌支持带浅面转向手背，发出分支分布于手背尺侧半和小指、环指及中指尺侧半背面的皮肤（图17-9）。浅支分布于小鱼际、小指和环指尺侧半掌面的皮肤。深支分布于小鱼际肌、拇收肌、骨间掌侧肌、骨间背侧肌和第3、4蚓状肌。

尺神经易受损伤的部位有肱骨内上髁后方、尺侧腕屈肌起点处和豌豆骨外侧。前2个部位的尺神经干受损时，运动障碍主要表现为屈腕力减弱，环指和小指远节指骨间关节不能屈曲，小鱼际肌和骨间肌萎缩，拇指不能内收，各指不能互相靠拢，各掌指关节过伸，出现"爪形手"（图 17 - 10）。若尺神经在豌豆骨处受压，因为手部的感觉支已发出，手部的皮肤感觉不受影响，主要表现为手部骨间肌的运动障碍。

⑤**桡神经 radial nerve**（$C_5 \sim T_1$）：发自臂丛的后束，在腋窝内位于腋动脉的后方，伴肱深动脉向下外侧走行，先经肱三头肌的长头与内侧头之间，再沿桡神经沟绕肱骨中段的后面走向下外侧，在肱骨外上髁的前方分为浅支和深支。

浅支即皮支，在肱桡肌的深面伴桡动脉下行，至前臂中、下 1/3 交界处转向手背，分布于手背桡侧半和桡侧 3 个半手指近节背面的皮肤（图 17 - 9）。深支较粗，主要是肌支。在前臂后面的浅、深层肌之间下行，可分为数条分支，长支可到达腕部。桡神经肌支支配肱三头肌、肱桡肌和前臂后群肌的运动。

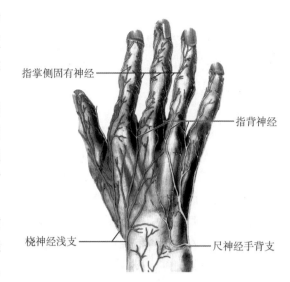

指掌侧固有神经

指背神经

桡神经浅支

尺神经手背支

图 17 - 9　手背面的神经

桡神经最易损伤的部位有 2 处：臂部中段的后部，紧贴肱骨的桡神经沟处和穿旋后肌走行于桡骨附近。肱骨中段或中、下 1/3 交界处骨折时容易合并桡神经损伤，主要表现为前臂后群肌瘫痪，抬前臂时呈"垂腕"畸形，第 1、2 掌骨间背面皮肤的感觉障碍明显（图 17 - 10）。当桡骨颈骨折时，可损伤桡神经深支，主要表现为伸腕力弱、不能伸指。

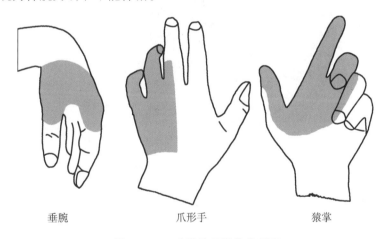

垂腕　　　　　　　爪形手　　　　　　　猿掌

图 17 - 10　上肢神经损伤的手形

⑥**胸背神经 thoracodorsal nerve**（$C_6 \sim C_8$）：发自臂丛的后束，沿肩胛骨的外侧缘伴随肩胛下血管下行，支配背阔肌的运动。在乳腺癌根治术中，清除腋淋巴结群时，应注意勿损伤此神经。

⑦**肩胛下神经 subscapular nerve**（$C_5 \sim C_7$）：发自臂丛的后束，沿肩胛下肌前面下行，支配肩胛下肌和大圆肌的运动。

⑧**胸内侧神经 medial pectoral nerve**（C_8、T_1）：发自臂丛的内侧束，穿过腋静脉和腋动脉之间弯曲向前走行，与胸外侧神经的一支会合后，从深面进入胸小肌；其中部分分支穿过胸小肌到达胸大肌，支配胸大肌和胸小肌的运动。

⑨**胸外侧神经 lateral pectoral nerve**（$C_5 \sim C_7$）：发自臂丛的外侧束，跨越腋动、静脉的前方，穿过锁胸筋膜后走行于胸大肌的深面，支配胸大肌的运动。

⑩**臂内侧皮神经 medial brachial cutaneous nerve**（C_8、T_1）和**前臂内侧皮神经 medial antebrachial** cutaneous nerve（C_8、T_1）：均发自臂丛的内侧束。臂内侧皮神经经腋静脉的内侧下行，再沿肱动脉和贵要静脉内侧下行至臂部中份附近浅出，分布于臂部的内侧和前面的皮肤。前臂内侧皮神经先走行于腋动、静脉之间，再沿肱动脉的内侧下行，在臂部中份浅出，与贵要静脉伴行，分布于前臂内侧的皮肤。

四、胸神经前支

共 12 对，除第 1 对胸神经前支的大部分纤维参加臂丛和第 12 对胸神经前支的少部分纤维参加腰丛外，其余不形成神经丛。第 1~11 对胸神经前支走行于各自相应的肋间隙内，称**肋间神经 intercostal nerves**；第 12 对胸神经前支走行于第 12 肋下方，称**肋下神经 subcostal nerves**。肋间神经和肋间后血管伴行，在肋间内、外肌之间，沿肋沟走行（图 17 - 11）。下 5 对肋间神经和肋下神经斜向内下方，走行于腹内斜肌和腹横肌之间，并进入腹直肌鞘。肋间神经的肌支支配肋间内肌、肋间外肌和腹前外侧群肌的运动；皮支有外侧皮支和前皮支 2 种，分别分布于胸外侧壁、肩胛区的皮肤和胸前壁的皮肤、内侧部的壁胸膜。第 4~6 肋间神经的外侧皮支和第 2~4 肋间神经的前皮支，均有分支分布于乳房。第 2 肋间神经的外侧皮支较粗，称**肋间臂神经 intercostobrachial nerve**，横过腋窝到达臂部内侧，与臂内侧皮神经相交通，分布于臂部上份的内侧面皮肤。

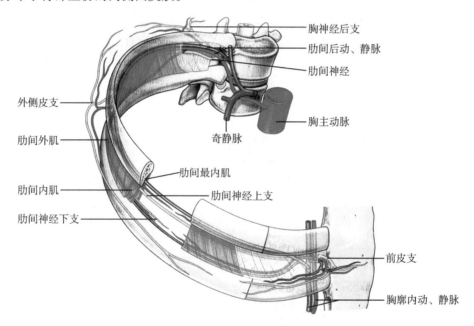

图 17 - 11 肋间神经的走行及分支

胸神经前支在胸、腹壁皮肤的分布有明显的节段性，自上而下按照胸神经的序数依次排列（图 17 - 12）。第 2 胸神经前支（T_2）分布于胸骨角平面，第 4 胸神经前支（T_4）分布于乳头平面，第 6 胸神经前支（T_6）分布于剑突平面，第 8 胸神经前支（T_8）分布于肋弓平面，第 10 胸神经前支（T_{10}）分布于脐平面，第 12 胸神经前支（T_{12}）分布于耻骨联合与脐连线的中点平面。临床上，常以节段性分布区的感觉障碍平面来推断脊髓损伤的节段。

五、腰丛

1. 腰丛的组成和位置 **腰丛 lumbar plexus** 由第 12 胸神经前支的一部分纤维、第 1~3 腰神经前支和第 4 腰神经前支的一部分纤维组成，位于腰大肌的深面，发出分支自腰大肌穿出（图 17 - 13）。

2. 腰丛的分支 腰丛除直接发出肌支支配髂腰肌和腰方肌的运动外，还发出分支分布于腹股沟区、大腿前部和内侧部（图 17 - 13、图 17 - 14）。

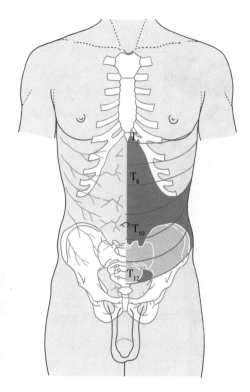

图 17 - 12　胸神经前支在胸、腹壁的节段性分布

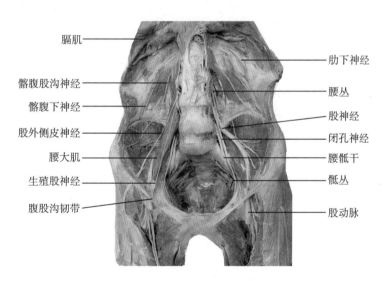

图 17 - 13　腰、骶丛的组成及腰丛的分支

（1）**股神经 femoral nerve**（$L_2 \sim L_4$）　是腰丛最大的分支，自腰大肌的外侧缘穿出，经腰大肌和髂肌之间下行，在腹股沟韧带中点处的稍外侧，经腹股沟韧带的深面和股动脉的外侧进入股三角，随即分为数个分支。①肌支：支配髂肌、耻骨肌、股四头肌和缝匠肌的运动。②皮支：分布于大腿和膝关节前面的皮肤；最长的皮支称为**隐神经 saphenous nerve**，伴随股动脉进入收肌管，下行至膝关节的内侧浅出皮下，与大隐静脉伴行，分布于小腿内侧面和足部内侧缘的皮肤。

股神经损伤后的主要表现为：①运动障碍，行走时抬腿困难，不能伸小腿；②感觉障碍，大腿前面和小腿内侧面的皮肤感觉丧失；③股四头肌萎缩，髌骨突出；④膝跳反射消失。

（2）**闭孔神经 obturator nerve**（$L_2 \sim L_4$）　自腰大肌的内侧缘穿出，紧贴盆腔侧壁走行，穿闭膜管出盆腔至大腿内侧，分布于大腿内侧群肌和大腿内侧面的皮肤。

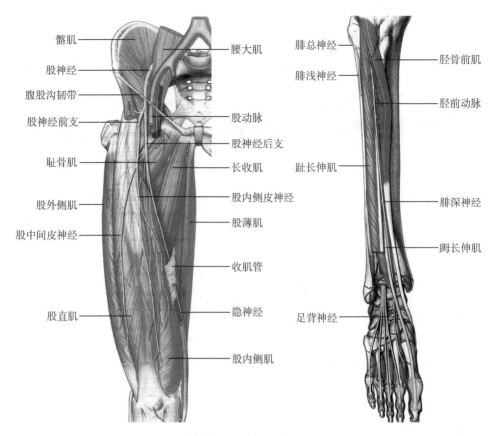

髂肌　　　　　　　　　　　　　　　腰大肌
股神经　　　　　　　　　　　　　　腓总神经　　　　　　　　　　胫骨前肌
腹股沟韧带　　　　　　　　　　　　腓浅神经
股神经前支　　　　　　　　　　　　　　　　　　　　　　　　　　胫前动脉
　　　　　　　　　　　　　　股动脉
　　　　　　　　　　　　　　股神经后支
耻骨肌　　　　　　　　　　　　长收肌　　　　　　趾长伸肌
股外侧肌　　　　　　　　　　　股内侧皮神经
　　　　　　　　　　　　　　股薄肌　　　　　　　　　　　　　腓深神经
股中间皮神经
　　　　　　　　　　　　　　收肌管　　　　　　　　　　　　　　蹈长伸肌
股直肌　　　　　　　　　　　　隐神经　　　　　足背神经
　　　　　　　　　　　　　　股内侧肌

图 17 – 14　下肢前面的神经

（3）**股外侧皮神经 lateral femoral cutaneous nerve**（$L_2 \sim L_3$）　自腰大肌外侧缘穿出后，向前外侧走行，越过髂肌表面到达髂前上棘的内侧，经腹股沟韧带深面到达股部，在髂前上棘的下方 5～6cm 处穿出深筋膜，分布于大腿前外侧部的皮肤。

（4）**髂腹下神经 iliohypogastric nerve**（T_{12}、L_1）　自腰大肌外侧缘穿出后，在腹股沟管浅环的上方约 3cm 处，穿腹外斜肌腱膜到达皮下。主干在沿途发出肌支，支配腹前外侧群肌下部的运动；发出皮支，分布于腹前外侧壁下部的皮肤。

（5）**髂腹股沟神经 ilioinguinal nerve**（L_1）　与髂腹下神经共干发出，穿经腹股沟管，伴随精索或子宫圆韧带下行，自腹股沟管浅环穿出。肌支支配腹前外侧群肌下部的运动；皮支分布于腹股沟区、阴囊或大阴唇的皮肤。

（6）**生殖股神经 genitofemoral nerve**（L_1、L_2）　自腰大肌的前面穿出后，在腹股沟韧带上方分为生殖支和股支。生殖支经腹股沟管深环处进入该管，分布于提睾肌和阴囊（或伴随子宫圆韧带，分布于大阴唇）；股支穿过股鞘和阔筋膜，分布于股三角处的皮肤。

在腹股沟疝修补术或盲肠后位阑尾手术时，应注意勿伤及髂腹下神经、髂腹股沟神经和生殖股神经。

六、骶丛

1. 骶丛的组成和位置　　骶丛 sacral plexus 由发自腰丛的腰骶干和全部骶神经、尾神经前支组成，是全身最大的神经丛。**腰骶干 lumbosacral trunk** 由第 4 腰神经前支的部分纤维和第 5 腰神经前支会合形成，经过骨盆上口沿盆壁下行，加入骶丛（图 17 – 13）。

骶丛位于盆腔内的骶骨和梨状肌前方、髂血管后方，左侧骶丛的前方有乙状结肠，右侧骶丛的前方有回肠。由于骶丛邻近直肠、子宫等盆腔脏器，这些器官的恶性肿瘤常浸润、扩散至该神经丛，出现疼痛和多个神经根受累及的现象。

2. 骶丛的分支　骶丛除直接发出细小的短支支配梨状肌、闭孔内肌和股方肌等的运动外，还发出分支分布于盆壁、臀部、会阴、股后部、小腿、足部的肌和皮肤（图 17－15）。

（1）**臀上神经 superior gluteal nerve**（L_4、L_5、S_1）　伴随臀上血管，经梨状肌上孔出入盆腔，走行于臀中、小肌之间，分布于臀中、小肌和阔筋膜张肌。

（2）**臀下神经 inferior gluteal nerve**（L_5、S_1、S_2）　伴随臀下血管，经梨状肌下孔出入盆腔，走行于臀大肌的深面，分布于臀大肌。

（3）**股后皮神经 posterior femoral cutaneous nerve**（$S_1 \sim S_3$）　经梨状肌下孔出入盆腔，在臀大肌下缘浅出，下行至腘窝，分布于臀区、股后区和腘窝的皮肤。

（4）**阴部神经 pudendal nerve**（$S_2 \sim S_4$）　伴随阴部内血管，穿过梨状肌下孔至臀部，绕坐骨棘，经坐骨小孔进入会阴的坐骨肛门窝，贴于此窝外侧壁向前走行，分布于会阴的浅、深层肌和皮肤，以及外生殖器（图 17－16）。主要分支如下。①肛神经（直肠下神经）：分布于肛门外括约肌和肛门的皮肤。②会阴神经：与阴部内血管伴行，分布于会阴肌和阴囊（男性）或大阴唇（女性）的皮肤。③阴茎（阴蒂）背神经：走行于阴茎（阴蒂）的背侧，分布于阴茎（阴蒂）海绵体和皮肤。

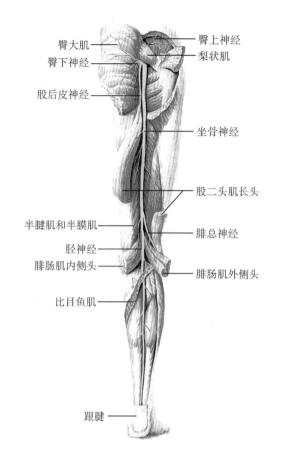

图 17－15　下肢后面的神经

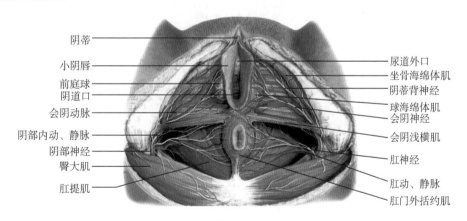

图 17－16　会阴的神经分布（女性）

（5）**坐骨神经 sciatic nerve**（L_4、L_5、$S_1 \sim S_3$）　是全身最粗大、最长的脊神经，在多数人自梨状肌下孔出入盆腔，经臀大肌的深面和坐骨结节与股骨大转子之间下行至股后区，在股二头肌长头的深面下行至腘窝上方，可分为胫神经和腓总神经 2 个终末支。坐骨神经在股后区发出肌支，支配股二头肌、半腱肌和半膜肌的运动，同时还发出分支分布于髋关节。

⇒ 案例引导

　　案例　患者，女性，40岁。主诉近期感觉腰部、臀部、大腿后面疼痛。CT检查未见腰椎间盘突出，椎间孔的形态及大小正常，经理疗后疼痛有所缓解。经诊断，该患者为梨状肌综合征导致的坐骨神经痛。

　　讨论　1. 坐骨神经的起止、走行如何？怎样确定坐骨神经的体表投影？

　　　　　　2. 坐骨神经有哪些常见变异？与梨状肌的位置关系如何？

　　　　　　3. 梨状肌综合征与腰椎间盘突出引起的腰腿痛有哪些主要区别？

　　①**胫神经 tibial nerve**（L_4、L_5、$S_1 \sim S_3$）：是坐骨神经的直接延续，在股后区下部沿中线下行进入腘窝，与腘血管和胫后血管伴行，在小腿后区的比目鱼肌深面下行，经内踝的后方进入足底，可分为足底内侧神经和足底外侧神经2个终末支（图17-17）。在小腿后面还发出腓肠内侧皮神经，伴小隐静脉下行。胫神经分布于小腿后群肌、足底肌和小腿后面、足底的皮肤。

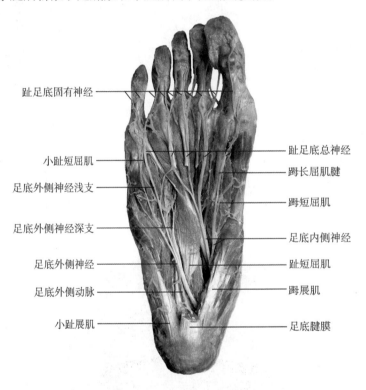

左侧标注（从上到下）：
趾足底固有神经
小趾短屈肌
足底外侧神经浅支
足底外侧神经深支
足底外侧神经
足底外侧动脉
小趾展肌

右侧标注（从上到下）：
趾足底总神经
踇长屈肌腱
踇短屈肌
足底内侧神经
趾短屈肌
踇展肌
足底腱膜

图 17-17　足底的神经分布

　　胫神经损伤后的主要表现为：A. 运动障碍，小腿后群肌无力，足部不能跖屈，不能内翻；B. 感觉障碍，小腿后面和足底的皮肤感觉迟钝或丧失；C. 足部畸形，因小腿前、外侧群肌过度牵拉，使足部背屈、呈外翻位，出现"钩状足"或"仰趾足"畸形（图17-18）。

　　②**腓总神经 common peroneal nerve**（L_4、L_5、S_1、S_2）：沿腘窝的上外侧走行向外下方，绕腓骨颈的外侧向前走行，穿腓骨长肌的起始部，可分为腓浅神经和腓深神经。

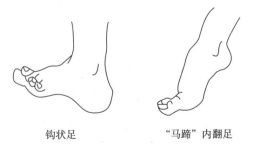

钩状足　　　　"马蹄"内翻足

图 17-18　下肢神经损伤的足部畸形

腓浅神经 superficial peroneal nerve 在腓骨长、短肌与趾长伸肌之间下行，沿途发出分支分布于腓骨长、短肌。在小腿中、下 1/3 交界处浅出形成皮支，分布于小腿外侧、足背和第 2~5 趾背的皮肤。

腓深神经 deep peroneal nerve 经腓骨与腓骨长肌之间斜向前方，伴随胫前动脉下行，走行于胫骨前肌与趾长伸肌之间，经踝关节的前方到达足背，分布于小腿前群肌、足背肌和第 1、2 趾相对缘的皮肤。在下行中还发出皮支——腓肠外侧皮神经，分布于小腿外侧面的皮肤，并与胫神经分出的腓肠内侧皮神经相吻合，形成腓肠神经。

腓总神经绕经腓骨颈处的位置表浅，易受损伤，损伤后的主要表现为：①运动障碍，足部不能背屈，趾不能伸，足部下垂且内翻，行走时呈"跨阈步态"（用力屈髋、屈膝提高下肢，以抬起足尖行走）；②感觉障碍，小腿前外侧、足背和趾背的感觉迟钝或丧失；③足部畸形，呈"马蹄内翻足"畸形。

第二节 脑神经

PPT

脑神经 cranial nerve 是与脑相连的周围神经，共 12 对，经颅底的孔、裂出入颅腔。按照脑神经与脑的相连顺序，用罗马数字Ⅰ~Ⅻ表示 12 对脑神经，分别为：Ⅰ嗅神经、Ⅱ视神经、Ⅲ动眼神经、Ⅳ滑车神经、Ⅴ三叉神经、Ⅵ展神经、Ⅶ面神经、Ⅷ前庭蜗神经、Ⅸ舌咽神经、Ⅹ迷走神经、Ⅺ副神经、Ⅻ舌下神经（图 17-19，表 17-1）。

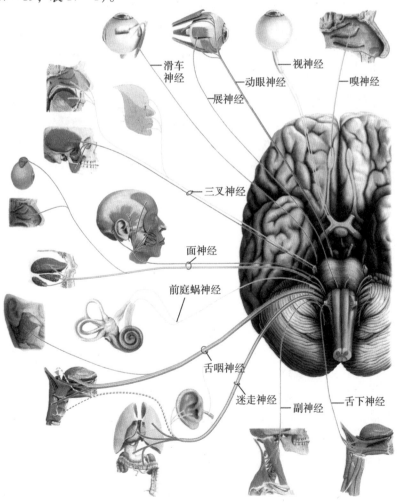

图 17-19 脑神经概况图

表 17 - 1　脑神经的名称、性质、连接脑部位和进出颅部位

名称	性质	连接脑部位	进出颅部位
Ⅰ 嗅神经	感觉性	端脑	筛孔
Ⅱ 视神经	感觉性	间脑	视神经管
Ⅲ 动眼神经	运动性	中脑	眶上裂
Ⅳ 滑车神经	运动性	中脑	眶上裂
Ⅴ 三叉神经	混合性	脑桥	眼神经 → 眶上裂 上颌神经 → 圆孔 下颌神经 → 卵圆孔
Ⅵ 展神经	运动性	脑桥	眶上裂
Ⅶ 面神经	混合性	脑桥	内耳门 → 茎乳孔
Ⅷ 前庭蜗神经	感觉性	脑桥	内耳门
Ⅸ 舌咽神经	混合性	延髓	颈静脉孔
Ⅹ 迷走神经	混合性	延髓	颈静脉孔
Ⅺ 副神经	运动性	延髓	颈静脉孔
Ⅻ 舌下神经	运动性	延髓	舌下神经管

1. 脑神经的纤维成分及性质　脑神经按照分布、功能和发生来源，分为 7 种纤维成分。①一般躯体感觉纤维：分布于皮肤、肌、肌腱和口腔、鼻腔黏膜及结膜、角膜、脑膜。②一般内脏感觉纤维：分布于头、颈、胸、腹部的脏器。③一般躯体运动纤维：支配由中胚层肌节衍化来的骨骼肌，包括眼球外肌和舌肌，自脑干的一般躯体运动核发出。④一般内脏运动纤维：支配平滑肌、心肌的运动，控制腺体分泌，自脑干的一般内脏运动核（副交感神经核）发出节前纤维，交换神经元后，由节后纤维分布于效应器。⑤特殊躯体感觉纤维：分布于由外胚层衍化来的视器和前庭蜗器。⑥特殊内脏感觉纤维：分布于味蕾和嗅器。因其与进食等内脏活动有关，故称特殊内脏感觉纤维。⑦特殊内脏运动纤维：支配由鳃弓衍化来的骨骼肌，如咀嚼肌、面肌、咽喉肌、胸锁乳突肌和斜方肌等，自脑干的特殊内脏运动核发出。

12 对脑神经含有的纤维成分不同。有的脑神经仅含感觉纤维，称**感觉性脑神经 sensory cranial nerve**，如第Ⅰ、Ⅱ、Ⅷ对脑神经；有的脑神经仅含运动纤维，**称运动性脑神经 motor cranial nerve**，如第Ⅲ、Ⅳ、Ⅵ、Ⅺ、Ⅻ对脑神经；有的脑神经既含感觉纤维，又含运动纤维，称**混合性脑神经 mixed cranial nerve**，如第Ⅴ、Ⅶ、Ⅸ、Ⅹ对脑神经。

2. 脑神经节 cerebral ganglion　除第Ⅰ、Ⅱ、Ⅳ、Ⅵ、Ⅺ、Ⅻ对脑神经外，其余各脑神经中的神经元胞体在脑外均可聚集形成神经节。

假单极神经元胞体和双极神经元胞体聚集形成**感觉性神经节 sensory ganglion**，与脊神经节相同，主要有三叉神经节（第Ⅴ对脑神经）、膝神经节（第Ⅶ对脑神经）、舌咽神经的上神经节和下神经节（第Ⅸ对脑神经）、迷走神经的上神经节和下神经节（第Ⅹ对脑神经）、前庭神经节和蜗神经节（第Ⅷ对脑神经）。脑神经节的周围突分布于感受器，中枢突进入脑，终止于感觉性脑神经核。

一般内脏运动核（副交感神经核）发出一般内脏运动纤维（副交感神经节前纤维），经第Ⅲ、Ⅶ、Ⅸ、Ⅹ对脑神经，先终止于相应的**副交感神经节 parasympathetic ganglia**，主要有睫状神经节、翼腭神经节、下颌下神经节、耳神经节、迷走神经的器官内节和器官旁节，再由该神经节发出纤维（副交感神经节后纤维），分布于平滑肌、心肌和腺体。

一、嗅神经

嗅神经 olfactory nerve 是特殊内脏感觉性脑神经，由鼻腔黏膜嗅区的嗅细胞的中枢突聚集形成（图

17 - 20）。嗅黏膜内的嗅细胞是双极细胞，周围突（树突）接受刺激，中枢突（轴突）聚集形成 15 ~ 20 条嗅丝，穿过筛骨筛板的筛孔进入颅前窝，终止于嗅球，传导嗅觉。颅前窝的损伤可撕脱嗅神经，导致嗅觉障碍和脑脊液漏入鼻腔。

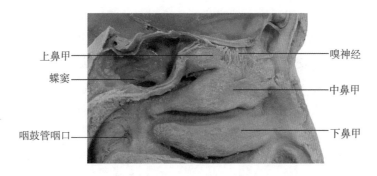

上鼻甲　　　　　　　　　　　　　嗅神经
蝶窦　　　　　　　　　　　　　　中鼻甲
咽鼓管咽口　　　　　　　　　　　下鼻甲

图 17 - 20　嗅神经（左侧）

二、视神经

视神经 optic nerve 是特殊躯体感觉性脑神经，传导视觉冲动。视神经由视网膜节细胞的轴突在眼球壁后部的视神经盘处聚集形成，穿过眼球壁后，向后内侧走行，经视神经管进入颅中窝（图 17 - 22），在垂体窝的前方，颞侧半的纤维不交叉，鼻侧半的纤维交叉，形成视交叉，延续为视束，终止于外侧膝状体。视神经损伤可导致伤侧眼的视野全盲。

视神经的外面包裹由脑膜延续而来的被膜，3 层被膜之间的腔隙也随之延伸至视神经周围。由于颅腔内的蛛网膜下隙与视神经相通，颅内压增高时常出现视神经盘水肿。

三、动眼神经

动眼神经 oculomotor nerve 是运动性脑神经，含有 2 种运动纤维。①一般躯体运动纤维：发自中脑的动眼神经核，支配除上斜肌和外直肌外所有眼球外肌的运动，是眼球运动的主要神经。②一般内脏运动（副交感神经）纤维：发自中脑的动眼神经副核，形成动眼神经的副交感神经节前纤维，在睫状神经节内交换神经元后，节后纤维支配瞳孔括约肌和睫状肌的运动，完成瞳孔对光反射和调节反射（图 17 - 21）。

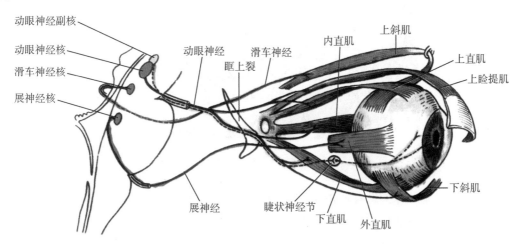

动眼神经副核　　　　　　　　　　　　　　　　　　　　上斜肌
动眼神经核　　　　　　　　动眼神经　滑车神经　内直肌
滑车神经核　　　　　　　　　　眶上裂　　　　　　　上直肌
展神经核　　　　　　　　　　　　　　　　　　　　上睑提肌
　　　　　　　　　　　　　　　　　　　　　　　下斜肌
展神经　　　　　　　睫状神经节　　下直肌　外直肌

图 17 - 21　动眼神经、滑车神经和展神经纤维成分及分布模式图

动眼神经自中脑的脚间窝出脑干，在蛛网膜下隙向前走行至后床突的外侧，穿硬脑膜内层进入海绵窦外侧壁内，再经眶上裂进入眶，可分为上、下支。上支较细小，支配上直肌和上睑提肌的运动；下支较粗大，支配下直肌、内直肌和下斜肌的运动。自下支发出一支细小的副交感神经支，进入**睫状神经节 ciliary ganglion** 交换神经元后，节后纤维支配瞳孔括约肌和睫状肌的运动。

一侧动眼神经损伤后的主要表现为：①由于眼球外肌瘫痪，导致伤侧眼睑下垂，眼外斜视，不能向内侧和上、下方运动；②由于副交感神经纤维损伤，导致患侧瞳孔散大，瞳孔对光反射消失，调节反射消失；③出现复视和近视力模糊等症状。

四、滑车神经

滑车神经 tochlear nerve 是运动性脑神经，支配眼球外肌中的上斜肌的运动（图 17 – 21）。发自中脑的滑车神经核，经中脑背侧面出脑干，先沿大脑脚的外侧面绕至脑底，进入海绵窦外侧壁内向前走行，与眼神经等共同经眶上裂进入眶。在眶内，滑车神经越过上直肌和上睑提肌，向前内侧进入上斜肌。

五、三叉神经

三叉神经 trigeminal nerve 是最粗大的脑神经，由粗大的感觉根和细小的运动根组成，可分为眼神经、上颌神经和下颌神经 3 个分支（图 17 – 22）。

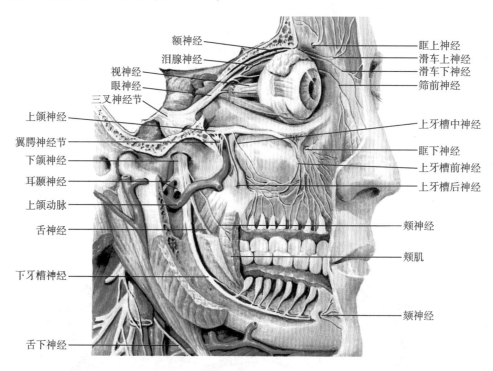

图 17 – 22　三叉神经及其分支

三叉神经是混合性脑神经，含有特殊内脏运动和一般躯体感觉 2 种纤维成分。①特殊内脏运动纤维：起自脑桥的三叉神经运动核，形成细小的三叉神经运动根，位于感觉根的下内侧，自脑桥基底部与小脑中脚移行处出脑干，经三叉神经节后方加入下颌神经，经卵圆孔出颅腔，分布于咀嚼肌等。运动根内尚含有止于三叉神经中脑核的纤维，传导咀嚼肌和眼球外肌的本体感觉。②一般躯体感觉纤维：胞体位于**三叉神经节 trigeminal ganglion** 内，该神经节位于颅中窝颞骨岩部尖端的三叉神经压迹处，由假单极神经元形成，中枢突聚集成粗大的三叉神经感觉根，从脑桥基底部与小脑中脚移行处进入脑干，终止于三叉神经感觉核，其中，传导头面部痛、温觉的纤维终止于三叉神经脊束核，传导触觉的纤维终止于三叉神经脑桥核，传导咀嚼肌等本体感觉的纤维终止于三叉神经中脑核。周围突形成三叉神经的眼神经、上颌神经、下颌神经3大分支，分布于头面部的皮肤、眼球壁、部分眼副器和口腔、鼻腔、鼻旁窦的黏膜，以及牙、硬脑膜等处。

1. 眼神经 ophthalmic nerve　是感觉性神经，自三叉神经节发出后，向前穿入海绵窦外侧壁，再经眶上裂进入眶（图17-22）。主要有3个分支。

（1）**额神经 frontal nerve**　是眼神经中最粗大的分支，经眶上壁与上睑提肌之间向前走行，约在眶尖与眶底的中点处分为眶上神经和滑车上神经。**眶上神经 supraorbital nerve** 向前方经眶上孔（眶上切迹）出眶，分布于上睑和额、顶部皮肤（图17-24）；滑车上神经向内前方走行，经滑车上方出眶，分布于额部中线附近、上睑内侧1/3的皮肤和结膜。

（2）**泪腺神经 lacrimal nerve**　是一个细小的分支—沿外直肌上方向前外侧走行，分布于泪腺和上睑的皮肤。泪腺神经和上颌神经的分支——颧神经之间有一个交通支相连，由此接受来自面神经的副交感神经纤维，控制泪腺的分泌。

（3）**鼻睫神经 nasociliary nerve**　在上直肌与视神经之间走行向前内侧，发出睫状长神经，向前穿入眼球，分布于角膜、睫状体和虹膜等；向内侧发出筛前神经和筛后神经，穿眶的内侧壁，分布于筛窦、鼻黏膜和硬脑膜；其终末支称为滑车下神经，经滑车的下方出眶，分布于鼻背、眼睑的皮肤和泪囊。此外，尚发出至睫状神经节的感觉根。

2. 上颌神经 maxillary nerve　是感觉性神经，自三叉神经节发出后，穿过硬脑膜进入海绵窦外侧壁向前走行，经圆孔出颅腔至翼腭窝的上部，再向前经眶下裂进入眶，移行为眶下神经（图17-22）。主要有4个分支。

（1）**眶下神经 infraorbital nerve**　是上颌神经延续的终支，经眶下裂进入眶后，紧贴眶下壁向前走行，经眶下沟、眶下管，出眶下孔后分为数支，分布于下睑、鼻翼、上唇的皮肤和黏膜（图17-24）。临床上施行上颌部手术时，常在眶下孔处进行麻醉。

（2）**上牙槽神经 superior alveolar nerve**　可分为上牙槽后、中、前神经。上牙槽后神经自翼腭窝内的上颌神经发出，穿上颌体后面的上颌窦壁进入上颌窦；上牙槽中、前神经分别在眶下沟和眶下管内自眶下神经发出，向下穿上颌骨进入上颌窦。上牙槽后、中、前神经在上颌骨内相互吻合形成上牙槽神经丛，自神经丛上再发出分支，分布于上颌牙、牙龈和上颌窦黏膜。

（3）**颧神经 zygomatic nerve**　较细小，在翼腭窝内自上颌神经发出，经眶下裂进入眶后分为2支，穿过眶腔外侧壁，分布于颧、颞部皮肤。颧神经尚借交通支将来源于面神经的副交感神经纤维加入泪腺神经，控制泪腺的分泌。

（4）**翼腭神经 pterygopalatine nerve**　2~3支，较细小，连于上颌神经与翼腭神经节之间。一般躯体感觉纤维在翼腭窝处自上颌神经发出，向下贴翼腭神经节走行，分布于鼻、腭和咽部的黏膜；翼腭神经节发出的部分副交感神经节后纤维经翼腭神经进入上颌神经，分布于泪腺。

3. 下颌神经 mandibular nerve　是混合性神经，三叉神经中最粗大的分支（图17-22、图17-23），含有一般躯体感觉纤维和特殊内脏运动纤维。自三叉神经节发出后，向下经卵圆孔出颅，发出肌支，支配咀嚼肌、鼓膜张肌、腭帆张肌、下颌舌骨肌和二腹肌前腹的运动；感觉支分布于下颌牙及牙龈、口腔底、舌前2/3黏膜和耳颞区、口裂以下面部的皮肤（图17-24）。主要有5个较大的分支。

（1）**耳颞神经 auriculotemporal nerve**　以两根夹持脑膜中动脉向后合成1干，穿经腮腺上部，在颞下颌关节的后方转向上行，伴随颞浅血管穿出腮腺上端，分布于耳前、颞区的皮肤和腮腺。来自舌咽神经的副交感神经节前纤维在耳神经节内交换神经元后，节后纤维随耳颞神经分布于腮腺，控制腮腺的分泌。

（2）**颊神经 buccal nerve**　沿颊肌表面向前下走行，分布于颊部的皮肤和颊黏膜。

（3）**舌神经 lingual nerve**　先在翼外肌的深面下行，在此处有面神经的鼓索加入，然后经过翼外肌的下缘到达下颌下腺的上方，再沿舌骨舌肌的表面向前走行至舌尖，分布于口腔底、下牙槽舌侧面的黏膜和舌前2/3的黏膜。舌神经中来自鼓索的味觉纤维，分布于舌前2/3的味蕾；来自鼓索的副交感神经节前纤维在下颌下神经节内交换神经元后，分布于下颌下腺和舌下腺，控制下颌下腺和舌下腺的分泌。

（4）**下牙槽神经 inferior alveolar nerve**　是混合性神经，位于舌神经的后方，沿翼内肌的外侧下行，经下颌孔进入下颌管，其终末支经颏孔浅出，称**颏神经 mental nerve**，分布于下唇的皮肤和黏膜。下牙槽神经在下颌管内发出分支，分布于一侧的全部下颌牙及牙龈。下牙槽神经在进入下颌孔之前尚发出下颌舌骨肌神经，支配下颌舌骨肌和二腹肌前腹的运动。

（5）**咀嚼肌神经 masticatory nerve**　含有特殊内脏运动纤维，发出的分支有咬肌神经、颞深神经、翼内肌神经和翼外肌神经，分别支配同名咀嚼肌的运动。

一侧三叉神经损伤的主要表现为：损伤侧咀嚼肌瘫痪和萎缩，张口时下颌骨偏向损伤侧；面部皮肤和口、鼻腔黏膜感觉丧失；角膜感觉丧失，角膜反射消失。

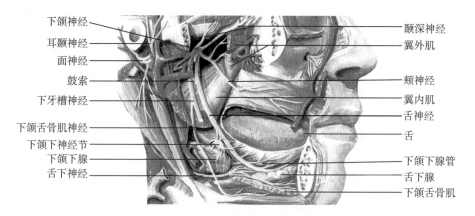

图 17-23　下颌神经及其分支

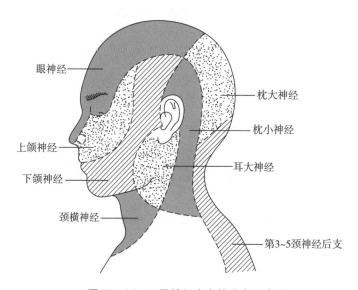

图 17-24　三叉神经皮支的分布示意图

➡ **案例引导**

案例　患者，女性，62岁。主诉10年前偶然感觉右侧面部有一过性的电击样疼痛，但很轻微，发作也不频繁。近年来疼痛越来越重，发作频率也越来越高，MRI检查未发现明显病灶。经诊断，该患者为三叉神经痛。

讨论　1. 三叉神经节位于何处？其性质及构成如何？

　　　　2. 三叉神经有哪些主要分支？其分布区域如何？

　　　　3. 三叉神经痛与三叉神经分支痛有何区别？

　　　　4. 导致三叉神经痛的常见原因有哪些？可采取哪些方法治疗三叉神经痛？

六、展神经

展神经 abducent nerve 是运动性脑神经，由脑桥的展神经核发出，经延髓脑桥沟的中线两侧出脑干，经海绵窦内穿过，再经眶上裂进入眶，支配眼球外肌的外直肌运动。展神经损伤可导致外直肌瘫痪，使眼球向内斜视（见图17-21）。

七、面神经

面神经 facial nerve 是混合性脑神经，由2个根组成，一个是粗大的运动根，另一个是细小的中间神经（图17-25、图17-26）。主要含有4种纤维成分。①特殊内脏运动纤维：发自位于脑桥的面神经核，支配面肌的运动。②一般内脏运动（副交感神经）纤维：发自位于脑桥的上泌涎核，并经副交感神经节（翼腭神经节和下颌下神经节）交换神经元，节后纤维控制泪腺、下颌下腺、舌下腺和口腔、鼻腔、腭、咽的黏膜腺分泌。③特殊内脏感觉纤维：即味觉纤维，胞体位于**膝神经节 geniculate ganglion**内，是假单极神经元，周围突分布于舌前2/3的味蕾；中枢突随面神经进入延髓，止于孤束核。④一般躯体感觉纤维：是面神经中含量最少的纤维，神经元胞体也位于膝神经节内，传导耳部小区域皮肤的浅感觉和面肌的本体感觉，终止于脑干的三叉神经感觉核。

面神经自延髓脑桥沟外侧部出脑后，与前庭蜗神经伴行，经内耳门进入内耳道。在内耳道底，面神经进入面神经管（图17-25），在中耳的后方急转向后下方，经茎乳孔穿出，随即发出3个小分支，支配枕额肌的枕腹、耳周围肌、二腹肌后腹和茎突舌骨肌的运动。面神经主干向前走行进入腮腺，在腮腺内发出分支并形成腮腺内丛，再发出分支，沿腮腺周缘呈辐射状穿出，支配面肌的运动（图17-26）。

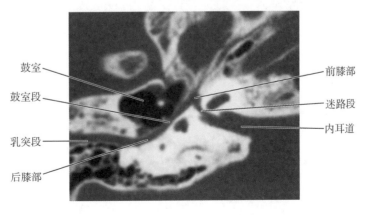

图17-25　面神经管及其内面神经的走行（CT曲面重建）

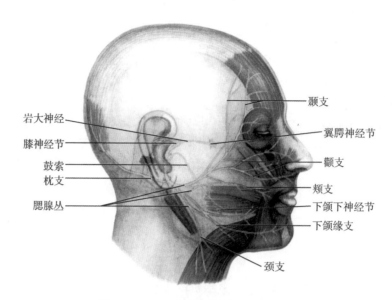

图 17 - 26　面神经的走行及其面部分支

1. 面神经管内的分支　有 3 个分支。

（1）**鼓索 chorda tympani**　是面神经的一个重要分支，在穿出茎乳孔前 6mm 处自面神经发出，向前上方穿经鼓室，再向前下方经岩鼓裂至颞下窝，加入舌神经（图 17 - 23、图 17 - 26）。其中，副交感神经节前纤维进入**下颌下神经节 submandibular ganglion** 内交换神经元，节后纤维控制下颌下腺和舌下腺的分泌；特殊内脏感觉纤维分布于舌前 2/3 的黏膜，传导味觉。

（2）**岩大神经 greater petrosal nerve**　含有副交感神经纤维，自面神经的膝神经节处发出，经颞骨岩部前方的岩大神经沟向前走行，至破裂孔处出颅底到达颞下窝，与来自颈内动脉丛的岩深神经（交感神经纤维）会合形成翼管神经，向前方穿翼管到达翼腭窝。副交感神经纤维在**翼腭神经节 pterygopalatine ganglion** 内交换神经元（图 17 - 27），节后纤维分布于泪腺和鼻、腭黏膜腺。

（3）**镫骨肌神经 stapedial nerve**　是一个细小的分支，支配镫骨肌的运动。

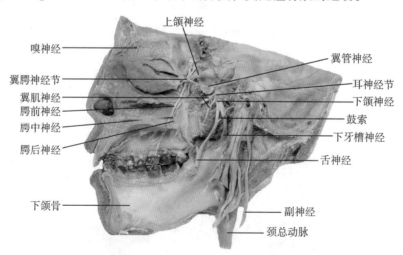

图 17 - 27　鼓索、翼腭神经节和耳神经节

2. 颅外的分支　有 5 组分支（图 17 - 26）。

（1）**颞支 temporal branches**　自腮腺上端穿出，2~3 支，支配枕额肌的额腹和眼轮匝肌等的运动。

（2）**颧支 zygomatic branches**　自腮腺前缘的上部穿出，3~4 支，支配眼轮匝肌和颧肌的运动。

（3）**颊支 buccal branches**　在腮腺前缘沿腮腺管走行，2～3支，支配颊肌、口轮匝肌和其他口周围肌的运动。

（4）**下颌缘支 marginal mandibular branch**　自腮腺前缘的下部穿出，支配下唇诸肌的运动。

（5）**颈支 cervical branch**　自腮腺前缘靠近下颌角处穿出，支配颈阔肌的运动。

面神经的行程较长且复杂，是最易受损伤的脑神经，损伤部位可发生在脑桥小脑三角、鼓室附近的面神经管和腮腺等处。当面神经管外损伤时，主要表现为损伤侧的表情肌瘫痪，如发笑时口角偏向健侧、不能鼓腮；说话时唾液从口角流出；伤侧额纹消失、鼻唇沟变平坦；眼轮匝肌瘫痪使闭眼困难、角膜反射消失。当面神经管内损伤时，因同时伤及面神经管内的分支，除上述表情肌瘫痪症状外，尚出现听觉过敏（镫骨肌神经损伤）、舌前2/3味觉障碍（鼓索损伤）、伤侧泪腺（岩大神经损伤）和唾液腺（鼓索损伤）分泌障碍等不同症状。

八、前庭蜗神经

前庭蜗神经 vestibulocochlear nerve 是特殊躯体感觉性脑神经，由前庭神经和蜗神经组成，接受平衡觉和听觉的神经冲动传入脑（图17–28）。

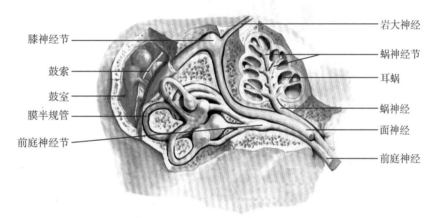

图 17–28　前庭蜗神经

1. 前庭神经 vestibular nerve　双极神经元胞体在内耳道底聚集成**前庭神经节 vestibular ganglion**，周围突穿过内耳道底，分布于内耳的椭圆囊斑、球囊斑和壶腹嵴；中枢突形成前庭神经，与蜗神经伴行，经内耳门进入颅，在延髓脑桥沟的外侧进入脑，终止于前庭神经核和小脑等。

2. 蜗神经 cochlear nerve　双极神经元胞体在内耳耳蜗的蜗轴内聚集成**蜗神经节 cochlear ganglion**，周围突分布于内耳的螺旋器；中枢突形成蜗神经，经内耳门进入颅，伴随前庭神经进入脑，终止于蜗神经核。

当颞骨岩部骨折波及内耳道时，常会损伤面神经和前庭蜗神经。前庭蜗神经损伤的主要表现是伤侧耳聋和前庭功能丧失；如仅有部分损伤，前庭神经受刺激时可出现眩晕和眼球震颤。

九、舌咽神经

舌咽神经 glossopharyngeal nerve 是混合性脑神经，含有5种纤维（图17–29、图17–30）。①一般内脏感觉纤维：胞体位于下神经节，周围突分布于咽、舌后1/3、咽鼓管、鼓室、腭扁桃体的黏膜和颈动脉窦、颈动脉小球等处，中枢突止于延髓的孤束核。②特殊内脏感觉纤维：胞体位于下神经节，周围突分布于舌后1/3的味蕾，中枢突止于延髓的孤束核。③一般内脏运动（副交感神经）纤维：起自延髓的下泌涎核，节前纤维进入耳神经节内交换神经元，节后纤维分布于腮腺，控制腮腺的分泌。④特殊内脏运动纤维：起自延髓的疑核，支配茎突咽肌和咽缩肌的运动。⑤一般躯体感觉纤维：胞体位于上神经节，周围突分布于耳后皮肤，中枢突止于三叉神经脊束核。

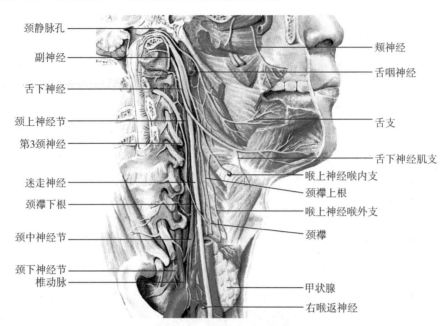

图 17 – 29　舌咽神经、迷走神经、副神经和舌下神经的走行

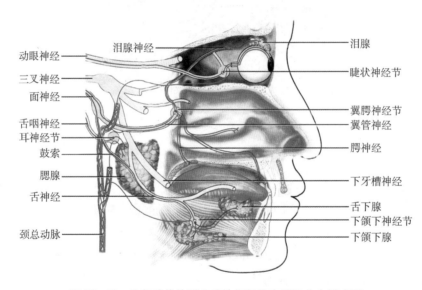

图 17 – 30　头部腺体的副交感神经纤维来源及分布模式图

舌咽神经自延髓腹侧面的橄榄背侧出脑干，与迷走神经和副神经伴行，穿过颈静脉孔。在颈静脉孔内，神经干上的膨大称为**上神经节 superior ganglion**，出孔时形成的膨大称为**下神经节 inferior ganglion**。舌咽神经出颅后，经颈内静脉和颈内动脉之间向前到达茎突附近，在舌骨舌肌的深面沿茎突咽肌下行至咽，是舌、咽的重要痛觉传入神经。此外，在颈静脉孔及其稍下方，舌咽神经发出细支，与交感干、迷走神经和面神经相连。

1. 舌支 lingual branch　含有一般内脏感觉纤维和特殊内脏感觉（味觉）纤维，是舌咽神经的终末支，分布于腭帆和舌后1/3的黏膜，传导一般感觉和味觉。

2. 咽支 pharyngeal branch　3～4 支，较细小，与迷走神经的咽支和交感神经共同形成**咽丛 pharyngeal plexus**，感觉纤维传导咽黏膜的感觉，运动纤维支配茎突咽肌的运动。

3. 鼓室神经 tympanic nerve 自下神经节发出，走行至鼓室，参与构成鼓室丛，分布于鼓室黏膜。该神经中的副交感神经纤维穿出鼓室，形成**岩小神经 lesser petrosal nerve**，至**耳神经节 otic ganglion** 内交换神经元（图 17 - 27），节后纤维进入腮腺，控制腮腺的分泌。

4. 颈动脉窦支 carotid sinus branch 1 ~ 2 支，在颈静脉孔的下方发出，沿颈内动脉下行，分布于颈动脉窦和颈动脉小球，将动脉压力和化学性刺激（血液内二氧化碳浓度）传入脑，反射性地调节血压和呼吸运动。

此外，舌咽神经还发出扁桃体支和茎突咽肌支。

一侧舌咽神经损伤的主要表现是同侧舌后 1/3 味觉消失，舌根和咽峡的痛觉消失，以及同侧咽肌的收缩力减弱。

十、迷走神经

迷走神经 vagus nerve 是行程最长、分布最广的混合性脑神经（图 17 - 31、图 17 - 32），含有 4 种纤维成分。①一般内脏运动（副交感神经）纤维：起自延髓的迷走神经背核，主要分布于颈、胸部器官和腹部的结肠左曲以上消化管、肝、胰、脾、肾等处，在器官旁节或器官内节内交换神经元，节后纤维支配心肌、平滑肌和腺体。②特殊内脏运动纤维：起自延髓的疑核，支配咽喉肌的运动。③一般内脏感觉纤维：胞体位于颈静脉孔下方的**下神经节 inferior ganglion**，中枢突止于延髓的孤束核，周围突分布于颈、胸部器官和腹部的结肠左曲以上消化管、肝、胰、脾、肾等处。④一般躯体感觉纤维：数量最少，胞体位于迷走神经的**上神经节 superior ganglion**，周围突分布于耳郭、外耳道和硬脑膜，中枢突止于延髓的三叉神经脊束核。

1. 迷走神经的走行 以细小的神经根丝连于橄榄后沟，经颈静脉孔出入颅。

在颈部，迷走神经位于颈动脉鞘内，走行于颈内动脉或颈总动脉与颈内静脉之间的后方，垂直下行至颈根部。

左、右迷走神经在胸部的行程略有不同。左迷走神经在左颈总动脉和左头臂静脉之间进入胸腔，越过主动脉弓的前方，经左肺根的后方，再向下行至食管的前方形成食管前丛，此神经丛在食管下端延续形成**迷走神经前干 anterior vagal trunk**，经食管裂孔进入腹腔。右迷走神经在右锁骨下动脉和右头臂静脉之间进入胸腔，沿气管的右侧下行，经右肺根的后方，形成食管后丛，在食管下端延续形成**迷走神经后干 posterior vagal trunk**，经食管裂孔进入腹腔。

2. 迷走神经的分支 在颈部、胸部和腹部分别发出许多分支。

（1）颈部的分支

①**喉上神经 superior laryngeal nerve**：自迷走神经的下神经节发出，经颈内动脉与咽侧壁之间下行，至舌骨大角处分为喉内支和喉外支（图 17 - 31）。喉内支与甲状腺上动脉的喉上动脉伴行，穿过甲状舌骨膜进入喉腔，分出许多小支，分布于咽、会厌、梨状隐窝和声门裂以上的喉黏膜，传导一般内脏感觉和特殊内脏感觉（味觉）。喉外支是细小的运动性神经，伴甲状腺上动脉下行，支配环甲肌的运动。结扎甲状腺上动脉时易误伤喉上神经，导致误吞、发呛和声调降低。

②**咽支 pharyngeal branch**：自迷走神经的下神经节发出，与交感干的分支和舌咽神经的分支共同形成咽丛，自神经丛发出分支，分布于咽缩肌、软腭肌和咽黏膜。

③**耳支 auricular branch**：自迷走神经的上神经节发出，含有一般躯体感觉纤维，分布于耳郭后面和外耳道的皮肤。

④**颈心支 cervical cardiac branches**：在上颈部和下颈部，分别自迷走神经发出上颈心支和下颈心支，与交感干的心支共同形成心丛。

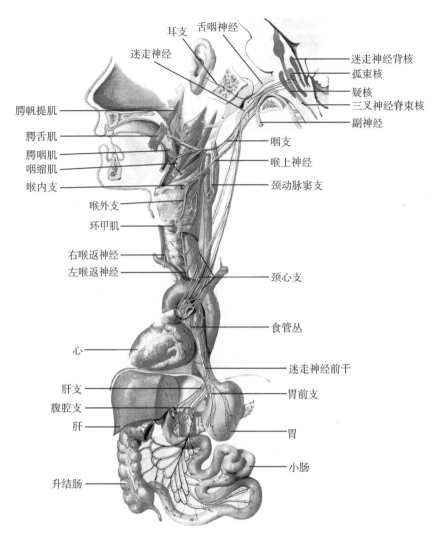

耳支　舌咽神经
迷走神经
迷走神经背核
孤束核
疑核
三叉神经脊束核
副神经
腭帆提肌
腭舌肌
腭咽肌
咽支
咽缩肌
喉上神经
喉内支
颈动脉窦支
喉外支
环甲肌
右喉返神经
左喉返神经
颈心支
食管丛
心
迷走神经前干
肝支
胃前支
腹腔支
肝
胃
小肠
升结肠

图 17 – 31　迷走神经纤维成分及分布模式图

⑤**脑膜支 meningeal branch**：自迷走神经的上神经节发出，分布于颅后窝的硬脑膜，传导一般躯体感觉。

（2）胸部的分支

①**喉返神经 recurrent laryngeal nerve**：是支配喉肌运动的主要神经，也是声门裂以下喉黏膜的感觉神经（图 17 – 31）。左喉返神经在主动脉弓的左侧发出，勾绕主动脉弓返回颈部；右喉返神经发出的位置略高，勾绕右锁骨下动脉返回颈部。在颈部，左、右喉返神经走行于颈总动脉的后内侧和食管与气管之间，上行至环甲关节后方进入喉，改称为**喉下神经 inferior laryngeal nerve**，支配除环甲肌外的喉肌，感觉纤维分布于声门裂以下的喉黏膜。

一侧喉返神经受损，可出现声音嘶哑或发音困难；若两侧同时受损，可导致失音、呼吸困难甚至窒息。

②**支气管支 bronchial branches** 和**食管支 esophageal branches**：有多条小分支，与交感神经纤维共同形成肺丛和食管丛，分布于相应脏器的黏膜。

（3）腹部的分支　迷走神经前、后干经食管裂孔进入腹腔，含有一般内脏运动（副交感神经）和一般内脏感觉 2 种纤维成分。迷走神经的前干在胃贲门的前方附近分为胃前支和肝支，后干在胃贲门的后方附近分为胃后支和腹腔支。

①**胃前支 anterior gastric branches**：沿胃小弯向右走行，沿途发出贲门支和3~4个胃前壁支，分布于胃前壁；终末支以"鸦爪"形分支分布于幽门部前壁。

②**肝支 hepatic branches**：自迷走神经前干发出，在小网膜内弯行向右上方至肝门，与肝的分泌活动有关。

③**胃后支 posterior gastric branches**：沿胃小弯走行向幽门，沿途发出胃底支和3~4个胃后壁支，分布于胃后壁，终末支以"鸦爪"形分支分布于幽门部后壁。

④**腹腔支 celiac branches**：较粗大，自迷走神经后干发出，沿胃左动脉下行至腹腔干处，与交感神经纤维共同形成腹腔丛。由该神经丛发出分支伴随腹腔干、肠系膜上动脉和肾动脉等血管的分支，分布于结肠左曲以上的消化管和肝、胆、胰、脾、肾等。

迷走神经可控制胃酸的分泌，高位迷走神经选择切断术可减少胃溃疡患者的胃酸分泌，切断胃前支和胃后支在胃小弯处的所有分支，但要保留幽门窦处呈"鸦爪"形的终末支，以保证幽门和其他相关腹腔脏器的功能。

迷走神经主干损伤导致的内脏活动障碍主要表现为脉速、心悸、恶心、呕吐、呼吸深慢和窒息感等。由于咽喉的感觉障碍和骨骼肌瘫痪，可出现声音嘶哑、言语困难、发呛、吞咽障碍、软腭瘫痪等。

十一、副神经

副神经 accessory nerve 是运动性脑神经，含有特殊内脏运动纤维，由颅根和脊髓根组成（图17-29、图17-32）。**颅根 cranial root** 较细小，发自延髓的疑核，出颈静脉孔后形成副神经内支，随即加入迷走神经，参与形成迷走神经的咽支和喉返神经，支配腭肌和喉肌。**脊髓根 spinal root** 较粗大，起自延髓和脊髓内的副神经核，在颈静脉孔处与颅根会合形成副神经。经颈静脉孔穿出颅腔后，脊髓根与颅根分离，先经颈内静脉的前外侧下行，再走行向后下方，到达胸锁乳突肌；主干自胸锁乳突肌后缘中、上1/3处穿出，斜向后下方进入斜方肌的深面，支配胸锁乳突肌和斜方肌的运动。

副神经损伤的主要表现为：①一侧胸锁乳突肌瘫痪，头部不能向患侧侧屈，面部不能转向对侧；双侧胸锁乳突肌瘫痪，则头部不能后仰。②一侧斜方肌瘫痪，患侧肩胛骨下垂，耸肩无力。

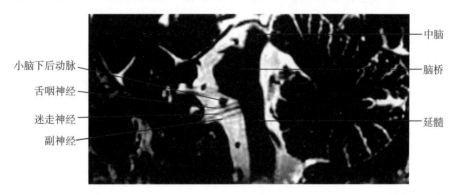

图17-32 舌咽神经、迷走神经和副神经脑池段的走行（MRI矢状重建）

十二、舌下神经

舌下神经 hypoglossal nerve 是运动性脑神经，由一般躯体运动纤维组成。自延髓的舌下神经核发出后，以若干神经根丝自延髓前外侧沟出脑，经舌下神经管出颅，再经颈内动脉和颈内静脉之间下行，至下颌角平面向前方越过颈内动脉和颈外动脉，并发出舌下神经降支（颈袢上根）和甲状舌骨肌支。舌下神经斜向上方，经过舌骨舌肌的表面、二腹肌肌腱的深面、茎突舌骨肌和下颌舌骨肌后缘，到达颏舌骨肌的外侧，并继续向前方进入舌体。舌下神经支配舌内肌和颏舌肌、茎突舌肌、舌骨舌肌3块舌外肌的运动（图17-29）。

一侧舌下神经完全损伤时，患侧舌肌瘫痪，伸舌时由于健侧颏舌肌牵拉力量相对过大，舌尖偏向患侧。若舌肌瘫痪时间过长，可出现舌肌萎缩。

第三节　内脏神经系统

PPT

内脏神经系统 visceral nervous system 是神经系统的一个重要组成部分，主要分布于内脏、心血管和腺体。内脏神经和躯体神经一样，均含有感觉和运动2种纤维成分。内脏运动神经又称为**自主神经系统 autonomic nervous system**，因其控制和调节动、植物共有的物质代谢活动，并非支配动物特有的骨骼肌。内脏感觉神经传来的信息经中枢整合后，通过内脏运动神经调节相应器官的活动，从而在维持机体内、外环境的动态平衡和保持机体正常生命活动中发挥重要作用。

一、内脏运动神经

内脏运动神经 visceral motor nerve 在大脑皮质和皮质下各级中枢的控制、调节下进行活动，与躯体运动神经的关系密切。但内脏运动神经与躯体运动神经在结构及功能上有较大差别，主要表现在以下5个方面。

①支配器官不同：躯体运动神经支配骨骼肌，受意识的控制；内脏运动神经支配平滑肌、心肌和腺体，不受意识的控制。

②神经元数目不同：躯体运动神经自低级中枢至骨骼肌仅有一个神经元；内脏运动神经自低级中枢发出后，需要在周围部的副交感神经节内交换神经元，再由神经节发出纤维到达效应器，因此，内脏运动神经从低级中枢到达支配的器官需要经过2个神经元（除肾上腺髓质外）（图17-33）。第一个神经元的胞体位于脑干和脊髓内，称**节前神经元 preganglionic neuron**，其轴突称为**节前纤维 preganglionic fiber**；第二个神经元的胞体位于周围部的神经节内，称**节后神经元 postganglionic neuron**，其轴突称为**节后纤维 postganglionic fiber**。节后神经元的数目较多，一个节前神经元与多个节后神经元形成突触。

③纤维成分不同：躯体运动神经仅有1种纤维成分；内脏运动神经有交感神经和副交感神经2种纤维成分，且多数内脏器官同时接受交感神经和副交感神经的双重支配。

④纤维粗细不同：躯体运动神经一般是较粗的有髓纤维；内脏运动神经多是薄髓（节前纤维）和无髓（节后纤维）的细纤维，传导速度较慢。

⑤神经纤维的分布形式不同：躯体运动神经以神经干的形式分布；内脏运动神经的节后纤维常在脏器附近或血管周围形成神经丛，由神经丛再发出分支分布于效应器（图17-37）。

根据内脏运动神经的形态和功能特点，可分为交感神经和副交感神经，均由中枢部和周围部组成。

（一）交感神经 e微课

交感神经 sympathetic nerve 分为中枢部和周围部，包括节前神经元、节前纤维和节后神经元、节后纤维。节前神经元即低级中枢，位于脊髓$T_1 \sim L_3$节段灰质侧角的中间外侧核，由此神经核发出的节前纤维经脊神经前根、前支，到达由节后神经元形成的交感神经节，由交感神经节再发出节后纤维形成交感神经、神经丛。周围部由交感神经节、交感干以及由神经节发出的神经和神经丛组成。

1. 交感神经节 sympathetic ganglia　根据位置分为椎旁神经节和椎前神经节。

（1）**椎旁神经节 paravertebral ganglia**　由脊髓内的交感神经低级中枢发出的一部分节前纤维，经脊神经前根、前支止于脊柱两旁的交感神经节，即椎旁神经节；借节间支连成左、右**交感干 sympathetic trunk**，

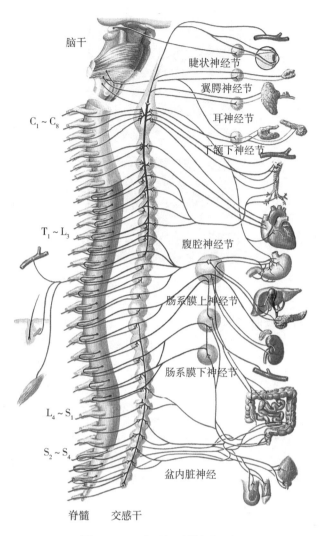

脑干

睫状神经节

翼腭神经节

耳神经节

$C_1 \sim C_8$

下颌下神经节

$T_1 \sim L_3$

腹腔神经节

肠系膜上神经节

肠系膜下神经节

$L_4 \sim S_1$

$S_2 \sim S_4$

盆内脏神经

脊髓　交感干

图 17 - 33　内脏运动神经概况图

因此，椎旁神经节又称为**交感干神经节 ganglia of sympathetic trunk**。交感干沿脊柱两侧走行，向上至颅底，向下至尾骨，可分为颈、胸、腰、骶、尾节 5 部分，尾骨前方的两侧交感干合成一个奇神经节。椎旁神经节每侧总数为 19 ~ 24 个，形态不规则，由多极神经元构成，大小不一，部分交感神经节后纤维起自这些神经节，其余起自椎前神经节（图 17 - 37）。

（2）**椎前神经节 prevertebral ganglia**　由脊髓内的交感神经低级中枢发出的另一部分节前纤维，经脊神经前根、前支穿过椎旁神经节，止于脊柱前方的交感神经节，即椎前神经节，包括**腹腔神经节 celiac ganglia**、**主动脉肾神经节 aorticorenal ganglia**、**肠系膜上神经节 superior mesenteric ganglia**、**肠系膜下神经节 inferior mesenteric ganglia** 等，分别位于同名动脉根部附近（图 17 - 37）。

2. 交通支 communicating branches　每一个交感干神经节（椎旁神经节）与相应的脊神经之间均有交通支相连，可分为白交通支和灰交通支（图 17 - 34）。

（1）**白交通支 white communicating branches**　是由脊髓灰质侧角的中间外侧核发出的具有髓鞘的节前纤维组成，因髓鞘色白发亮，故称白交通支。发出白交通支的节前神经元的胞体仅位于脊髓 $T_1 \sim L_3$ 节段灰质的侧角，因此，白交通支仅存在于 $T_1 \sim L_3$ 脊神经的前支与相应的椎旁神经节之间，共 15 对。

（2）**灰交通支 grey communicating branches**　是由椎旁神经节发出的无髓鞘的节后纤维组成，因无髓鞘，色灰暗，故称灰交通支。灰交通支连于全部椎旁神经节和 31 对脊神经之间，共 31 对。

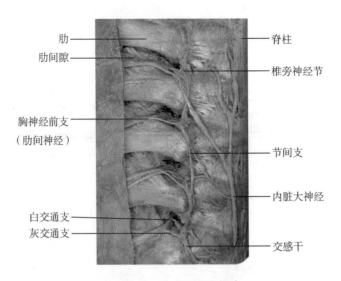

图 17 - 34　交感干和交通支

3. 交感神经的节前、后纤维去向（图 17 - 35）

（1）交感神经节前纤维进入交感干后的 3 种去向　①终止于相应的椎旁神经节，并交换神经元。②在交感干内上升或下降，终止于其上方或下方的椎旁神经节，并交换神经元。交感干内上升或下降的纤维在椎旁神经节之间形成节间支。③穿经椎旁神经节，至椎前神经节内交换神经元。

（2）交感神经节后纤维的 3 种去向　①发自椎旁神经节的节后纤维经灰交通支返回脊神经，并随脊神经分布于头颈部、躯干、四肢的血管、汗腺和竖毛肌等。31 对脊神经与交感干之间都有灰交通支联系，脊神经的分支一般都含有交感神经节后纤维。②在动脉表面攀附走行，并在动脉外膜形成相应的神经丛（如颈内动脉丛、颈外动脉丛、腹腔丛、肠系膜上丛等），并随动脉的分支分布于其支配的器官。③由交感神经节直接发出分支到达支配的脏器。

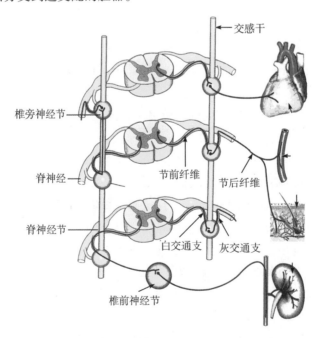

图 17 - 35　交感神经纤维的走行模式图

4. 交感神经的分布　交感神经的分布极广泛，几乎遍布全身各处（图 17 - 36）。

（1）颈部　颈交感干位于颈血管鞘后方和颈椎横突的前方。一般每侧有 3 ~ 4 对颈神经节，多者可达 6 个，分别称为颈上、中、下神经节。**颈上神经节 superior cervical ganglion** 是交感干上最大的神经节，呈梭形，多位于第 1~3 颈椎横突的前方，颈内动脉后方。**颈中神经节 middle cervical ganglion** 最小，有时缺如，多者则可达 3 个，一般位于第 6 颈椎体平面的甲状腺下动脉附近。**颈下神经节 inferior cervical ganglion** 位于第 7 颈椎横突根部的前方，常与第 1 胸神经节融合，称**颈胸神经节 cervicothoracic ganglion**（亦称星状神经节）。

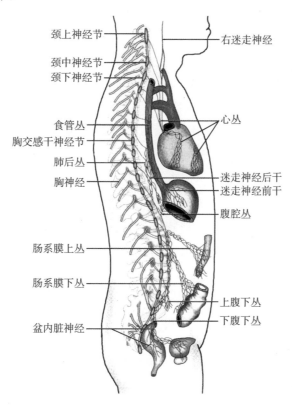

颈上神经节　　　　　　　　右迷走神经
颈中神经节
颈下神经节

食管丛　　　　　　　　　　心丛
胸交感干神经节
肺后丛　　　　　　　　　　迷走神经后干
胸神经　　　　　　　　　　迷走神经前干
　　　　　　　　　　　　　腹腔丛

肠系膜上丛

肠系膜下丛
　　　　　　　　　　　　　上腹下丛
盆内脏神经　　　　　　　　下腹下丛

图 17 – 36　交感干与内脏神经丛的联系

从颈交感干神经节（椎旁神经节）发出的节后纤维，其分布范围如下。①经灰交通支进入 8 对颈神经，并随颈神经的分支分布于头颈部和上肢的血管、汗腺、竖毛肌等。②攀附于附近的动脉表面，形成颈内动脉丛、颈外动脉丛、锁骨下动脉丛和椎动脉丛等，随动脉的分支分布于头颈部的腺体（泪腺、唾液腺、口腔和鼻腔黏膜内的腺体、甲状腺等）、血管、竖毛肌、瞳孔开大肌。③发出咽支，直接进入咽壁，与迷走神经、舌咽神经的咽支共同形成**咽丛 pharyngeal plexus**。④分别发自 3 个颈交感干神经节（椎旁神经节）的颈上、中、下心神经，下行进入胸腔，加入心丛。

（2）胸部　胸交感干位于相应肋头的前方，有 10~12 对胸神经节。胸交感干神经节（椎旁神经节）发出的分支概括如下。①灰交通支和 12 对胸神经相连，并随胸神经分布于胸腹壁血管、汗腺和竖毛肌等。②从上 5 对胸神经节发出许多小支，参加形成心丛、肺丛、胸主动脉丛和食管丛。③**内脏大神经 greater splanchnic nerve**：起自脊髓第 5~9 胸节灰质侧角发出的节前纤维，穿过第 5~9 或第 6~9 胸神经节，向前下方走行并合成一干，形成内脏大神经，沿椎体前面斜向下行，穿过膈脚，主要终止于腹腔神经节，并交换神经元。④**内脏小神经 lesser splanchnic nerve**：起自脊髓第 10~12 胸节灰质侧角发出的节前纤维，穿过第 10~12 胸神经节，合成一干，向下穿过膈脚后，终止于主动脉肾神经节和肠系膜上神经节，并交换神经元。由腹腔神经节、主动脉肾神经节和肠系膜上神经节发出的节后纤维，分布于肝、胰、脾、肾等实质性器官和结肠左曲以上的消化管（图 17 –33）。

（3）腹部　有 4 对腰神经节，位于腰椎体的前外侧，沿腰大肌内侧缘排列，较胸神经节小，形态不规则。腰交感干神经节（椎旁神经节）发出的分支如下。①灰交通支和 5 对腰神经相连，并随腰神经分布于下肢血管和皮肤。②**腰内脏神经 lumbar splanchnic nerve**：由穿经腰交感干神经节的节前纤维形成，终止于腹主动脉丛和肠系膜下丛，在神经节内交换神经元后，节后纤维分布于结肠左曲以下的消化管和盆腔脏器，并有纤维伴随血管分布于下肢。当下肢血管痉挛时，可手术切除腰交感干以缓解症状。

（4）盆部　有 2～3 对骶神经节，位于骶骨前面的骶前孔内侧，两侧的下端会合为第 1 尾骨前方的**奇神经节 impar ganglion**。盆部各骶神经节均发出灰交通支进入邻近的骶、尾神经，并随之分布于下肢和会阴的血管、汗腺、竖毛肌等。另外，还发出分支加入**盆丛 pelvic plexus**，分布于盆腔脏器。

综上所述，交感神经的分布极广泛，并有一定的规律：来自脊髓 $T_1 \sim T_5$ 节段中间外侧核的节前纤维，交换神经元后，节后纤维支配头部、颈部、胸腔脏器和上肢的血管、汗腺、立毛肌；来自脊髓 $T_6 \sim T_{12}$ 节段中间外侧核的节前纤维，交换神经元后，节后纤维支配肝、脾、肾等实质性器官和结肠左曲以上的消化管；来自脊髓 $L_1 \sim L_3$ 节段中间外侧核的节前纤维，交换神经元后，节后纤维支配结肠左曲以下的消化管、盆腔脏器和下肢的血管、汗腺、竖毛肌。

（二）副交感神经

副交感神经 parasympathetic nerve 分为中枢部和周围部（图 17 - 33）。低级中枢是位于脑干的一般内脏运动核（即副交感神经核，包括动眼神经副核、上泌涎核、下泌涎核和迷走神经背核）和位于脊髓 $S_2 \sim S_4$ 节段灰质的骶副交感核，由这些神经核团发出节前纤维。周围部包括副交感神经节及其发出的节后纤维，可与交感神经共同形成神经丛。

1. 副交感神经节 parasympathetic ganglia　位于器官周围和器官壁内，分别称为**器官旁节 paraganglion of organ** 和**器官内节 internal ganglia of organ**，神经节内的神经细胞即为节后神经元。一般器官旁节和器官内节均较小，但在颅部的器官旁节较大，肉眼可见，有睫状神经节、翼腭神经节、下颌下神经节和耳神经节 4 对。颅部副交感神经节前纤维在这些神经节内交换神经元，发出节后纤维随相应脑神经到达支配的脏器。神经节内还有交感神经和感觉神经纤维通过（但不交换神经元），分别称为交感根和感觉根。此外，有些位于身体其他部位极小的副交感神经节，只有在显微镜下才能看到，如位于心丛、肺丛、膀胱丛和子宫阴道丛内的神经节，以及位于支气管和消化管壁内的神经节等。

2. 副交感神经的分布

（1）颅部的副交感神经　节前纤维走行于第Ⅲ、Ⅶ、Ⅸ、Ⅹ 对脑神经内（图 17 - 33）。

①动眼神经中的副交感神经节前纤维：起自中脑的动眼神经副核，进入眶腔后，自动眼神经分离，再进入睫状神经节内交换神经元，节后纤维进入眼球壁，支配瞳孔括约肌和睫状肌的运动。

②面神经中的副交感神经节前纤维：起自脑桥的上泌涎核。一部分经岩大神经至翼腭窝内的翼腭神经节内交换神经元，节后纤维分布于泪腺和鼻腔、口腔、腭黏膜的腺体，控制腺体的分泌；另一部分经鼓索加入舌神经，至下颌下神经节内交换神经元，节后纤维分布于下颌下腺、舌下腺，控制腺体的分泌。

③舌咽神经中的副交感神经节前纤维：起自延髓的下泌涎核，经鼓室神经至鼓室丛，由神经丛再发出岩小神经至卵圆孔下方的耳神经节内交换神经元，节后纤维随耳颞神经分布于腮腺。

④迷走神经中的副交感神经节前纤维：起自延髓的迷走神经背核，随迷走神经的分支至颈部、胸部、腹腔脏器附近或器官壁内的副交感神经节内交换神经元，节后纤维分布于颈部、胸部、腹腔脏器（除结肠左曲以下的消化管外）。

（2）骶部的副交感神经　由脊髓 $S_2 \sim S_4$ 节段的骶副交感核发出节前纤维，加入骶神经前支，随其穿出骶前孔后离开骶神经，形成**盆内脏神经 pelvic splanchnic nerves**（图 17 - 33），加入盆丛，随盆丛分布于支配脏器的副交感神经节内交换神经元，节后纤维支配结肠左曲以下的消化管、盆腔脏器和会阴、下肢的平滑肌和腺体。部分纤维分布于阴茎或阴蒂，兴奋时引起海绵体血管充血扩张，使其勃起。

（三）交感神经与副交感神经的比较

交感神经和副交感神经都是内脏运动神经，常共同支配一个器官，形成对内脏器官功能的双重神经支配。但二者在神经来源、形态结构、功能和分布范围等方面有许多不同之处。

1. 低级中枢部位不同　交感神经低级中枢位于脊髓胸腰段灰质的中间外侧核，副交感神经低级中枢位于脑干内的一般内脏运动核和脊髓骶段灰质的骶副交感核。

2. 周围部神经节位置不同　交感神经节位于脊柱两侧（椎旁神经节）和脊柱前方（椎前神经节），副交感神经节位于支配的器官附近（器官旁节）或器官壁内（器官内节）。因此，副交感神经节前纤维较交感神经长，而节后纤维则较交感神经短。

3. 节前神经元和节后神经元的比例不同　一个交感神经节前神经元的轴突可与多个节后神经元形成突触，一个副交感神经节前神经元的轴突则与较少的节后神经元形成突触。因此，交感神经的作用范围较广泛，而副交感神经的作用相对局限。

4. 分布范围不同　交感神经的分布范围较广，除分布于头颈部以及胸、腹、盆腔脏器外，还分布于全身血管、腺体、竖毛肌等。副交感神经的分布不如交感神经广泛，一般认为大部分的血管、汗腺、竖毛肌和肾上腺髓质仅接受交感神经支配。

5. 对同一器官所起作用不同　交感神经和副交感神经对绝大多数内脏器官都是共同支配，但二者对同一器官的作用既互相拮抗又互相统一。

当机体处于剧烈运动或愤怒、激动时，交感神经兴奋性增强，副交感神经兴奋性减弱、相对抑制，即交感神经处于优势，此时出现心跳加快、血压升高、支气管扩张、瞳孔开大、消化活动受抑制等现象，表明机体代谢增强，能量消耗加快，以调动潜力来适应环境的剧变。相反，当机体处于安静或睡眠状态时，副交感神经兴奋性增强，交感神经活动相对受抑制，从而出现心跳减慢、血压下降、支气管收缩、瞳孔缩小、消化活动增强，以减少能量消耗、恢复体力，并促进生殖活动。机体通过交感神经和副交感神经作用的对立统一，保持了机体内部各器官功能的动态平衡，从而使机体更好地适应内、外环境的变化。交感神经和副交感神经这种相互拮抗又相互统一的活动都是在脑的较高级中枢，特别是下丘脑、端脑边缘叶的控制和调节下进行的。

（四）内脏神经丛

交感神经、副交感神经和内脏感觉神经在机体的分布中，常互相交织，共同形成**内脏神经丛 plexus of visceral nerve**。这些神经丛主要攀附于头颈部和胸、腹腔的动脉周围，或分布于器官附近和器官壁内（图 17-36、图 17-37）。各神经丛按照其围绕的动脉或分布的器官而命名。除头部和上、下肢动脉周围的神经丛如颈内、外动脉丛和锁骨下动脉丛、椎动脉丛等外，其余的内脏神经丛均由交感神经和副交感神经共同形成。此外，这些神经丛内也有内脏感觉纤维通过。

1. 心丛 cardiac plexus　由交感干的颈上、中、下神经节和第 1~4 或第 1~5 胸交感干神经节发出的心支以及迷走神经的颈心支共同形成。根据心丛的位置分为浅、深丛，心浅丛位于主动脉弓的下方，心深丛位于主动脉弓和气管杈之间，2 个神经丛互相交织。心丛内有心神经节（副交感神经节），迷走神经的副交感神经节前纤维在此神经节内交换神经元。心丛的分支又可形成心房丛和左、右冠状动脉丛，随动脉分布于心肌。

2. 肺丛 pulmonary plexus　位于肺根的前、后方，可分为肺前丛和肺后丛，神经丛内有较小的神经节。肺丛由迷走神经的支气管支和第 2~5 胸交感干神经节的分支形成，再发出分支随支气管和肺血管的分支进入肺。

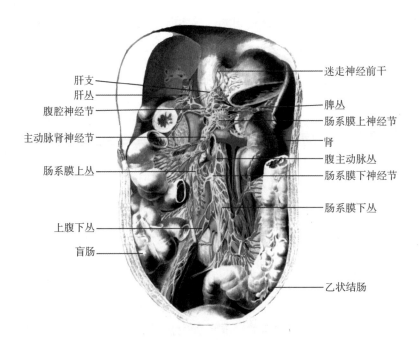

肝支
肝丛
腹腔神经节
主动脉肾神经节
肠系膜上丛
上腹下丛
盲肠

迷走神经前干
脾丛
肠系膜上神经节
肾
腹主动脉丛
肠系膜下神经节
肠系膜下丛
乙状结肠

图 17-37　腹腔内的内脏神经丛

3. 腹腔丛 celiac plexus　是最大的内脏神经丛，位于腹腔干和肠系膜上动脉根部周围，由来自胸交感干的内脏大、小神经和迷走神经后干的腹腔支参与形成。神经丛内有多个神经节，如腹腔神经节、肠系膜上神经节、主动脉肾神经节等。来自内脏大、小神经的交感神经节前纤维终止于神经丛内的神经节，节后纤维形成神经丛，随血管分布于腹腔脏器。来自迷走神经的副交感神经节前纤维，随神经丛到达分布的器官附近或器官壁内的神经节内交换神经元。腹腔丛伴随动脉的分支分为许多副丛，如肝丛、胃丛、脾丛、肾丛和肠系膜上丛等，各副丛分别沿同名血管分布于各脏器。

4. 腹主动脉丛 abdominal aortic plexus　是腹腔丛在腹主动脉表面向下的延续部分，并接受来自第1、2腰交感干神经节发出的腰内脏神经。此神经丛分出肠系膜下丛，沿同名动脉分布于结肠左曲以下至直肠上段的肠管。腹主动脉丛的一部分纤维下行进入盆腔，参与腹下丛的形成，另一部分纤维攀附于髂总动脉和髂外动脉，形成与动脉同名的神经丛，随动脉分布于下肢的血管、汗腺、竖毛肌。

5. 腹下丛 hypogastric plexus　根据位置分为上腹下丛和下腹下丛。

（1）上腹下丛　位于第5腰椎体的前方，两侧髂总动脉之间，是腹主动脉丛向下的延续部分，接受第3、4腰交感干神经节发出的腰内脏神经，节前纤维在肠系膜下神经节内交换神经元。

（2）下腹下丛　即盆丛 pelvic plexus，由上腹下丛延续至直肠两侧，并接受骶交感干神经节发出的节后纤维和盆内脏神经的副交感神经节前纤维。此神经丛伴随髂内动脉及其分支分布于盆腔脏器，形成直肠丛、膀胱丛、前列腺丛、子宫阴道丛等。

二、内脏感觉神经

人体内脏器官除有运动性神经（交感神经和副交感神经）支配外，也有感觉神经分布。内感受器接受内脏的各种刺激，**内脏感觉神经 visceral sensory nerve** 将其转化为神经冲动并传入中枢，而中枢则通过内脏运动神经直接调节内脏的活动，也可通过体液间接调节其活动。内脏感觉纤维传导身体内脏器官的刺激，对机体内环境的调节起着重要作用。躯体感觉纤维感受来自体表、骨、关节、骨骼肌的刺激，调节机体运动及机体与外环境的相对平衡。

与躯体感觉神经一样，内脏感觉神经元胞体位于脑神经节或脊神经节内，也是假单极神经元，周围突是粗细不等的有髓纤维或无髓纤维。传导内脏感觉的脑神经节包括膝神经节、舌咽神经的下神经节、迷走神经的下神经节，周围突随面神经、舌咽神经、迷走神经分布于内脏器官，中枢突随面神经、舌咽神经、迷走神经进入脑干，终止于孤束核。传导内脏感觉的脊神经节的周围突，随交感神经和副交感神经分布于内脏器官，中枢突伴随交感神经和盆内脏神经经脊神经后根进入脊髓，终止于脊髓灰质后角。在中枢内，内脏感觉纤维一方面直接或间接借中间神经元与内脏运动神经元联系，以形成内脏 - 内脏反射通路，或与躯体运动神经元联系，以形成内脏 - 躯体反射通路；另一方面，则可经较复杂的传导途径，将冲动传导到大脑皮质，产生内脏感觉。

内脏感觉神经在形态结构上虽与躯体感觉神经大致相同，但仍有某些不同之处。

1. 痛阈较高　内脏感觉纤维较少，且细纤维占多数，故痛阈较高，一般强度的刺激不产生主观感觉，因此，正常内脏活动一般不引起感觉，而且在外科手术切割或烧灼内脏时，患者并不感觉疼痛。但较强烈的内脏活动则能引起感觉，如在饥饿时，胃收缩引起饥饿感觉，直肠和膀胱充盈时引起膨胀感觉（便意），外科手术时牵拉脏器引起感觉等。内脏对牵拉、膨胀和痉挛等刺激较敏感，对切、割等刺激不敏感。

2. 弥散的内脏痛　内脏感觉传入途径较分散，即一个脏器的感觉纤维可经过几个脊髓节段的脊神经传入中枢，而一条脊神经又包含几个脏器的感觉纤维。因此，内脏的感觉是模糊的，内脏痛是弥散而定位不准确的。如心的痛觉纤维伴随交感神经，主要是颈中心神经和颈下心神经，经第 1 ~ 5 胸神经进入脊髓。内脏痛觉纤维除与交感神经伴行外，尚有盆腔部分脏器的痛觉冲动通过盆内脏神经（副交感神经）到达脊髓。气管和食管的痛觉纤维可能经迷走神经传入脑干，也可能伴随交感神经走行，最后经脊神经进入脊髓。

3. 牵涉性痛　当某些内脏器官发生病变时，常在体表一定区域产生疼痛或感觉过敏，这种现象称为**牵涉性痛 referred pain**。临床上，将内脏患病时体表发生的感觉过敏区称为海德带。牵涉性痛有时发生在患病脏器邻近的皮肤区，有时发生在距离患病脏器较远的皮肤区。如心绞痛时常感觉胸前区疼痛并向左肩、左臂部内侧放射；胆管系统疾患时，常在右肩部感到疼痛等（图 17 - 38、图 17 - 39）。

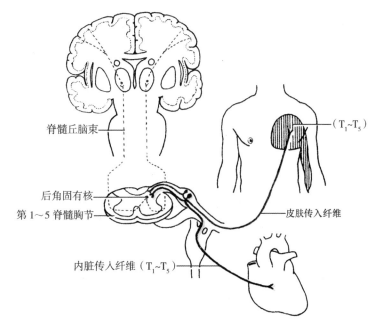

图 17 - 38　心的传入神经与皮肤传入神经的中枢投射联系

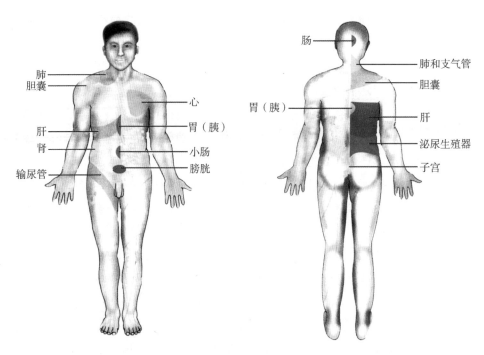

图 17-39 内脏器官病变时的牵涉性痛区

🌐 **知识链接**

牵涉性痛的发病机制

　　根据有关内脏疾病的临床分析，发生牵涉性痛的部位与病变脏器往往接受同一对脊神经的支配，传导患病脏器的感觉神经与牵涉性痛区皮肤的感觉神经进入同一脊髓节段，并在脊髓后角内密切联系。因此，从患病脏器传来的冲动可影响到邻近的躯体感觉神经元，从而产生牵涉性痛。近年来的神经解剖学研究表明，一个脊神经节神经元的周围突既分支到躯体，又分支到内脏器官，这可能是牵涉性痛机制的形态学基础。

　　牵涉性痛蕴含着本质与现象的辩证法。当出现牵涉性痛时，虽然疼痛部位在体表，但真正发生病变的却是内脏器官，也就是说躯体表面疼痛是现象，脏器病变是本质，要透过现象认识本质，把握事物的发展规律。要想全面、准确地认识事物，就要建立透过现象看本质的辩证思维，培养辨析事物内部联系和外部影响的观察力和感知力，提高综合分析判断的能力，建立科学、正确的人生观和事业观。

目标检测

答案解析

　　1. 肱骨中段、肱骨外科颈、肱骨髁上骨折和腓骨颈骨折分别易损伤哪些神经？产生哪些相应症状？为什么？

　　2. 简述临床上施行男性包皮环切术、取出右侧股前区异物和切除颈前区皮肤肿瘤时，麻醉药物的注入部位及麻醉的相关神经。

　　3. 简述导致"钩状足"和"马蹄内翻足"的原因。

4. 简述脑神经和脊神经的区别。

5. 简述三叉神经和面神经不同部位损伤的表现。

6. 简述视器和舌的神经支配。

7. 简述内脏运动神经与躯体运动神经的异同点。

8. 简述交感神经和副交感神经的异同点。

（李　梁　尹克军）

书网融合……

本章小结　　　　　微课　　　　　标本图片　　　　　题库

第十八章 神经系统的传导通路

PPT

📖 学习目标

1. 掌握 躯干、四肢的意识性本体感觉及精细触觉和躯干、四肢、头面部的痛温觉、粗略触压觉传导通路的3级神经元及纤维交叉的位置、纤维束走行及投射至大脑皮质的部位；视觉传导通路的3级神经元的位置、纤维交叉（视交叉）情况及投射至大脑皮质的部位；锥体系的上、下运动神经元的组成及位置；皮质脊髓束和皮质核束的起止、走行、纤维交叉的位置及其与下运动神经元的联系。

2. 熟悉 视觉传导通路不同部位损伤后的视野变化；瞳孔对光反射通路的组成；听觉传导通路的神经元位置、纤维束走行及投射至大脑皮质的部位；锥体系的上、下运动神经元损伤后的主要表现。

3. 了解 躯干、四肢的非意识性本体感觉传导通路的神经元位置、纤维束走行及投射至小脑皮质的部位；平衡觉传导通路的神经元位置、纤维束走行及投射至大脑皮质的部位；锥体外系的组成及其与锥体系的关系。

4. 学会神经系统传导通路各器官结构的辨认方法，具备检查上、下运动神经元损伤等常见疾病和确定病变部位的能力。

神经系统的传导通路简称为**传导通路 conductive pathway**，是由数个神经元通过突触形式构成的神经元链或神经元通路，高级中枢位于大脑皮质，是机体完成复杂反射活动的结构基础。传导通路根据功能和传导方向，分为感觉（上行）传导通路和运动（下行）传导通路。由感受器接受机体内、外环境的各种刺激，并将其转变为神经冲动，通过传入神经传递至中枢神经系统的相应部位，最后到达大脑皮质高级中枢，从而产生感觉，称**感觉传导通路 sensory pathway**（**上行传导通路 ascending pathway**）。大脑皮质将感觉信息分析整合后，发出指令，由传出神经经脑干和脊髓的运动神经元到达效应器，称**运动传导通路 motor pathway**（**下行传导通路 descending pathway**）。临床上可根据各传导通路的特点，结合患者的体征，对神经系统相关疾病做出定位诊断。

第一节 感觉传导通路

感觉传导通路包括本体感觉（深感觉）传导通路、痛温觉和粗触压觉（浅感觉）传导通路、视觉传导通路、听觉传导通路、平衡觉传导通路和内脏感觉传导通路等。

一、本体感觉传导通路

本体感觉 proprioception 是指肌、肌腱、关节等运动器官在不同状态（运动或静止）下产生的感觉，又称深感觉，包括位置觉、运动觉和震动觉。精细触觉是辨别两点之间的距离和物体纹理的粗细等。

因头面部的本体感觉传导通路尚不明确，本节仅介绍躯干、四肢的本体感觉传导通路，包括传导至大脑皮质产生意识性本体感觉通路和传导至小脑产生非意识性本体感觉通路。

（一）躯干、四肢的意识性本体感觉和精细触觉传导通路

由 3 级神经元组成（图 18 - 1）。

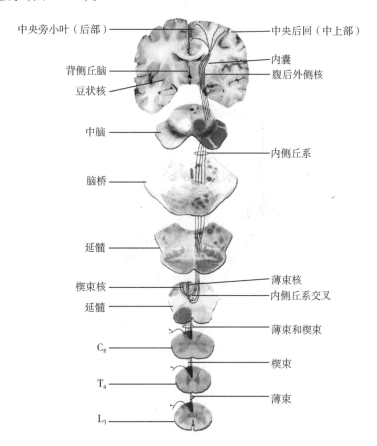

中央旁小叶（后部）———— ————中央后回（中上部）

背侧丘脑———— ————内囊

豆状核———— ————腹后外侧核

中脑———— ————内侧丘系

脑桥————

延髓————

楔束核———— ————薄束核

延髓———— ————内侧丘系交叉

———— ————薄束和楔束

C_8———— ————楔束

T_4———— ————薄束

L_3————

图 18 - 1　躯干、四肢的意识性本体感觉和精细触觉传导通路模式图

第 1 级神经元的胞体位于**脊神经节 spinal ganglion**，周围突分布于肌、肌腱、关节等处的感受器和皮肤的精细触觉感受器，中枢突经脊神经后根的内侧部进入脊髓后索。其中，来自第 5 胸髓节段以下的纤维走行于后索的内侧部，形成**薄束 fasciculus gracilis**；来自第 4 胸髓节段以上的纤维走行于后索的外侧部，形成**楔束 fasciculus cuneatus**。2 个纤维束向上走行，分别止于延髓的薄束核和楔束核。

第 2 级神经元的胞体位于**薄束核 gracile nucleus** 和**楔束核 cuneate nucleus**，由此两核发出的纤维向前方绕过中央灰质的腹侧，在中线与对侧纤维相交叉，形成内侧丘系交叉，交叉后的纤维经锥体束的背侧，走行于延髓中线的两侧，然后转折向上方，形成**内侧丘系 medial lemniscus**。内侧丘系在脑桥走行于被盖的前缘，在中脑走行于红核的外侧，终止于背侧丘脑的腹后外侧核。

第 3 级神经元的胞体位于**腹后外侧核 ventral posterolateral nucleus**，发出纤维参与形成**丘脑中央辐射 central thalamic radiation**，经内囊后肢，主要投射至中央后回的中、上部和中央旁小叶的后部，部分纤维投射至中央前回。

此传导通路在内侧丘系交叉的下方或上方的不同部位损伤时，则患者在闭眼时不能确定损伤侧（内侧丘系交叉的下方损伤）和损伤对侧（内侧丘系交叉的上方损伤）的本体感觉和精细触觉。

>>

> ⊕ 知识链接

丘脑中央辐射

丘脑中央辐射是传导对侧头面部和躯干、四肢感觉的纤维束，起自背侧丘脑的腹后内、外侧核，经内囊后肢分别投射至中央后回和中央旁小叶后部，部分传导躯体、四肢本体感觉的纤维还可投射至中央前回。损伤后，可出现对侧头面部和躯干、四肢的感觉（深、浅感觉）丧失。

（二）躯干、四肢的非意识性本体感觉传导通路

由 2 级神经元组成（图 18 - 2）。

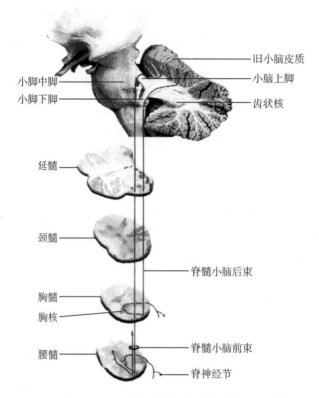

图 18 - 2　躯干、四肢的非意识性本体感觉传导通路模式图

第 1 级神经元的胞体位于脊神经节，周围突分布于肌、肌腱、关节的本体感受器，中枢突经脊神经后根的内侧部进入脊髓，终止于 $C_8 \sim L_2$ 脊髓节段的胸核和腰骶膨大第 V ~ VII 层的外侧部。由第 2 级神经元胸核发出的纤维在同侧外侧索上行形成脊髓小脑后束，向上经小脑下脚止于旧小脑皮质；由第 2 级神经元腰骶膨大第 V ~ VII 层的外侧部发出的纤维形成对侧和同侧的脊髓小脑前束，经小脑上脚止于旧小脑皮质。

二、痛温觉、粗略触觉和压觉传导通路

由 3 级神经元组成，又称浅感觉传导通路。

（一）躯干、四肢的痛温觉、粗略触觉和压觉传导通路（图 18 - 3）

第 1 级神经元的胞体位于**脊神经节 spinal ganglion**，周围突分布于躯干、四肢皮肤内的感受器；中枢突经后根进入脊髓。其中，传导痛温觉的纤维（细纤维）在后根的外侧部进入脊髓，**经背外侧束 dorsolateral fasciculus** 终止于脊髓灰质后角；传导粗略触觉和压觉的纤维（粗纤维）经后根内侧部进入

脊髓，终止于脊髓灰质后角。

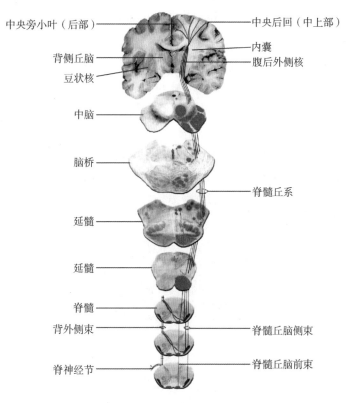

图 18 − 3 躯干、四肢的痛温觉、粗略触觉和压觉传导通路模式图

第 2 级神经元的胞体主要位于脊髓灰质第 Ⅰ、Ⅳ ~ Ⅶ层（或**后角固有核 nucleus proprius**），发出纤维斜越上升 1 ~ 2 个脊髓节段，经白质前连合至对侧的外侧索和前索内上行，形成**脊髓丘脑侧束 lateral spinothalamic tract** 和**脊髓丘脑前束 anterior spinothalamic tract**，分别传导痛温觉和粗略触觉、压觉。脊髓丘脑束上行至延髓后延续为脊髓丘系，经延髓下橄榄核的背外侧，脑桥和中脑的内侧丘系外侧，终止于背侧丘脑的腹后外侧核。

第 3 级神经元的胞体位于**腹后外侧核 ventral posterolateral nucleus**，发出纤维参与形成**丘脑中央辐射 central thalamic radiation**，经内囊后肢投射至中央后回的中、上部和中央旁小叶的后部。

由于脊髓丘脑束是该传导通路第 2 级神经元发出的纤维上升 1 ~ 2 个脊髓节段交叉后形成的，该传导通路中脊髓丘脑束及其以上部位受到损伤，浅感觉障碍出现在损伤平面下 1 ~ 2 个脊髓节段以下的对侧区域。

⊕ **知识链接**

脊髓内的上、下行纤维束纤维的定位关系及临床意义

脊髓内的上、下行纤维束纤维均按照一定的顺序排列：薄束和楔束的纤维自外侧向内侧来自颈、胸、腰、骶部；脊髓丘脑束自外向内、由浅入深来自骶、腰、胸、颈部；皮质脊髓侧束的纤维自外向内来自骶、腰、胸、颈部。因此，当脊髓病变时，根据病变的发展方向，逐渐累及躯体的相应部位。如当脊髓内病变（如肿瘤）由内向外发展，且累及一侧脊髓丘脑束时，痛温觉障碍首先出现在躯体对侧的上半部，逐渐波及下半部；若病变来自脊髓外部，且由外向内发展，则发生浅感觉障碍的顺序相反。

（二）头面部的痛温觉和触压觉传导通路（图18-4）

第1级神经元的胞体位于**三叉神经节 trigeminal ganglion**，周围突经三叉神经分布于头面部的皮肤和口腔、鼻腔黏膜的感受器；中枢突经三叉神经根进入脑桥，传导痛温觉的纤维下行形成**三叉神经脊束 spinal tract of trigeminal nerve**，终止于三叉神经脊束核；传导触压觉的纤维终止于三叉神经脑桥核。

第2级神经元的胞体位于**三叉神经脊束核 spinal nucleus of trigeminal nerve** 和**三叉神经脑桥核 pontine nucleus of trigeminal nerve**，发出纤维交叉至对侧上行，形成**三叉丘系 trigeminal lemniscus**，经中脑、间脑，终止于背侧丘脑的腹后内侧核。

第3级神经元的胞体位于**腹后内侧核 ventral posteromedial nucleus**，发出纤维参与形成**丘脑中央辐射 central thalamic radiation**，经内囊后肢，投射至中央后回的下部。

在此传导通路中，若三叉丘系及其以上部位受损，导致对侧头面部的浅感觉障碍；若三叉丘系以下部位受损，则导致同侧头面部的浅感觉障碍。

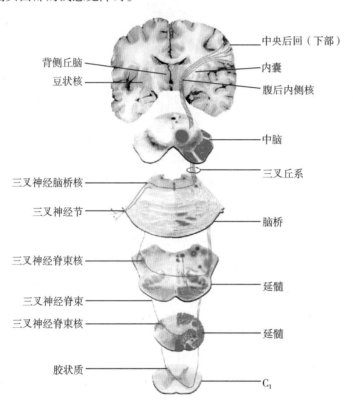

图18-4　头面部的痛温觉和触压觉传导通路模式图

三、视觉传导通路和瞳孔对光反射通路

视野 visual fields 是指当眼球固定向前平视时，所能看到的空间范围。每侧眼的视野分为颞侧半和鼻侧半。由于眼球屈光装置对光线的折射作用，鼻侧半视野的物像投射至颞侧半视网膜，颞侧半视野的物像投射至鼻侧半视网膜，上半部视野的物像投射至下半部视网膜，下半部视野的物像投射至上半部视网膜。

（一）视觉传导通路

由3级神经元组成（图18-5、图18-6）。

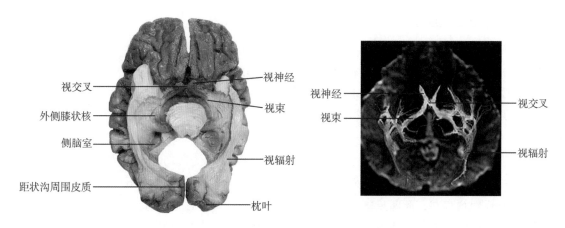

图 18-5　视觉传导通路及其弥散张量成像图

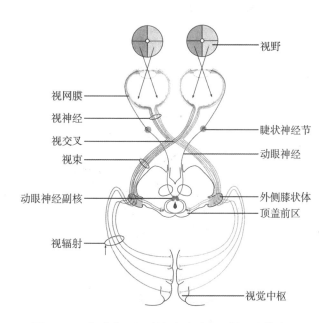

图 18-6　视觉传导通路和瞳孔对光反射通路模式图

第 1 级神经元是位于眼球视网膜内的**双极细胞 bipolar cells**，周围突与光感受器——视锥细胞和视杆细胞形成突触，中枢突与视网膜的节细胞形成突触。第 2 级神经元是**节细胞 ganglion cells**，轴突在视神经盘处聚集形成视神经。视神经经视神经管进入颅，来自两眼视网膜颞侧半不交叉的纤维和鼻侧半的交叉纤维形成**视交叉 optic chiasma**，向上行并延续为**视束 optic tract**。因此，左侧视束含有来自两眼视网膜左侧半的纤维，右侧视束含有来自两眼视网膜右侧半的纤维。视束绕过大脑脚向后，大部分纤维终止于外侧膝状体。第 3 级神经元胞体位于**外侧膝状体 lateral geniculate body**，发出的纤维形成**视辐射 optic radiation**，经内囊后肢投射至端脑距状沟周围的视觉中枢，从而产生视觉。

当视觉传导通路的不同部位损伤时，可引起不同的视野缺损。①一侧视神经损伤，可导致该侧视野全盲。②视交叉中的交叉纤维损伤，可导致双眼视野颞侧半偏盲。③一侧视交叉外侧部的不交叉纤维损伤，可导致患侧视野的鼻侧半偏盲。④一侧视束及其以上部位（外侧膝状体、视辐射、视觉中枢）损伤，可导致双眼对侧视野同向性偏盲。

视束中尚有少部分纤维经上丘臂止于上丘和顶盖前区。其中，上丘发出的纤维形成顶盖脊髓束，下行至脊髓，参与视觉反射；顶盖前区发出的纤维到达中脑的动眼神经副核，中继后参与瞳孔对光反射。

（二）瞳孔对光反射通路

光照一侧瞳孔，引起双眼瞳孔缩小的反应，称**瞳孔对光反射 pupillary light reflex**（图 18 - 6）。光照同侧瞳孔的反应，称直接对光反射；未照射侧的反应，称间接对光反射。

瞳孔对光反射通路：视网膜（视锥细胞和视杆细胞→双极细胞→节细胞）→视神经→视交叉→两侧视束→上丘臂→顶盖前区→两侧动眼神经副核→两侧动眼神经→两侧睫状神经节→节后纤维→两侧瞳孔括约肌收缩→两侧瞳孔缩小。

瞳孔对光反射消失，则可能预示病危。但视神经或动眼神经受损伤，也能引起瞳孔对光反射的变化。如一侧视神经损伤时，由于信息传入中断，光照患侧瞳孔，两侧瞳孔均不反应；但光照健侧瞳孔，双眼的瞳孔对光反射均存在，此即患侧的直接对光反射消失，间接对光反射存在。如一侧动眼神经损伤时，由于信息传出中断，无论光照患、健侧瞳孔，患侧瞳孔对光反射均消失，此即患侧的直接和间接对光反射均消失，但健侧的直接和间接对光反射均存在。

四、听觉传导通路

由 4 级或 3 级神经元组成（图 18 - 7）。

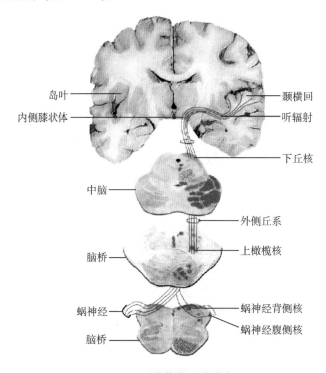

岛叶　　　　　　　　　　　　　　颞横回
内侧膝状体　　　　　　　　　　　听辐射

下丘核

中脑

外侧丘系

脑桥　　　　　　　　　　　　　　上橄榄核

蜗神经　　　　　　　　　　　　蜗神经背侧核
脑桥　　　　　　　　　　　　蜗神经腹侧核

图 18 - 7　听觉传导通路模式图

第 1 级神经元是**蜗神经节 cochlear ganglion**，含有双极神经元，周围突分布于内耳的螺旋器（Corti器）；中枢突形成**蜗神经 cochlear nerve**，与前庭神经共同经延髓脑桥沟进入脑，终止于蜗神经的腹侧核和背侧核。第 2 级神经元的胞体位于**蜗神经核 cochlear nucleus**，发出的大部分纤维在脑桥内交叉至对侧，交叉处纤维形成斜方体，至上橄榄核的外侧折向上行，与同侧蜗神经核发出的小部分未交叉纤维共同形成**外侧丘系 lateral lemniscus**，经中脑被盖的背外侧部，大部分纤维终止于下丘，少部分纤维直接终止于内侧膝状体。第 3 级神经元的胞体位于**下丘 inferior colliculus**，发出纤维经下丘臂终止于后丘脑的内侧膝状体。第 4 级神经元的胞体位于**内侧膝状体 medial geniculate body**，发出纤维形成**听辐射 acoustic radiation**，经内囊后肢，投射至大脑皮质的颞横回。

听觉冲动是双侧传导的。若一侧传导通路在外侧丘系以上部位损伤，则不会产生明显症状；但若损伤了蜗神经、内耳或中耳，则导致听觉障碍。

听觉的反射中枢位于下丘。下丘发出纤维至上丘，再由上丘发出纤维，经顶盖脊髓束下行至脊髓灰质的前角运动神经元，从而完成听觉反射。

五、平衡觉传导通路

第 1 级神经元是**前庭神经节 vestibular ganglion**，含有双极神经元，周围突分布于内耳半规管的壶腹嵴和前庭的球囊斑、椭圆囊斑；中枢突形成前庭神经，与蜗神经共同经延髓脑桥沟进入脑，终止于前庭神经核群（图 18 - 8）。

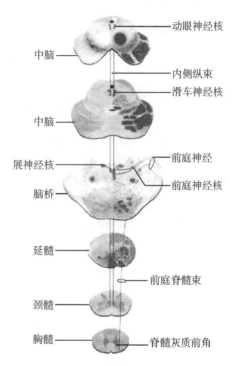

动眼神经核

中脑

内侧纵束

滑车神经核

中脑

展神经核

前庭神经

前庭神经核

脑桥

延髓

前庭脊髓束

颈髓

胸髓

脊髓灰质前角

图 18 - 8　平衡觉传导通路模式图

第 2 级神经元是**前庭神经核 vestibular nucleus**，发出的纤维有多个去向。①向大脑皮质投射的纤维，投射路径尚不明确，可能是在背侧丘脑的腹后核内交换神经元后，再投射至颞上回前方的大脑皮质。②纤维至中线两侧形成内侧纵束，纤维束内有上升和下降 2 种走向的纤维。其中，上升的纤维终止于动眼神经核、滑车神经核和展神经核，完成眼肌前庭反射（如眼球震颤）；下降的纤维终止于副神经脊髓核和上段颈髓灰质的前角运动神经元，完成转眼球、头部的协调运动。③由前庭神经外侧核发出纤维形成前庭脊髓束，完成躯干、四肢的姿势反射（伸肌兴奋、屈肌抑制）。④前庭神经核群还发出纤维，与部分直接来自前庭神经的纤维共同经小脑下脚（绳状体）进入小脑，参与平衡调节。⑤前庭神经核群尚发出纤维，与脑干网状结构、迷走神经背核和疑核联系，故当平衡觉传导通路或前庭器受刺激时，可引起眩晕、呕吐、恶心等症状。

第二节　运动传导通路

运动传导通路是指从大脑皮质至躯体运动和内脏活动效应器的神经联系，可分为躯体运动传导通路和内脏运动传导通路。躯体运动传导通路是指从大脑皮质至躯体运动效应器的神经通路，主要对骨骼肌的随意运动进行调节控制，包括锥体系和锥体外系。内脏运动传导通路是指从大脑皮质至内脏活动效应器的神经通路，主要调节控制心肌、平滑肌的运动和腺体分泌。

一、锥体系 🅔 微课

锥体系 pyramidal system 由上运动神经元和下运动神经元组成。**上运动神经元 upper motor neurons** 是位于大脑皮质的传出神经元，主要由位于中央前回、中央旁小叶前部的巨型锥体细胞（Betz 细胞）及其他类型的锥体细胞和位于额叶、顶叶部分区域的锥体细胞组成，其轴突形成**锥体束 pyramidal tract**。其中，投射至脊髓灰质前角运动神经元的纤维束，称皮质脊髓束（图 18 – 9）；投射至脑干内一般躯体运动核和特殊内脏运动核的纤维束，称皮质核束（图 18 – 10）。**下运动神经元 lower motor neurons** 是脑干内的一般躯体运动核、特殊内脏运动核和脊髓灰质的前角运动神经元，其轴突形成传导运动冲动的脑神经和脊神经。

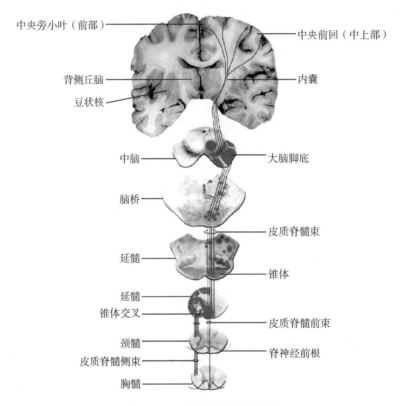

图 18 – 9　皮质脊髓束模式图

（一）皮质脊髓束

皮质脊髓束 corticospinal tract 由中央前回的中、上部和中央旁小叶前部的大脑皮质的锥体细胞轴突聚集形成，向下行经内囊后肢、大脑脚底中 3/5 的外侧部和脑桥基底部至延髓的锥体（图 18 – 9）。在锥体下端，75% ~90% 的纤维交叉至对侧，形成锥体交叉。交叉后的纤维在对侧脊髓外侧索内下行，称**皮质脊髓侧束 lateral corticospinal tract**，此纤维束沿途发出侧支，终止于同侧脊髓灰质前角的前角外侧核（可到达骶髓节段），支配同侧四肢肌。在延髓的锥体，皮质脊髓束的少部分纤维下行于同侧脊髓前索的前正中裂两侧，称**皮质脊髓前束 anterior corticospinal tract**，此束一般不超过胸髓，终止于双侧的脊髓灰质前角的前角内侧核，支配双侧躯干的固有肌。极少部分不交叉纤维在同侧下行加入皮质脊髓侧束，大部分止于同侧颈髓灰质的前角运动神经元，小部分可到达腰、骶髓灰质的前角运动神经元，称**皮**

质脊髓前外侧束 anterolateral corticospinal tract，支配同侧躯干的肢带肌。

因此，躯干肌是受双侧大脑皮质支配的。一侧皮质脊髓束在锥体交叉以上部位损伤，可导致对侧四肢肌瘫痪，而躯干肌的运动没有明显影响；在锥体交叉以下部位损伤，主要导致同侧四肢肌瘫痪。

（二）皮质核束

皮质核束 corticonuclear tract 主要由中央前回下部锥体细胞的轴突聚集形成，经内囊膝下行至大脑脚底中 3/5 的内侧部，陆续分出纤维，大部分止于双侧脑神经运动核，自上而下依次为动眼神经核、滑车神经核、三叉神经运动核、展神经核、面神经核上部、疑核和副神经核，由这些神经核发出的纤维分别支配双侧眼球外肌、咀嚼肌、面部眼裂以上的表情肌、胸锁乳突肌、斜方肌和咽喉肌。少部分纤维完全交叉至对侧，终止于面神经核下部和舌下神经核，二者发出的纤维分别支配对侧面部眼裂以下的表情肌和舌肌（图 18 - 10）。因此，除面神经核下部和舌下神经核仅接受单侧（对侧）皮质核束的纤维外，其他脑神经的一般躯体运动核和特殊内脏运动核均接受双侧皮质核束的纤维。

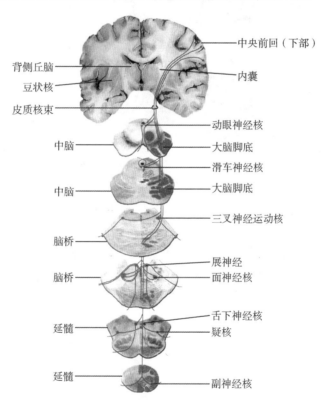

图 18 - 10　皮质核束及其与脑神经运动核的关系模式图

一侧皮质核束的上运动神经元受损，引起对侧眼裂以下面肌和对侧舌肌瘫痪，称**核上瘫 supranuclear paralysis**，表现为病灶对侧鼻唇沟消失，口角低垂并偏向病灶侧，流涎，不能做鼓腮、露齿等动作，伸舌时舌尖偏向病灶侧（图 18 - 11）。一侧面神经核及面神经的下运动神经元受损，可导致病灶侧所有面肌瘫痪，表现为患侧额纹消失、眼不能闭、鼻唇沟消失、口角下垂等；一侧舌下神经核及舌下神经的下运动神经元受损，可导致患侧全部舌肌瘫痪，表现为伸舌时舌尖偏向病灶侧，称**核下瘫 infranuclear paralysis**（图 18 - 11）。

（三）上、下运动神经元损伤的表现特点

锥体系的任何部位损伤均可导致其支配区域的随意运动障碍（瘫痪），可分为两类。

1. 上运动神经元损伤（核上瘫）　指脊髓灰质的前角运动神经元和脑干的脑神经运动核以上的锥体系损伤，即大脑皮质的锥体细胞或其轴突（锥体束）的损伤，主要表现为：①随意运动障碍；②由

于上运动神经元对下运动神经元的抑制作用丧失而导致肌张力增高，故称**痉挛性瘫痪 spastic paralysis**（硬瘫），但因肌未失去直接神经支配，早期肌没有明显萎缩；③因失去高级控制，深反射亢进，浅反射（如腹壁反射、提睾反射等）因锥体束的完整性被破坏而减弱或消失；④因锥体束的功能受到破坏，出现病理反射（如 Babinski 征）等。

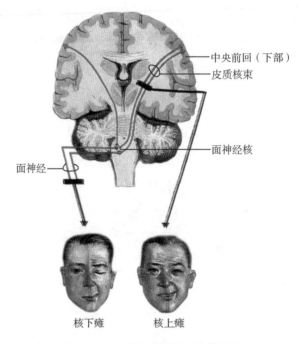

图 18-11　核上瘫和核下瘫的区别

2. 下运动神经元损伤（核下瘫）　指脊髓灰质的前角运动神经元和脑干的脑神经运动核及其以下的锥体系损伤，即脊髓灰质的前角运动神经元和脑干的脑神经运动核及其轴突（脊神经和脑神经）的损伤，主要表现为：①因失去神经直接支配导致的随意运动障碍，肌张力降低，故称**弛缓性瘫痪 flaccid paralysis**（软瘫）；②由于神经营养障碍，导致骨骼肌萎缩；③由于所有反射弧均中断，故浅反射和深反射均消失，不出现病理反射。

⇨ **案例引导**

　　案例　患者，男性，60岁。主诉有高血压病史。突然昏倒，意识恢复后，不能说话。查体：①右侧上、下肢不能运动，骨骼肌僵硬，膝跳反射和肱二头肌反射亢进，Babinski 征阳性，两侧额纹对称，均能闭目；右侧鼻唇沟变浅，口角歪向左侧；伸舌时舌尖偏向右侧。②右侧躯体痛觉丧失，闭目时不能说出右侧上、下肢被动运动的状态和姿势。③双眼右侧半视野偏盲。经诊断，该患者为左侧内囊损伤导致的感觉传导通路和运动传导通路中断。

　　讨论　1. 内囊位于何处？怎样进行分部？各部内有传导通路中的哪些纤维束通过？

　　　　　　2. 内囊与投射纤维有何区别？

　　　　　　3. 内囊的哪些纤维束损伤可导致"三偏综合征"？

　　　　　　4. 临床上常见的内囊损伤原因有哪些？

二、锥体外系

锥体外系 extrapyramidal system 是指锥体系以外的影响和控制躯体运动的一切传导路径，其结构复杂，包括大脑皮质（主要是躯体运动区和躯体感觉区）、纹状体、背侧丘脑、底丘脑、中脑顶盖、红核、黑质、脑桥核、前庭核、小脑和脑干网状结构等及其纤维联系。锥体外系的纤维最后经红核脊髓束、网状脊髓束等下行，终止于脑神经运动核和脊髓灰质的前角运动神经元。

（一）锥体外系的功能及其与锥体系的关系

锥体外系的主要功能是调节肌张力、协调骨骼肌活动、维持体态姿势和习惯性动作，如走路时双臂自然协调摆动等。

锥体系和锥体外系在运动功能上是互相依赖、不可分割的一个整体，只有在锥体外系保持肌张力稳定协调的前提下，锥体系才能完成一切精确的随意运动，如写字、刺绣等；而锥体外系对锥体系也有一定的依赖性，锥体系是运动的发起者，有些习惯性动作在开始是由锥体系发起的，然后才处于锥体外系的管理之下，如骑车、游泳等。

（二）主要的锥体外系传导通路

1. 大脑皮质—新纹状体—背侧丘脑—大脑皮质环路 由大脑皮质额叶、顶叶等处发出纤维，经皮质纹状体纤维至纹状体，在新纹状体内交换神经元后终止于旧纹状体。旧纹状体的传出纤维穿过内囊，终止于背侧丘脑的腹前核和腹外侧核（腹中间核），后二者发出纤维投射至大脑皮质额叶，以影响发出纤维束的大脑皮质。此环路对发出锥体束的皮质运动区有重要的反馈调节作用。

2. 新纹状体—黑质环路 自新纹状体（尾状核和壳）发出纤维，止于黑质，再由黑质发出纤维返回至新纹状体（尾状核和壳）。黑质细胞能产生和释放多巴胺，当黑质变性后，纹状体内的多巴胺含量降低，与 Parkinson 病（震颤麻痹）的发生有关。

3. 苍白球—底丘脑环路 苍白球发出纤维止于底丘脑核，后者发出纤维经同一途径返回至苍白球，对苍白球发挥抑制性反馈作用。一侧底丘脑核受损，则丧失对同侧苍白球的抑制，对侧肢体可出现大幅度颤搐。

4. 大脑皮质—脑桥—小脑—大脑皮质环路（图18－12） 由大脑皮质额叶发出的纤维形成额桥束，由顶叶、枕叶、颞叶发出的纤维形成顶枕颞桥束，这些纤维向下行经内囊、大脑脚底的两侧，进入脑桥，终止于同侧的脑桥核。由脑桥核发出的纤维越过中线，经对侧小脑中脚进入小脑，主要终止于新小

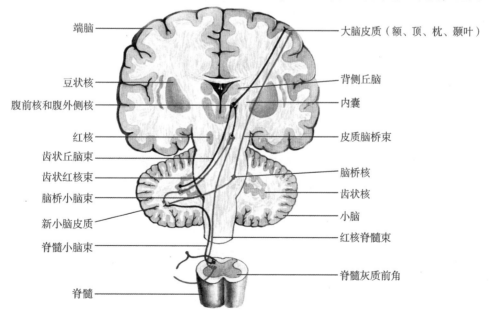

图 18－12 锥体外系的大脑皮质—脑桥—小脑—大脑皮质环路模式图

脑皮质。小脑皮质发出纤维，终止于齿状核。由齿状核发出的纤维经小脑上脚，在中脑被盖交叉后终止于对侧的红核和背侧丘脑的腹外侧核（腹中间核）、腹前核。由红核发出的纤维交叉后形成红核脊髓束，向下行并终止于脊髓灰质的前角运动神经元，神经冲动最后经脊神经至骨骼肌。由背侧丘脑的腹外侧核（腹中间核）和腹前核发出的纤维至大脑皮质运动区（Brodmann 第4、6区），从而形成大脑皮质—脑桥—小脑—大脑皮质环路。

目标检测

答案解析

1. 一侧视神经、视交叉的交叉部或外侧部、视束损伤后，患者视野和瞳孔对光反射会出现什么变化？

2. 简述蚊子叮咬你的左侧足背，你伸出右手将蚊子打死的神经传导通路。

3. 简述考试时你充分阅读试卷，然后写出了正确答案的神经传导通路。

4. 当头部外伤使右侧视神经和左侧动眼神经同时损伤时，患者的视觉、眼球运动和瞳孔对光反射有何改变？

（欧阳厚淦）

书网融合……

本章小结

微课

标本图片

题库

第十九章 脑和脊髓的被膜、血管及脑脊液循环

PPT

📖 **学习目标**

    1. 掌握 脊髓被膜的层次关系及其形成腔隙的特点；海绵窦的位置、交通及穿行结构；颈内动脉和椎 – 基底动脉的行程及其主要分支、分布；大脑动脉环的构成及临床意义；脑脊液的产生及循环途径。

    2. 熟悉 脑被膜的层次结构；硬脑膜形成的特殊结构及硬脑膜窦的位置；蛛网膜粒、脉络丛和蛛网膜下池的位置及作用。

    3. 了解 硬脑膜窦内血液的流动方向；脊髓的动脉和静脉的分布特点；脑的静脉回流。

    4. 学会脑和脊髓的被膜、血管及脑脊液循环各器官结构的辨认方法，具备硬膜外隙、蛛网膜下隙穿刺和确定脑血管、脑脊液循环障碍病变部位的能力。

在中枢神经系统中，脑和脊髓的表面均有 3 层被膜覆盖，营养物质主要通过出入颅腔的血管供应，也可通过脑和脊髓周围的脑脊液供应。

第一节 脑和脊髓的被膜

脑和脊髓的表面包裹 3 层被膜，自外向内依次为硬膜、蛛网膜和软膜，具有支持和保护脑、脊髓的作用，同时在脑脊液的产生和中枢神经系统的营养方面也有重要作用。

一、脊髓的被膜

自外向内有硬脊膜、脊髓蛛网膜和软脊膜 3 层（图 19 – 1、图 19 – 2）。

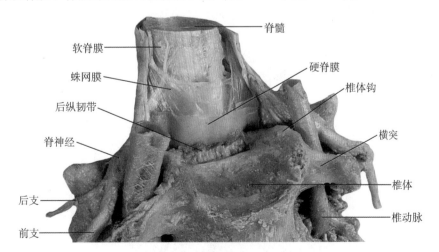

图 19 – 1 脊髓的被膜（颈部）

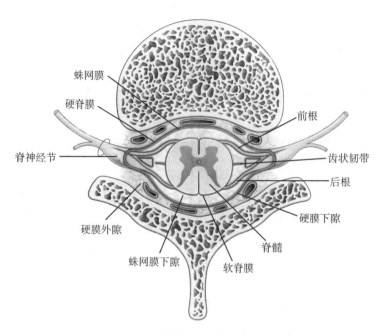

图 19 - 2　脊髓被膜及其形成的腔隙（横断面）

1. 硬脊膜 spinal dura mater　由致密结缔组织构成，厚而坚韧，呈管状包裹脊髓。上端附着于枕骨大孔周缘，与硬脑膜相延续；下端在第 2 骶椎平面处逐渐变细，呈锥状包裹终丝，末端附着于尾骨；在椎间孔处与脊神经的外膜相延续。

硬脊膜与椎管内面的骨膜、黄韧带之间的腔隙，称**硬膜外隙 epidural space**，内含疏松结缔组织、脂肪组织、淋巴管和静脉丛，此腔隙与颅腔不相交通，略呈负压，内有脊神经根通过。临床上施行硬膜外麻醉时常将药物注入此腔隙，以阻滞脊神经根的神经传导。

2. 脊髓蛛网膜 spinal arachnoid mater　是呈半透明的薄膜，紧贴于硬脊膜的内面，向上与脑蛛网膜相延续，向下在第 2 骶椎平面处形成盲囊。

在硬脊膜与脊髓蛛网膜之间有潜在性的**硬膜下隙 subdural space**，内有极少量的液体。

脊髓蛛网膜与软脊膜之间有较宽阔的腔隙，称**蛛网膜下隙 subarachnoid space**，两层被膜之间有许多结缔组织小梁相连，充满脑脊液。在蛛网膜下隙的下部，自脊髓下端至第 2 骶椎平面处扩大，称**终池 terminal cistern**，内有马尾（图 19 - 3）。因此，临床上常在第 3、4 或第 4、5 腰椎棘突之间施行穿刺，以抽取脑脊液或注入药物而不会伤及脊髓。

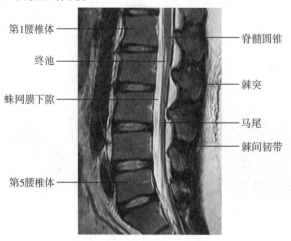

图 19 - 3　脊髓圆锥和终池、马尾（MRI 矢状影像）

3. 软脊膜 spinal pia mater　薄而富有血管，紧贴于脊髓表面，并可延伸至脊髓的沟、裂中；向上与软脑膜相延续，在脊髓下端移行为终丝。

软脊膜在脊髓两侧的脊神经前、后根之间形成**齿状韧带 denticulate ligament**，呈锯齿状，尖端附着于硬脊膜上。脊髓借齿状韧带和脊神经根固定于椎管内，并浸泡于脑脊液中，加上硬膜外隙内的脂肪组织和椎内静脉丛的弹性垫作用，使脊髓得到良好的支持和保护。在临床上，齿状韧带可作为椎管内手术的标志。

> **⇒ 案例引导**
>
> 　　**案例**　患者，女性，5岁。因发热、咳嗽、呕吐入院。主诉数日前开始出现低热、咳嗽、咽喉痛，因症状加重，并出现剧烈头痛而入院。入院检查：患者精神萎靡，体温40℃，颈项强直，血常规显示白细胞和中性粒细胞的比例增高。经诊断，该患者为流行性脑膜炎，拟施行腰椎穿刺抽取脑脊液化验以明确诊断。
>
> 　　**讨论**　1. 腰椎穿刺常选择在何处进针？怎样确定进针部位？
>
> 　　　　　　2. 腰椎穿刺常采取何种体位？依次经过哪些层次结构？
>
> 　　　　　　3. 怎样确定已经到达蛛网膜下隙而不是硬膜外隙？

二、脑的被膜

脑的被膜自外向内依次为硬脑膜、脑蛛网膜和软脑膜（图19-4）。

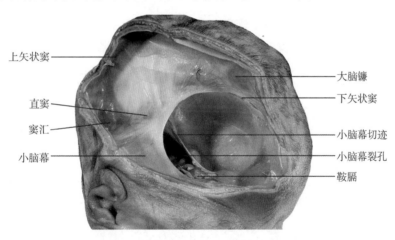

图19-4　脑的被膜及其形成的特殊结构

1. 硬脑膜 cerebral dura mater　坚韧且有光泽，由两层构成，外层即颅骨内面的骨膜，内层较外层坚厚，两层之间有丰富的血管和神经走行。硬脑膜在脑神经出入颅腔处移行为神经外膜，在枕骨大孔的周缘与硬脊膜相延续。

硬脑膜与颅顶骨连接疏松，易于分离，当颅骨损伤时，可在硬脑膜与颅骨之间形成硬膜外血肿。硬脑膜在颅底处与颅骨紧密结合，故颅底骨折时，易将硬脑膜和脑蛛网膜同时撕裂而致脑脊液漏。如颅前窝骨折时，脑脊液可流入鼻腔，形成脑脊液鼻漏。

（1）硬脑膜形成的结构　硬脑膜不仅包裹于脑的表面，而且其内层折叠形成若干个板状突起，突入脑的各部之间，从而更好地保护脑。

①**大脑镰 cerebral falx**：呈镰刀状，前窄后宽，伸入大脑纵裂内，分隔左、右侧大脑半球。后端连于小脑幕的上面，下缘游离于胼胝体的上方。

②**小脑幕 tentorium of cerebellum**：形似幕帐，伸入大脑横裂内，分隔端脑和小脑。后外侧缘附着于枕骨的横窦沟和颞骨岩部上缘；前内侧缘游离，形成小脑幕切迹。小脑幕切迹与鞍背围成一个环形孔，内有中脑通过。小脑幕将颅腔不完全地分隔为上、下部，当上部的颅脑病变引起颅腔内压增高时，位于小脑幕切迹上方的海马旁回和钩可被挤压进入小脑幕切迹围成的环形孔内，压迫大脑脚和牵拉动眼神经，称小脑幕切迹疝。

③**小脑镰 cerebellar falx**：较小，自小脑幕下面的正中处伸入两侧小脑半球之间，内含枕窦。

④**鞍膈 diaphragma sellae**：位于蝶鞍的上方，封闭垂体窝，其中央部有一个小孔，称膈孔，内有漏斗柄通过。

（2）**硬脑膜窦 sinuses of dura mater**　硬脑膜在某些部位的内、外层分开，内面衬以内皮细胞而形成，内有静脉血，无静脉瓣。因窦壁不含平滑肌，不能收缩和扩张，故损伤后不塌陷，难以止血，易形成颅内血肿。主要的硬脑膜窦如下。

①**上矢状窦 superior sagittal sinus**：位于大脑镰上缘，前部起自盲孔，向后止于窦汇。

②**下矢状窦 inferior sagittal sinus**：位于大脑镰下缘，其走行方向与上矢状窦一致，向后流入直窦。

③**直窦 straight sinus**：位于大脑镰和小脑幕连接处，由下矢状窦和大脑大静脉会合形成，向后在枕内隆凸处汇入窦汇。

④**窦汇 confluence of sinuses**：由上矢状窦和直窦在枕内隆凸处会合形成，向两侧连通左、右横窦。

⑤**横窦 transverse sinus**：成对，位于小脑幕后外侧缘附着处的横窦沟内，连接窦汇和乙状窦。

⑥**乙状窦 sigmoid sinus**：成对，位于乙状窦沟内，是横窦的延续，向前下在颈静脉孔处出颅延续为颈内静脉。

⑦**海绵窦 cavernous sinus**：成对，位于蝶鞍两侧，是硬脑膜两层之间的不规则状腔隙（图 19 - 5）。窦腔被结缔组织小梁分隔成许多相互交通的小腔，因形似海绵而得名。内有颈内动脉和展神经通过；在窦的外侧壁上，由上而下依次有动眼神经、滑车神经、三叉神经的眼神经和上颌神经穿行。

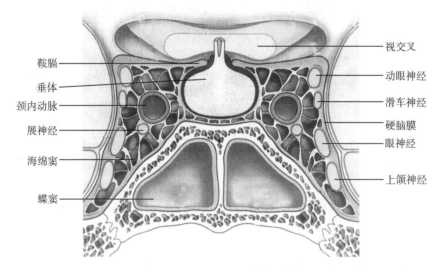

图 19 - 5　海绵窦（冠状断面）

⑧**岩上窦 superior petrosal sinus** 和**岩下窦 inferior petrosal sinus**：分别位于颞骨岩部的上缘和后缘，向前与海绵窦相通，向后分别连通横窦或乙状窦和颈内静脉或乙状窦。

硬脑膜窦借导静脉与颅外静脉相交通，因此，头皮感染可蔓延至颅腔内。

2. 脑蛛网膜 cerebral arachnoid mater 薄而透明，缺乏血管和神经，与硬脑膜之间有硬膜下隙；与软脑膜之间有蛛网膜下隙，其内充满脑脊液，向下方与脊髓蛛网膜下隙相通。

脑蛛网膜除在大脑纵裂和大脑横裂处外，均跨越脑的沟裂而不伸入脑沟内，故蛛网膜下隙的大小不一，在脑沟、脑裂等处扩大形成**蛛网膜下池 subarachnoid cistern**，简称脑池；在小脑与延髓之间有**小脑延髓池 cerebellomedullary cistern**，临床上可在此处施行穿刺，抽取脑脊液进行实验室检查。此外，在视交叉的前方有交叉池，两侧大脑脚之间有脚间池，脑桥腹侧有桥池等。

脑蛛网膜在硬脑膜附近，特别是在上矢状窦处形成许多绒毛状突起，突入上矢状窦内，称**蛛网膜粒 arachnoid granulations**。脑脊液经这些蛛网膜粒渗入硬脑膜窦内，回流入静脉（图19-6）。

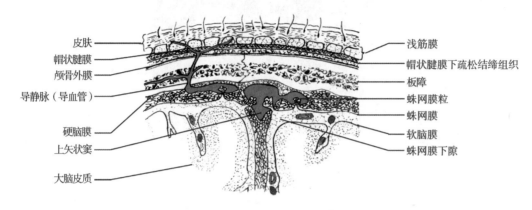

图 19-6 脑的被膜、蛛网膜粒和硬脑膜窦（冠状切面）

3. 软脑膜 cerebral pia mater 薄而富有血管，覆盖于脑的表面并深入其脑沟、裂中。

在脑室的一定部位，软脑膜及其血管与该部位的室管膜上皮共同形成脉络组织，某些部位脉络组织的血管反复分支成丛，连同其表面的软脑膜和室管膜上皮共同突入脑室，形成**脉络丛 choroid plexus**，是产生脑脊液的主要结构。

第二节 脑和脊髓的血管

脑和脊髓是人体内代谢最旺盛的器官，血液供应非常丰富。人脑的重量仅占体重的2%，但脑的耗氧量却占全身总耗氧量的20%，脑血流量约占心搏出量的1/6。脑血流量减少或中断可导致脑细胞缺氧甚至坏死，造成严重的神经、精神障碍。

一、脑的血管

（一）脑的动脉 微课

脑的动脉来源于颈内动脉和椎动脉（图19-7）。以顶枕沟为界，大脑半球的前2/3和部分间脑由颈内动脉分支供应，大脑半球后1/3和部分间脑、脑干、小脑由椎动脉供应。故可将脑的动脉归纳为颈内动脉系和椎-基底动脉系。此两动脉系在端脑的分支均分为皮质支和中央支，前者供应大脑皮质及其深面的髓质，后者供应基底核、内囊和间脑等。

1. 颈内动脉 internal carotid artery 起自颈总动脉，自颈部向上方至颅底，经颞骨岩部的颈动脉管进入颅腔内，经海绵窦走向前上方，至前床突的内侧又向上弯行，穿出海绵窦后发出分支。故颈内动脉根据行程分为颅外段和颅内段，颅外段又称为颈段，颅内段分为岩段、海绵窦段、膝段、床突上段和终段 5 段。其中，海绵窦段、膝段和床突上段合称为虹吸部，常呈"U"字形或"V"字形弯曲，是动脉硬化的好发部位。

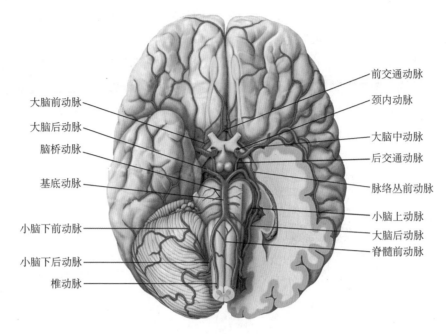

图 19 – 7　脑的动脉及其分支

颈内动脉在穿出海绵窦处发出**眼动脉 ophthalmic artery**，通过视神经管进入眶腔（见"第十三章视器"），在脑部的主要分支有 4 条。

（1）**大脑前动脉 anterior cerebral artery**　经视交叉的外侧走行向前内侧，进入大脑纵裂，与对侧的同名动脉借**前交通动脉 anterior communicating artery** 相连，然后沿胼胝体沟向后方走行（图19 – 8）。皮质支分布于顶枕沟以前的大脑半球内侧面、额叶底面的一部分和额、顶叶上外侧面的上部；中央支起自大脑前动脉的近侧段，经前穿质进入脑实质，供应尾状核、豆状核和内囊前肢。

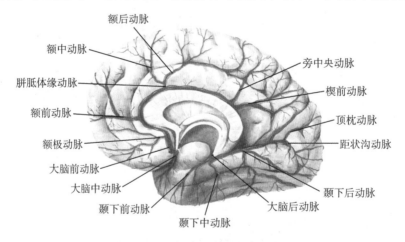

图 19 – 8　大脑半球内侧面的动脉

（2）**大脑中动脉 middle cerebral artery**　是颈内动脉主干的直接延续，向外侧走行进入外侧沟内，可分为数条皮质支，供应大脑半球上外侧面的大部分和岛叶，其中包括躯体运动中枢、躯体感觉中枢和言语中枢（图 19 – 9）。若该动脉发生阻塞，将出现严重的功能障碍。大脑中动脉途经前穿质时，发出一些细小的中央支，又称**豆纹动脉 lenticulostriate artery**（图 19 – 10），垂直向上进入脑实质，供应尾状核、豆状核、内囊膝和内囊后肢的前部。豆纹动脉的行程呈"S"字形弯曲，因血流动力学关系，在高血压动脉硬化时易破裂而导致脑溢血，出现严重的功能障碍，故又称出血动脉。

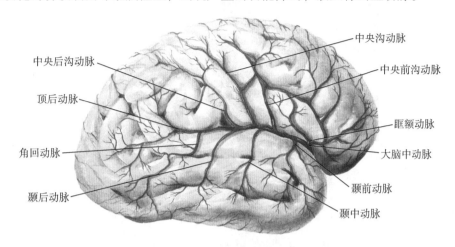

图 19－9　大脑半球上外侧面的动脉

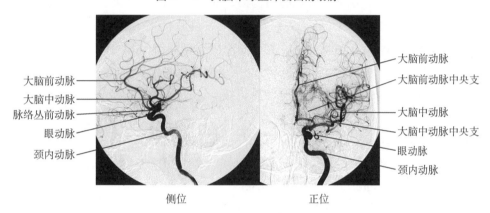

图 19－10　大脑前、中动脉及其中央支（血管造影）

（3）**脉络丛前动脉 anterior choroidal artery**　沿视束下面向后外侧走行，经大脑脚和海马旁回钩之间进入侧脑室下角，终止于脉络丛。沿途发出中央支供应外侧膝状体、内囊后肢的后下部、大脑脚底的中 1/3 和苍白球等结构。此动脉的中央支细小且行程长，易被血栓阻塞而导致脑梗死。

（4）**后交通动脉 posterior communicating artery**　沿视束下面向后走行，与大脑后动脉相吻合，是颈内动脉系和椎－基底动脉系的吻合支。

2. 椎动脉 vertebral artery　起自锁骨下动脉，穿第 6～1 颈椎横突孔，经枕骨大孔进入颅腔，左、右侧椎动脉逐渐靠拢，在脑桥与延髓交界处合成一条**基底动脉 basilar artery**，后者沿脑桥腹侧面的基底沟上行，至脑桥上缘处分为左、右大脑后动脉 2 个终末支。故椎动脉根据行程可分为骨外段、横突孔段、枕下段和颅内段 4 段。

（1）椎动脉的主要分支（图 19－7、图 19－11）

①脊髓前、后动脉：见本节"二、脊髓的血管"。

②**小脑下后动脉 posterior inferior cerebellar artery**：是椎动脉的最大分支，供应小脑下面的后部和延髓的后外侧部。该动脉的行程弯曲，易发生栓塞而导致同侧面部浅感觉障碍、对侧躯体浅感觉障碍（交叉性麻痹）和小脑共济失调等。

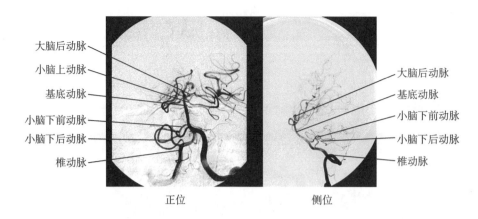

大脑后动脉
小脑上动脉
基底动脉
小脑下前动脉
小脑下后动脉
椎动脉

大脑后动脉
基底动脉
小脑下前动脉
小脑下后动脉
椎动脉

正位　　　　　　　　　　侧位

图 19 - 11　椎 - 基底动脉系及其分支（血管造影）

（2）基底动脉的主要分支（图 19 - 7、图 19 - 11）

①**大脑后动脉 posterior cerebral artery**：是基底动脉的终末支，绕大脑脚向后方，沿海马旁回钩转至颞叶和枕叶的内侧面。皮质支分布于颞叶的内侧面、底面和枕叶；中央支自大脑后动脉的起始部发出，经脚间窝进入脑实质，供应背侧丘脑、内侧膝状体、外侧膝状体、下丘脑和底丘脑等。大脑后动脉起始部与小脑上动脉根部之间夹有动眼神经，故当颅腔内压增高时，海马旁回钩移至小脑幕切迹的下方，使大脑后动脉向下移位，压迫并牵拉动眼神经，可导致动眼神经麻痹。

②**迷路动脉 labyrinthine artery**：又称内听动脉，细长，伴随面神经和前庭蜗神经进入内耳，供应内耳。

③**脑桥动脉 pontine arteries**：是一些细小的分支，供应脑桥基底部。

④**小脑上动脉 superior cerebellar artery**：自基底动脉的末端发出，绕大脑脚向后方，供应小脑的上部。

⑤**小脑下前动脉 anterior inferior cerebellar artery**：自基底动脉起始段发出，经展神经、面神经和前庭蜗神经的腹侧到达小脑下面，供应小脑下面的前部。

3. 大脑动脉环 cerebral arterial circle　又称 Willis 环，位于脑底下方，蝶鞍上方，环绕视交叉、灰结节和乳头体周围。由两侧大脑前动脉起始段、两侧颈内动脉末端、两侧大脑后动脉、两侧后交通动脉和前交通动脉相连共同构成（图 19 - 12）。此环使两侧颈内动脉系与椎 - 基底动脉系相交通。在正常情况下，大脑动脉环两侧的血液不相混合，而是作为一种代偿的潜在装置。当此动脉环的某一处发育不良或被阻断时，可通过大脑动脉环使血液得以重新分配和代偿，以维持脑的血液供应。

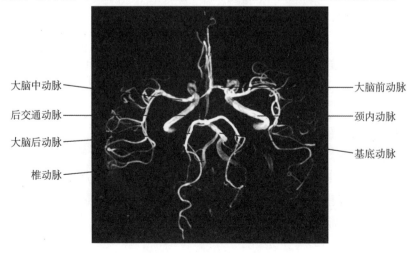

大脑中动脉
后交通动脉
大脑后动脉
椎动脉

大脑前动脉
颈内动脉
基底动脉

图 19 - 12　大脑动脉环（MRA 影像）

（二）脑的静脉

　　脑的静脉壁薄、无静脉瓣，不与动脉伴行，可分为浅、深组，2 组之间存在着丰富的吻合，故脑静脉阻塞时易建立侧支循环，通常不会发生严重的血流障碍。2 组静脉最终经硬脑膜窦回流至颈内静脉。

　　1. 浅组　以外侧沟为界，分为 3 组（图 19-13）。

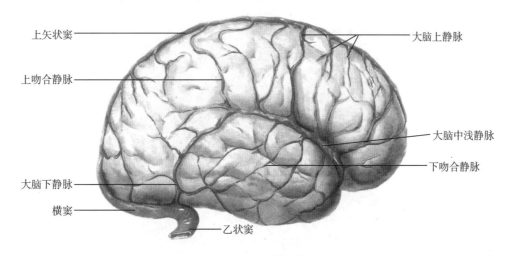

图 19-13　脑的浅静脉

　　（1）**大脑上静脉 superior cerebral vein**　位于外侧沟的上方，由 8~12 支静脉组成，收集大脑半球上外侧面和内侧面上部的血液，注入上矢状窦。

　　（2）**大脑下静脉 inferior cerebral vein**　位于外侧沟的下方，收集大脑半球上外侧面下部和大脑半球底面的血液，主要注入横窦和海绵窦。

　　（3）**大脑中静脉 middle cerebral vein**　可分为浅、深组。大脑中浅静脉位于外侧沟内，收集大脑半球上外侧面靠近外侧沟附近的血液，本干沿外侧沟向前下，注入海绵窦；大脑中深静脉收集岛叶的血液。

　　大脑中深静脉与大脑前静脉和基底核的纹状体静脉会合形成**基底静脉 basal vein**，向上绕大脑脚，注入大脑大静脉。

　　2. 深组　包括大脑内静脉和大脑大静脉（图 19-14、图 19-15）。

　　大脑内静脉 internal cerebral vein 由脉络丛静脉和丘脑纹状体静脉在室间孔后上缘处会合形成，沿背侧丘脑背侧面走行，向后至松果体后方，与对侧的大脑内静脉会合形成一条**大脑大静脉 great cerebral vein**，也称 Galen 静脉。大脑内静脉沿途收集侧脑室周围大脑半球深部的静脉血。大脑大静脉很短，管壁较薄，主要收集大脑半球深部髓质、基底核、间脑和脉络丛等处的静脉血，在胼胝体压部的后下方注入直窦。

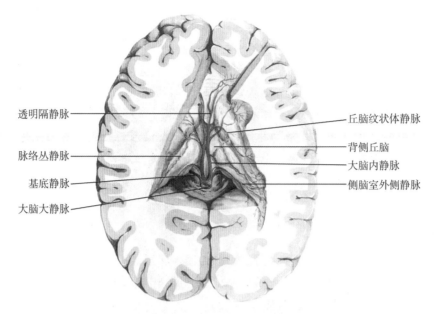

透明隔静脉　　　　　　　　　　丘脑纹状体静脉
脉络丛静脉　　　　　　　　　　背侧丘脑
基底静脉　　　　　　　　　　　大脑内静脉
大脑大静脉　　　　　　　　　　侧脑室外侧静脉

图 19-14　大脑大静脉及其属支

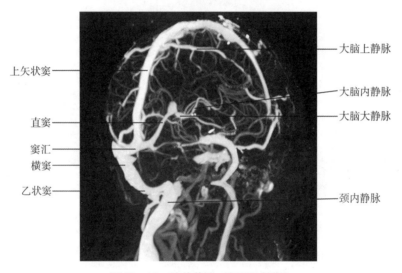

上矢状窦　　　　　　　　　　大脑上静脉
直窦　　　　　　　　　　　　大脑内静脉
窦汇　　　　　　　　　　　　大脑大静脉
横窦
乙状窦　　　　　　　　　　　颈内静脉

图 19-15　脑的静脉（MRV 影像）

二、脊髓的血管

（一）脊髓的动脉

脊髓的动脉来源有椎动脉和节段性根动脉 2 个（图 19-16）。椎动脉发出脊髓前动脉和脊髓后动脉，分别沿脊髓的前、后面下行，在行程中不断得到节段性根动脉（如肋间后动脉、腰动脉等的分支）的补充，从而保障脊髓有足够的血液供应。

1. 脊髓前动脉 anterior spinal artery　自椎动脉末端各发出一支，在延髓腹侧面合成一干进入椎管，沿脊髓前正中裂下行至脊髓末端，沿途发出分支分布于脊髓。

2. 脊髓后动脉 posterior spinal artery　自椎动脉发出后，绕延髓两侧向后走行，经枕骨大孔进入椎管，沿脊髓的后外侧沟下行，至脊髓末端，沿途发出分支分布于脊髓。

脊髓前、后动脉之间通过环绕脊髓表面的吻合支相互交通，形成**动脉冠 arterial vasocorona**（图 19-17），由动脉冠再发出分支进入脊髓内部。脊髓前动脉的分支主要分布于脊髓灰质的前角、侧角、灰质连合、后角基部和白质的前索、外侧索，供应脊髓的前 2/3。脊髓后动脉的分支分布于脊髓灰质的后角和白质的后索，供应脊髓的后 1/3。

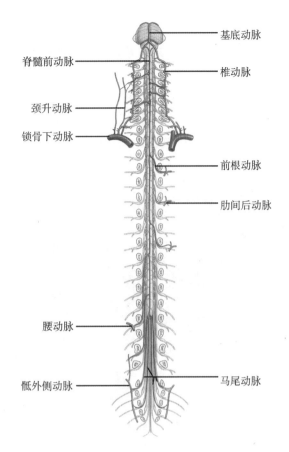

图 19 – 16　脊髓的动脉

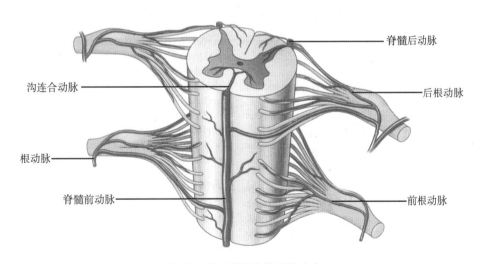

图 19 – 17　脊髓内的动脉分布

由于脊髓动脉的来源不同，某些脊髓节段因来源不同的动脉吻合薄弱，血液供应不足，容易发生脊髓缺血坏死，称危险区，如第 1～4 胸髓节段（特别是第 4 胸髓节段）和第 1 腰髓节段的腹侧面。

（二）脊髓的静脉

脊髓的静脉较动脉多而粗，收集脊髓内的小静脉，最后汇集成脊髓前、后静脉，也可通过前、后根静脉注入硬膜外隙内的椎内静脉丛。

第三节　脑脊液及其循环

脑脊液 cerebral spinal fluid 是充满于脑室系统、蛛网膜下隙和脊髓中央管内的无色透明液体，内含各种浓度不等的无机离子、葡萄糖、微量蛋白和少量淋巴细胞等，对中枢神经系统起着缓冲、保护、运输代谢产物和调节颅腔内压等作用。脑脊液总量在成人平均为150ml，处于不断产生、循环和回流的平衡状态中（图19－18）。

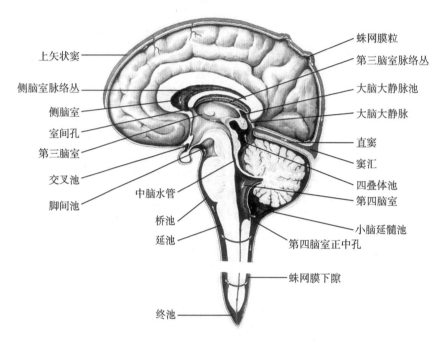

上矢状窦
侧脑室脉络丛
侧脑室
室间孔
第三脑室
交叉池
脚间池
中脑水管
桥池
延池

蛛网膜粒
第三脑室脉络丛
大脑大静脉池
大脑大静脉
直窦
窦汇
四叠体池
第四脑室
小脑延髓池
第四脑室正中孔
蛛网膜下隙
终池

图 19－18　脑脊液循环模式图

脑脊液主要由各脑室的脉络丛产生。脑脊液自侧脑室经室间孔流至第三脑室，与第三脑室脉络丛产生的脑脊液一起，经中脑水管流入第四脑室，再会合第四脑室脉络丛产生的脑脊液，经第四脑室的正中孔和2个外侧孔流入蛛网膜下隙，然后再流向端脑上外侧面，经蛛网膜粒渗入硬脑膜窦（主要是上矢状窦）内。若脑脊液循环发生障碍，可导致脑积水和颅内压增高，使脑组织受压移位，严重者出现脑疝而危及生命。

脑脊液循环的流动方向见图19－19。

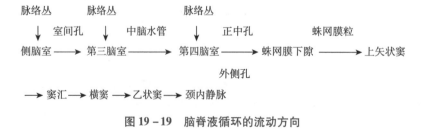

图 19－19　脑脊液循环的流动方向

⊕ **知识链接**

脑积水

　　脑室系统和蛛网膜下隙内充满脑脊液，当发生脑脊液循环障碍时，可使脑脊液在颅腔内过多蓄积，常发生在脑室，也可发生在蛛网膜下隙，统称脑积水。成人脑积水分为高颅压性脑积水和正常颅压性脑积水；儿童脑积水分为先天性脑积水和获得性脑积水。脑积水可使颅腔内压增高，导致脑组织受压、受损，发生脑室或蛛网膜下隙的扩大，造成脑皮质萎缩，出现不同程度的精神和神经障碍。脑积水患者可通过脑脊液分流手术或服用药物，使病情得到改善。

目标检测

答案解析

1. 简述硬膜外隙和蛛网膜下隙的特点及临床麻醉施行穿刺的部位、层次结构、注意事项。
2. 临床上施行硬膜外麻醉时，麻醉药注射于何处？药物是否会进入颅腔？
3. 简述小脑幕切迹的位置、形态及其临床意义。
4. 简述临床上导致脑溢血和脑梗死的常见病变血管及临床表现。
5. 简述脑脊液循环障碍导致的脑积水与脑水肿的区别及临床表现。

（刘　建）

书网融合……

本章小结

微课

标本图片

题库

第六篇　内分泌系统

内分泌系统 endocrine system 是机体的调节系统，与神经系统相辅相成，共同维持机体内环境的平衡和稳定，调节机体的生长发育和各种代谢活动，并调控生殖、影响各种行为。内分泌系统由内分泌腺和内分泌组织组成。内分泌腺的血液供应非常丰富，与其旺盛的新陈代谢和激素运送有关，其结构和功能有明显的年龄变化；内脏和脉管系统等的许多器官也兼有内分泌功能。

第二十章　内分泌系统

PPT

学习目标

1. **掌握**　内分泌系统的组成及其结构特点；甲状腺、垂体和肾上腺的位置、形态、分叶（分部）及功能。
2. **熟悉**　甲状旁腺和内分泌组织的位置、形态及功能。
3. **了解**　松果体的位置及功能。
4. 学会内分泌系统各器官结构的辨认方法，具备检查甲状腺肿大等常见疾病和确定病变部位的能力。

内分泌系统是神经系统以外的一个重要调节系统，按照存在形式分为内分泌腺和内分泌组织（图 20 - 1）。内分泌腺和内分泌组织无排泄管，又称无管腺，体积小，重量轻，供血丰富，其分泌物称为**激素 hormone**，直接进入血液或淋巴，借循环系统输送至全身，激素对机体的新陈代谢、生长发育、生殖和维持机体内环境的稳定等有重要的调节作用。

第一节　内分泌腺

内分泌腺 endocrine glands 是形态结构上独立存在的、肉眼可见的器官，包括垂体、甲状腺、甲状旁腺、肾上腺和松果体。

一、垂体

垂体 hypophysis 位于颅底的蝶骨体中央的垂体窝内，呈灰红色的卵圆形腺体，向上借漏斗与下丘脑相连（图 20 - 2）。成年男性垂体重 0.35 ~ 0.80g，在女性重 0.45 ~ 0.90g，在新生儿重约 0.1g。

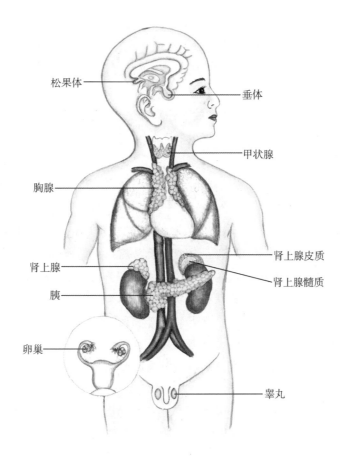

图 20-1　内分泌系统示意图

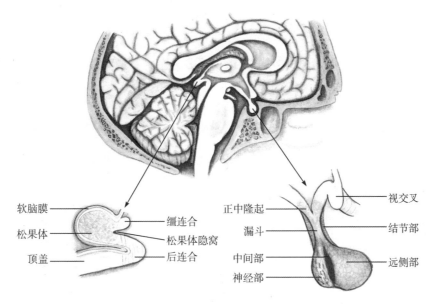

图 20-2　垂体和松果体

垂体根据发生、结构和功能分为**腺垂体 adenohypophysis** 和**神经垂体 neurohypophysis** 2 部分。腺垂体分为远侧部、结节部和中间部；神经垂体分为神经部和漏斗。远侧部和结节部合称为**垂体前叶 anterior pituitary**，中间部和神经部合称为**垂体后叶 posterior pituitary**。

垂体前叶能分泌多种激素，如促甲状腺激素、促肾上腺皮质激素、促性腺激素、生长激素、催乳激素和黑色素细胞刺激素等。前3种激素分别促进甲状腺、肾上腺和性腺的分泌活动；后3种激素直接作用于靶组织或靶细胞，分别调节机体的物质代谢、个体生长，影响乳腺发育和泌乳以及体内黑色素代谢等。幼年时生长激素分泌不足可导致垂体性侏儒症，分泌过多可导致巨人症；成年时生长激素分泌过多可导致肢端肥大症。

神经垂体不具有内分泌功能，可储存和释放下丘脑神经细胞产生的抗利尿激素和催产素。抗利尿激素作用于肾，增加其对水的重吸收，减少水分经尿液排出。催产素促进子宫收缩和乳腺泌乳。

⊕ 知识链接

垂体瘤

　　垂体瘤根据肿瘤大小的不同，分为垂体微腺瘤（直径＜1cm）和垂体腺瘤（直径≧1cm）；根据分泌激素的不同，可分为激素分泌性垂体瘤和无功能腺瘤。垂体瘤除引起激素分泌紊乱而出现相应的内分泌紊乱表现外，主要症状是视力视野障碍，早期垂体腺瘤常无视力视野障碍。如肿瘤长大，向上伸展，压迫视交叉，则出现视野缺损，外上象限首先受影响，红视野最先表现。随病变增大，压迫较重则白视野也受影响，视野缺损可扩大至双颞侧偏盲。如果未及时治疗，视野缺损可再扩大，并且视力也有减退，甚至全盲。因为垂体瘤多为良性，初期病变可持续相当长时间，待病情严重时，视力视野障碍可突然加剧，如果肿瘤偏于一侧，可导致单侧偏盲或失明。如果垂体瘤向后上生长压迫垂体柄或下丘脑，可导致多饮多尿；如果肿瘤向外侧生长侵犯海绵窦壁，可出现动眼神经或展神经麻痹；如果肿瘤穿过鞍膈向上生长至额叶腹侧，可出现精神症状；如果肿瘤向后上生长阻塞第三脑室前部和室间孔，则出现头痛、呕吐等颅内压增高症状；如果肿瘤向后生长，可压迫脑干，导致昏迷、瘫痪或去大脑强直等。

二、甲状腺 🔲微课

甲状腺 thyroid gland 位于颈部，呈"H"字形，可分为左、右侧叶和中间的甲状腺峡。有时自甲状腺峡向上伸出一个锥状叶。在成年男性约27g，在女性约25g（图20-3、图20-4）。

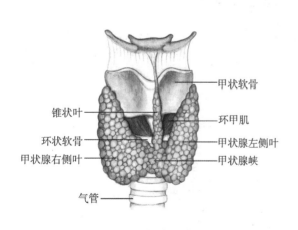

图20-3　甲状腺（前面观）

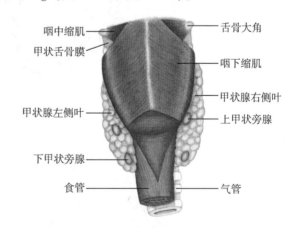

图20-4　甲状腺和甲状旁腺（后面观）

甲状腺的左、右侧叶紧贴喉下部和气管上部的两侧，甲状腺峡多位于第2~4气管软骨的前方，临床急救施行气管切开术时，应尽量避开甲状腺峡。甲状腺的前方有舌骨下肌群等遮盖，后外侧有颈总动脉、迷走神经和颈内静脉等。甲状腺借结缔组织和韧带连于喉和气管软骨，故吞咽时甲状腺可随喉进行上、下移动。

甲状腺的滤泡上皮细胞分泌含碘的甲状腺素，主要功能是促进机体的新陈代谢，维持机体的正常生长发育，尤其对骨骼和神经系统的发育极为重要。甲状腺的滤泡旁细胞（C 细胞）分泌降钙素，主要作用是降低血钙和血磷。

碘是甲状腺合成甲状腺素必需的原料，机体主要从饮水、粮食、蔬菜中摄取。我国部分地区缺碘，在食盐中加碘，可预防呆小症和缺碘引起的甲状腺肿大的发生。在胎儿和婴幼儿时期，当甲状腺功能低下时，会出现身材矮小、脑发育障碍，可导致呆小症。

⇒ 案例引导

> 　　**案例**　患者，女性，39 岁。主诉全身乏力、消瘦 1 年多，食欲增加、手颤、易怒、多汗、失眠、心慌 3 个月余。检查：病态面容，突眼，心率 98 次/分，听诊能够闻及血流杂音，皮肤潮湿，双手震颤（＋＋），四肢肌张力减低，甲状腺中度肿大且无痛，可随吞咽进行上、下移动。甲状腺功能检查显示：$FT_3\uparrow$、$FT_4\uparrow$、$TSH\downarrow$。心电图显示窦性心律过速。经诊断，该患者为甲状腺功能亢进。
>
> 　　**讨论**　1. 甲状腺有哪些重要的毗邻结构？当甲状腺肿大时，可出现哪些压迫症状？
>
> 　　　　　2. 甲状腺分泌的激素有哪些主要功能？当功能亢进时，有何临床表现？
>
> 　　　　　3. 甲状腺功能亢进与甲状腺肥大有何关系？

三、甲状旁腺

甲状旁腺 parathyroid gland 位于颈部的甲状腺背面，是呈扁椭圆形、黄豆大小的腺体，重约 50mg。一般有上、下 2 对（图 20 - 4），上对甲状旁腺的位置较稳定，位于甲状腺侧叶后面的上、中 1/3 交界处的结缔组织内；下对甲状旁腺的位置变异较大，常位于甲状腺侧叶后下端的甲状腺下动脉附近。

甲状旁腺分泌甲状旁腺素，主要功能是参与调节体内钙、磷代谢和维持血钙平衡。在施行甲状腺切除术时，若误将甲状旁腺切除，则可导致血钙降低，出现手足抽搐等症状。

四、肾上腺

肾上腺 suprarenal gland 位于腹部的肾上端的内上方，左右各一，与肾共同包裹于肾筋膜内。左肾上腺近似呈半月形，右侧呈三角形，重 6 ~ 7 g。肾上腺前面有不太明显的**肾上腺门 hilum of suprarenal gland**，是该腺体血管、神经和淋巴管的出入之处。肾上腺外面有致密结缔组织被膜包裹。肾上腺实质分为浅层的皮质和深层的髓质 2 部分（图 20 - 5）。

肾上腺皮质分泌盐皮质激素、糖皮质激素和性激素，调节人体的水盐代谢、碳水化合物代谢和影响性行为等。肾上腺髓质分泌肾上腺素和去甲肾上腺素，主要功能是使心跳加快、心肌收缩力加强、小动脉收缩，从而参与维持血压稳定和调节内脏平滑肌的活动。

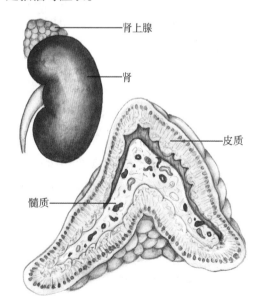

肾上腺

肾

皮质

髓质

图 20 - 5　肾上腺（左侧）

五、松果体

松果体 pineal body 是一个淡红色的椭圆形小体，重 0.12~0.20g，位于颅腔内背侧丘脑的后上方，以柄附着于第三脑室顶的后部（图 20-2、图 20-6）。在儿童期较发达，至 7~8 岁后则逐渐萎缩退化，成年后可出现钙化（见"第十六章 中枢神经系统"）。

松果体分泌的激素有抑制性成熟的作用，在小儿期如发生病变，则可出现性早熟或生殖系统过度发育。

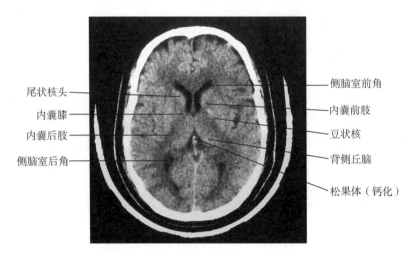

尾状核头 —
内囊膝 —
内囊后肢 —
侧脑室后角 —

— 侧脑室前角
— 内囊前肢
— 豆状核
— 背侧丘脑
— 松果体（钙化）

图 20-6　钙化的松果体（CT 横断层影像）

第二节　内分泌组织

内分泌组织 endocrine tissue 是分散在其他器官内的内分泌细胞，如胸腺内的胸腺上皮细胞、胰内的胰岛细胞、睾丸内的间质细胞和卵巢内的卵泡、黄体等（图 20-1）。

一、胸腺

胸腺 thymus 是一个淋巴器官，兼有内分泌功能。位于胸部上纵隔的前部，可分为大小不等的左、右侧叶（图 12-5）。新生儿期重 10~15g，随着年龄增长而增大，至青春期重 25~40g；成年后退化并逐渐被脂肪组织替代（见"第十二章 淋巴系统"）。

胸腺组织内的**胸腺上皮细胞 thymic epithelial cell** 的主要功能是形成初始 T 淋巴细胞，发育成熟后运送至周围淋巴器官，参与细胞免疫；此外，尚能分泌胸腺激素，诱导 T 淋巴细胞分裂和分化，使其具有免疫应答能力。

二、胰岛

胰岛 pancreatic islets 是胰的内分泌部，为许多大小不等、形状不一、周围包裹有薄膜的细胞群，180 万~200 万个，散在于胰实质内，以胰尾最多（见"第五章 消化系统"）。

胰岛内有 β 细胞和 α 细胞。**β 细胞 β cell** 分泌胰岛素，能够促进糖原合成，降低血糖。胰岛素分泌缺乏或分泌不足，可导致血糖升高，引起糖尿病。**α 细胞 α cell** 分泌胰高血糖素，其作用与胰岛素相反，可促进糖原分解，使血糖升高。这两种激素共同调节血糖浓度，维持血糖浓度的稳定。

知识链接

胰岛素的人工合成

1965年9月17日，世界上第一个人工合成的蛋白质——牛胰岛素在中国诞生。经过一系列的检测证明，中国团队在世界上第一次人工合成了与天然牛胰岛素的分子化学结构相同并具有完整生物活性的蛋白质，且生物活性达到天然牛胰岛素的80%，标志着人类在揭示生命本质的征途上实现了里程碑式的飞跃，被誉为我国"前沿研究的典范"。

三、睾丸

睾丸 testis 是男性生殖腺，位于阴囊内，产生生殖细胞（精子）和雄性激素（见"第八章 男性生殖系统"）。精曲小管之间的**间质细胞 interstitial cell** 分泌雄性激素，经毛细血管进入血液循环。雄性激素的主要作用是激发男性的第二性征出现，并维持男性正常的性功能。

四、卵巢

卵巢 ovary 是女性生殖腺，产生**卵泡 follicle**（见"第九章 女性生殖系统"）。卵泡壁的细胞主要产生雌激素，也可产生孕酮。卵泡排卵后，残留在卵巢内的卵泡壁转变成**黄体 corpus luteum**，黄体的主要作用是分泌孕激素和部分雌激素。雌激素能刺激子宫、阴道、乳腺的发育和第二性征的出现；黄体酮则能使子宫内膜增厚，为受精卵着床做好准备，同时也可使乳腺组织逐渐发育以备授乳。

答案解析

目标检测

1. 简述腺垂体、神经垂体与垂体前叶、垂体后叶的关系及分泌的主要激素。
2. 哪些腺体的激素分泌紊乱可导致侏儒症和呆小症？其表现有何差异？
3. 简述成年后松果体仍未钙化者的表现。

（韦 力）

书网融合……

本章小结

微课

标本图片

题库

参考文献

［1］付升旗，游言文，汪永锋．系统解剖学［M］．北京：中国医药科技出版社，2017.

［2］廖华．系统解剖学［M］．4版．北京：高等教育出版社，2018.

［3］丁文龙，刘学政．系统解剖学［M］．9版．北京：人民卫生出版社，2018.

［4］武艳．系统解剖学［M］．北京：科学出版社，2018.

［5］王效杰，徐国成．系统解剖学［M］．4版．北京：高等教育出版社，2021.

［6］付升旗，杨桂娇，任峰．人体断层解剖学［M］．4版．西安：世界图书出版公司，2021.

［7］郭志坤，付升旗．人体解剖学［M］．3版．郑州：河南科学技术出版社，2022.

［8］王效杰，徐国成．人体解剖学［M］．北京：中国医药科技出版社，2015.

［9］崔慧先，李瑞锡．局部解剖学［M］．9版．北京：人民卫生出版社，2018.

［10］杨桂娇，付升旗．局部解剖学［M］．2版．北京：高等教育出版社，2020.

［11］孙颖浩．吴阶平泌尿外科学［M］．北京：人民卫生出版社，2019.

［12］韩济生．神经科学［M］．3版．北京：北京大学医学出版社，2009.

［13］汪华侨．功能解剖学［M］．3版．北京：人民卫生出版社，2018.

［14］杨石照，关建军，刘学敏．人体解剖组织学彩色图谱［M］．西安：世界图书出版公司，2021.

［15］San Atandring．格氏解剖学［M］．丁自海，刘树伟，主译．41版．济南：山东科技出版社，2017.

［16］王宏玲，任峰．铸魂强基——基础医学课程思政教学案例［M］．北京：高等教育出版社，2022.

索　引